Г. П. МАЛАХОВ

Общедоступные способы лечения болезней

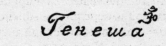

2005

УДК 615.89
ББК 53.58
М18

Серия «Болезни: профилактика и лечение» основана в 2001 году

Подписано в печать с готовых диапозитивов 25.03.05.
Формат 84×108 $^1/_{32}$. Бумага газетная. Печать высокая с ФПФ.
Усл. печ. л. 15,12. Тираж 5000 экз. Заказ 908.

Малахов, Г.П.
М18 Общедоступные способы лечения болезней / Г.П. Малахов. — Донецк: Сталкер: Генеша, 2005. — 286, [2] с. — (Болезни: профилактика и лечение).

ISBN 966-696-324-8.

Известным автором книг о самовыздоровлении Г.П. Малаховым предложены проверенные его многолетней практикой общедоступные способы лечения болезней. Постоянная работа над собой, поддержание внутренней чистоты позволяет вам ощутить настоящее счастье здоровья.

УДК 615.89
ББК 53.58

© Г.П. Малахов, 2004
© Генеша, 2004
© ИКФ «ТББ», 2004
© Серийное оформление.
Издательство «Сталкер», 2004

ISBN 985-13-3603-3
(ООО «Харвест»)

ОТ АВТОРА

В этой книге я обобщил накопленный мной опыт лечения наиболее распространенных болезней, рассчитывая на то, что он может быть полезен вам, моим дорогим читателям. Некоторые рецепты взяты из ваших писем, в которых вы делитесь со мной радостью исцеления и горечью поражения. Надеюсь, что приведенные здесь рецепты и рекомендации помогут вам в самооздоровлении.

Приступая к самооздоровлению, следует учитывать и свой возраст, и индивидуальную конституцию, и биологические ритмы организма, и сезоны года. Практика показывает, что, в первую очередь, успех самооздоровления заключается в полном и последовательном очищении организма, что главные составляющие сохранения крепкого здоровья — правильное мышление, душевное спокойствие, нормальный распорядок дня, достаточная двигательная активность, питание цельными продуктами в правильной последовательности и оптимальном сочетании, отсутствие дурных привычек, умеренные закаливающие процедуры.

Оздоровительная работа и лечение должны вестись одновременно *комплексно и гармонично* со всеми целительными силами организма. При правильном подходе самолечение идет очень быстро — неделя, месяц, полгода (избавление от паразитов — до года). Процесс самооздоровления должен идти непрерывно.

Запомните: *самооздоровление — не однократное мероприятие, а неторопливая, вдумчивая, регулярная работа в течение всей жизни человека. Образ жизни должен быть таким, чтобы самооздоровление не было обузой, а стало радостным элементом.*

В оздоровительной работе надо найти интерес и вдохновение. Если она вам в тягость, доставляет неприятные хлопоты — значит, это не оздоровление, а наработка негатива, который начнет разрушать здоровье. Запомните еще одну истину: жизнь самотеком, в угоду своим дурным привычкам, вкусам, чертам характера непременно ведет к болезням и страданиям. Оздоровление с негативным настроением не дает особого эффекта. Лечение без самостоятельной нормализации и гармонизации связей организма с окружающей средой дает временный эффект. У человека нет иного выбора в лечении, оздоровлении и омоложении, кроме естественного. Природой указан один путь — *нормализация, гармонизация связей организма человека и окружающей среды в течение всей жизни*. И идти по нему надо с радостью и вдохновением.

Если самооздоровление ведется однобоко, с применением одного-двух оздоровительных средств (например, уринотерапии, голодания), то оздоровительные результаты далеки от комплексного подхода и менее стабильны в последующем.

Доброжелательность лежит в основе духовного и психического здоровья человека. Человек, как частица Природы, должен быть ко всем доброжелателен. Если такое состояние посещает его редко, то скоро появятся психосоматические болезни, а в кармических ситуациях он получит наибольшие повреждения, наказания.

Тренированность лежит в основе физиологического здоровья организма. Ведь ни для кого не секрет, что пребывание в абсолютной неподвижности ведет к атрофии мышц, общему ослаблению организма. Тренированность должна быть регулярной и достаточной. Человеческий организм приспособлен природой нормально работать лишь тогда, когда он в движении. Движение помогает нормально циркулировать крови по венам ног, способствует перистальтике пищеварительного пути, дает необходимый жизненный тонус всему организму, способствует нормальному выводу наружу шлаков и многому другому.

Внутренняя чистота лежит в основе здоровья клеточных структур — материального фундамента организма. Мириады клеток нашего организма в процессе непрерывной и многосложной работы постоянно выделяют в межклеточную жидкость, кровь отходы своей жизнедеятельности. Чем активней, полней и регулярней отработанные продукты клеточного обмена будут удаляться, тем лучше и здоровее будет работать каждая функция организма и весь организм в целом. Внутренняя чистота — залог молодости, крепкого здоровья и продолжительной жизни. Поддерживать внутреннюю чистоту — дело весьма непростое. Намного легче соблюдать опрятность внешнюю, чем чистоту внутреннюю.

Об этих составляющих здоровья следует помнить постоянно. Проявлять открытость и доброжелательность ко всему, что посылает нам день грядущий. Принимать все с благодарностью. И помнить простую истину: если с нами что-то произошло неприятное, значит, мы сами были тому виной. Божье Провидение следит за каждым из нас и без Его Воли и волос не упадет с головы нашей.

Надо ежедневно давать посильную, но достаточную нагрузку своему организму. Он отплатит вам за это безотказной работой, ощущением свежести и силы, желанием жить полнокровной жизнью, а не существовать.

Постоянные усилия по поддержанию внутренней чистоты организма с помощью правильного питания, посещения парной, очистки толстого кишечника, печени, профилактических курсов голодания, очищения полевой формы жизни и другие позволят вам ощутить настоящее счастье здоровья, всю полноту жизни.

Будьте здоровы! Ведь это — в ваших руках и вашей власти!

ЗДОРОВЬЕ И БОЛЕЗНЬ

Я рассматриваю человека как гармоничную систему, которая существует за счет того, что постоянно пропускает через себя потоки информации, энергии и вещества. Благодаря этому человек может ориентироваться в окружающем пространстве (работа с информационными потоками), действовать (работа с энергиями), проявлять себя в физической форме (работа с веществом — питание). Когда в пропускаемых потоках возникает тот или иной сбой, это проявляется в виде болезни.

Здоровье человека — это состояние, при котором осуществляется нормальный, гармоничный, информационный, энергетический и вещественный обмен между организмом человека и Природой (окружающей средой).

Болезнь человека — это состояние, при котором нарушен нормальный, гармоничный, информационный, энергетический и вещественный обмен между организмом человека и Природой, а резервные способности организма понижены или недостаточны.

ОСНОВНЫЕ ПРИЗНАКИ РАЗВИТИЯ БОЛЬШИНСТВА ЗАБОЛЕВАНИЙ

Сначала они проявляются «безобидными» расстройствами здоровья. Их обычно игнорируют. Но с течением времени они дают о себе знать более серьезными острыми и хроническими заболеваниями.

1. Частые ангины, простуды, насморк, кариес, язвы во рту, прыщи, сыпь на коже, фурункулы. Даже один из перечисленных симптомов должен насторожить вас. При этих симптомах человек заживо гниет. Обилие микроорганизмов в его организме со временем может вызвать онкологическое заболевание.

В данном случае эффективны методики применения различных растительных ядов и очищение организма, а также работа с сознанием.

2. Запоры, повышенное кровяное давление, расширение вен также говорят о том, что в организме не все в порядке. Следствием могут быть депрессия, синдром хронической усталости, разного рода «недостаточности», онкология, кожные заболевания, язвенные процессы, инсульты и инфаркты.

Казалось бы, что общего может быть между этими заболеваниями? Ответ прост — сознание человека. Организм человека управляется сознанием. Команды сознания сильнейшим образом влияют на физиологию организма. В первую очередь они передаются на мышцы. Например, вы разозлились, обиделись и хотите кого-то ударить, но сдерживаетесь. Ваши мышцы невольно приведены в режим действия. Но приказа на окончательное действие нет, и они остаются в слегка сжатом виде. Подобные ситуации могут повторяться изо дня в день, и ваши мышцы остаются не расслабленными — спазмированными. Эмоции сильнейшим образом влияют на работу желудочно-кишечного тракта. Они могут резко затормозить пищеварение, перистальтику, вызвать кишечный спазм. И, наконец, от эмоций в организме возникает гормональная буря. Массы гормонов выбрасываются в кровь, внезапно и надолго искажая нормальные параметры работы органов и клеток.

В результате ненормальной деятельности сознания у одних возникают запоры от спазмов толстого кишечника, у других — из-за хронических мышечных спазмов, сжатия кровеносных сосудов повышается кровяное давление. Хронические спазмы и эмоции, их поддерживающие, отнимают у человека очень много энергии. Он ощущает это в виде хронической усталости, энергетической опустошенности. Нарушение оттока крови ведет к ее застою в венах и возникновению в них расширений, тромбов, появлению геморроя.

В этих случаях надо, в первую очередь, привести свое эмоциональное состояние в норму и контролировать его. Во вторую очередь — снять мышечные, кишечные и артериальные спазмы путем расслабления и ряда иных методик. И лишь после этого приступить к методам и средствам восстановления работы кишечника, вен, сердца. Задача многоплановая — надо очистить организм от последствий зашлаковки, правильно питаться для полноценного восстановления, давать необходимую нагрузку для его нормальной работы.

ПАРАМЕТРЫ ЗДОРОВОГО ЧЕЛОВЕКА

Сознание — постоянное преобладание приподнято-радостного настроения, отсутствие сильных отрицательных переживаний, навязчивых мыслей и усталости.

Дыхание — здоровый человек делает пять-семь дыхательных циклов (вдох, выдох и паузы между ними — это один дыхательный цикл) в минуту (чем меньше, тем здоровее человек).

Питание — насыщение небольшим количеством натуральной пищи, постоянное ощущение небольшого чувства голода (это говорит о том, что не переедаете), легкий, колбасообразный стул после каждого приема пищи (что означает идеальную работу пищеварительного тракта).

Кожа — чистая, красивая, без всяких изъянов и неприятных запахов, прекрасно регулируется теплообмен.

Иммунитет — отсутствие каких-либо заболеваний, быстрое заживление ран, порезов, ожогов и т. п.

Мышцы — эластичные, выносливые, умеренно сильные (хорошая гибкость всех связок и суставов), пропорционально развитые.

У здорового человека хорошая осанка, он пропорционально сложен, имеет небольшую прослойку жира, практически не устает, доброжелателен к окружающим, воспринимает экстремальные события трезво, разумно, без лишней эмоциональной окраски.

ПАРАМЕТРЫ НЕЗДОРОВОГО ЧЕЛОВЕКА

Любое изменение в деятельности сознания, дыхания, питания, кожи, иммунитета, мышц в сторону ухудшения говорит о той или иной степени нездоровья или болезни.

Сознание — угнетенное настроение, частые сильные переживания, навязчивые мысли, постоянное ощущение усталости и безразличие к жизни.

Дыхание — значительно более семи дыхательных циклов в минуту

Питание — насыщение большим количеством термически обработанной или неестественной пищи, отсутствие чувства голода, затрудненный стул или его отсутствие в течение суток.

Кожа — сальная или сухая в трещинах с угрями, прыщавая, с неприятным запахом.

Иммунитет — постоянное наличие каких-либо заболеваний, особенно инфекционных, медленное заживление ран, порезов ожогов и т. п.

Мышцы — слабые, вялые, тугоподвижные, непропорционально развитые.

У больного человека плохая осанка, он непропорционально сложен, быстро устает, испытывает недовольство или раздражение из-за пустяков, у него избыток или недостаток жира, любое событие для него — стресс.

КАК УКРЕПЛЯТЬ ИММУНИТЕТ

Иммунитет — способность организма распознавать, уничтожать и выводить из организма генетически чужеродный материал. Носителями чужеродной генетической информации являются: белки (которые по каким-то причинам миновали печеночный барьер и оказались в крови), вирусы, бактерии, простейшие микроорганизмы, гельминты, чужеродные клетки и видоизмененные клетки самого организма. Все перечисленное является чужеродным для организма и вызывает, при попадании внутрь, иммунную реакцию (распознавание, уничтожение и выведение).

Считается, что иммунитет способствует зарождению жизни и ее сохранению. Благодаря ему бесчисленное множество клеток и тканей соединяются в единый организм. Иммунитет отвечает за целостность каждого конкретного организма и поддерживает ее до тех пор, пока не исчерпаются его ресурсы. Угасание иммунитета вызывает процессы старения и болезни, а его полное исчерпание приводит к смерти.

Функции иммунитета выполняет иммунная система. Она состоит из органов и тканей, которые отделяют «свое» (свои ткани) от «чужого» (чужеродные белки, вирусы, бактерии и пр.).

Главными «распознавателями» и «уничтожителями» чужеродного генетического материала являются лимфоциты (клетки иммунной системы), которые вырабатываются или созревают в особых иммунных органах.

Иммунная система человека условно делится на центральную и периферическую. К центральным органам иммунитета относят тимус (вилочковую железу) и костный мозг. В тимусе созревают Т-лимфоциты, которые уничтожают чужеродные вещества, особенно чужеродные или видоизмененные клетки и вирусы. В костном мозге созревают В-лимфоциты, которые действуют на чужеродные вещества с помощью антител (дистанционно). Причем на каждое чужеродное вещество вырабатываются свои антитела. Оба вида лимфоцитов способны по кровеносным сосудам и межтканевым щелям проникать туда, где имеются генетически инородные вещества, и обезвреживать их.

Макрофаги являются третьим типом клеток иммунной системы и обладают мощным ферментативным аппаратом, с помощью которого уничтожают (переваривают) чужеродные вещества.

Все клетки иммунной системы (Т- и В-лимфоциты, макрофаги) работают совместно для лучшего обеспечения защиты организма. Организм пронизан и начинен клетками иммунной системы, готовыми в любой момент атаковать генетически чужеродный материал (собственные видоизмененные клетки, вирусы, грибки, бактериальные паразиты, гельминты и т. п.).

К периферической иммунной системе относятся селезенка, лимфатическая система и лимфатические узлы, кровь, лимфа, лимфоидная ткань. В селезенке происходит синтез антител. В лимфатической системе преимущественно находятся Т-лимфоциты. С ее помощью происходит эффективная очистка всех органов и тканей. Лимфатические узлы «контролируют» соответствующие участки организма. С их помощью осуществляется быстрая реакция на возможное вторжение чужеродного материала в данный участок. С током крови и лимфы осуществляется продвижение клеток иммунной системы по организму. Лимфоидная ткань находится в тех местах организма, которые контактируют с внешней средой (кожа, слизистые оболочки глаз, носа, горла, половых органов, легкие и желудочно-кишечный тракт). Эти места организма, через которые наиболее вероятно поступление чужеродного материала внутрь, заранее хорошо защищены. В лимфоидной ткани (слизистых оболочках) быстрее всего происходят обновление и восстановление ткани.

Следует особо остановиться и на других защитных приспособлениях организма. Здоровая и не повреждённая кожа препятствует проникновению внутрь организма большинства микроорганизмов. Особая роль здесь принадлежит поту. Молочная кислота пота и секрет сальных желез оказывают бактерицидное действие. Слизистые оболочки активно защищают организм от проникновения внутрь патогенных микробов и т. п. Секреты слизистых оболочек обладают бактерицидными свойствами. Слезы защищают глаза, слюна — слизистую полость рта, соляная кислота — стенки желудка. Нормальная микрофлора желудочно-кишечного тракта (особенно толстого кишечника) уничтожает болезнетворные микробы, попадающие внутрь организма с пищей. Моча защищает слизистую мочеточника от проникновения через нее бактерий. Она обладает повышенной кислотностью, в которой выживают лишь редкие микроорганизмы. Биополевая защита — энергетический экран (аура), который препятствует проникновению в организм разного рода полевых паразитов и сущностей, обеззараживает пространство вокруг человека.

Ученые эту защиту организма (посредством кожи, слизистых оболочек, мочи, микрофлоры, ауры) называют по-разному — врожденный, неспецифический иммунитет или внеиммунная защита организма. Иммунитет срабатывает только тогда, когда пройдена, разрушена или ослабла внеиммунная защита организма. Иммунитет бывает специфическим и естественным.

Специфический иммунитет основан на «иммунной памяти» и осуществляется главными клетками иммунной системы: Т-лимфоцитами, В-лимфоцитами и макрофагами. Его отличительная черта в том, что прежде чем он образуется, клетки лимфатической системы должны контактировать с генетически чужеродным материалом. В результате этого контакта они будут распознаны как чужие (на это уходит некоторое время — от нескольких часов до суток) и уничтожены. Это оставляет свою «память» о вредности данного вещества для организма. И теперь, при повторном попадании, они сразу же будут уничтожаться.

Естественный иммунитет основан на том, что некоторые клетки иммунной системы сразу же уничтожают генетически чужеродное вещество либо вырабатывают такие вещества, которые способствуют его уничтожению. Таким образом, генетически чужеродный материал, попавший каким-либо образом в организм или образовавшийся там в результате клеточных мутаций, уничтожается в течение минут или часов. Если этого оказывается мало, то дополнительно включается специфический иммунитет.

Функциональную недостаточность иммунной системы принято называть иммунодефицитным состоянием. Иммунодефицитные состояния подразделяют на врожденные (первичные) и приобретенные (вторичные).

Причины, приводящие к приобретенному иммунодефициту:

1. Стрессовые ситуации, особенно сильные или часто повторяющиеся.

2. Чрезмерное, избыточное, а также не свойственное организму человека питание, приводящее к зашлаковке организма и возникновению дефицита биологически активных веществ (минералов, витаминов и т. п.).

3. Широкое применение антибиотиков.

4. Широкое применение самых разнообразных химических веществ (обладающих иммуноподавляющими свойствами), загрязняющих окружающую человека среду.

5. Геопатогенные и технопатогенные зоны, особенно те, которые воздействуют ионизирующим излучением (экраны телевизоров, в которых используется электронно-лучевая пушка) и высокочастотными электромагнитными полями.

6. Неправильное лечение лекарственными препаратами, которые подавляют деятельность лимфоидной ткани.

7. Тяжелые травмы и хирургические операции.

ПРОФИЛАКТИЧЕСКИЕ РЕКОМЕНДАЦИИ ДЛЯ УСТРАНЕНИЯ ПРИОБРЕТЕННОГО ИММУНОДЕФИЦИТА

1. От стрессов современному человеку никуда не спрятаться. Неприятности на работе, нищета, семейные недоразумения, бытовое хамство, социальная незащищенность — это и многое другое провоцирует человека на негативное мышление, накопление в сознании чувства тревоги, эмоций зла, обиды, недовольства. Все это угнетает человека, выплескивается в скандальные ситуации.

Ввиду того что тимус теснейшим образом связан с нервной системой, подобные стрессовые состояния сознания через нервную систему, в первую очередь, отрицательно влияют на его деятельность. Организм такого человека беззащитен перед вирусными и грибковыми инфекциями, туберкулезом, восприимчив к аллергии и опухолевым заболеваниям.

Защититься от эмоциональных стрессов можно только одним способом — пересмотреть свое отношение к жизни. Необходимо стать более зрелым, рассудительным и сдержанным. К любому жизненному явлению подходить не с эмоциональной точки зрения, а с логической. Никогда не давать волю эмоциям, действовать трезво. Трезвое отношение к создавшейся ситуации способствует ее правильному и эффективному разрешению, а также сберегает ваши жизненные ресурсы, не вносит хаоса в жизненные процессы организма. Конечно, очень трудно контролировать себя в стрессовой ситуации, но надо работать над собой.

2. Избыточное, не свойственное человеку, как биологическому виду, питание — другой фактор образования приобретенного иммунодефицита. Особенно страшно питание очищенной и рафинированной пищей — сахарами, углеводами и их смесями с белками. При избыточном питании организм наводняется продуктами питания. Их становится так много, что гуморальные факторы крови, лимфы не могут за всем уследить. Пищи хватает не только самому организму, но и обилию микроорганизмов-паразитов, живущих в крови и лимфе. Обилие слизи в организме (которая образуется в результате неправильного питания) — самые благоприятные условия для их размножения.

Развитие дефекта иммунной системы способствует поражению организма бактериями (стафилококки, стрептококки), что приводит к возникновению прыщей, нагноений, фурункулов и других заболеваний крови. Это приводит и к многочисленным простудным и легочным заболеваниям. При нехватке определенных антител в крови могут возникать аллергии, опухоли и артриты.

Питание не свойственной человеку пищей приводит к развитию дисбактериоза. Желудочно-кишечный тракт, а вслед за ним и организм наводняются чужеродными и патогенными микроорганизмами, которые рассматривают организм человека, его ткани и клетки как еду и удобное жилище для себя. Происходит угнетение деятельности макрофагов и нейтрофилов, что вызывает появление вирусных, грибковых и бактериальных поражений, которые принимают вид хронических, периодически обостряющихся заболеваний, приобретая все более тяжелый характер.

Для устранения иммунодефицита человек должен питаться фруктами, овощами, соками из свежих овощей и фруктов, орехами, дикорастущими и культурными травами, крупами и злаками, медом и продуктами пчеловодства. В некоторых случаях, в виде исключения, можно использовать молочные и кисломолочные продукты, яйца.

Количество пищи должно быть небольшим по объему (за один раз принимать столько пищи, сколько вмещается в ваши сложенные вместе ладони), ее следует тщательно пережевывать (до состояния жидкости) и принимать в соответствии с биоритмологической активностью органов пищеварения (с 7 до 9 часов и с 13 до 15 часов).

Очень полезно регулярно голодать: 24–42 часа — один раз в две недели и 7–14 суток — один раз в 3–4 месяца. Голод — одно из наилучших и быстрых средств для восстановления и укрепления иммунитета.

3. Пагубность применения антибиотиков заключается в том, что они срывают нормальную работу иммунной системы и в некотором роде подавляют ее.

Итак, инфекция проникла в организм и начала быстро размножаться. Ответ иммунной системы следующий: повышенная выработка иммунных клеток (Т- и В-лимфоцитов, макрофагов и т. п.) и подъем температуры. Если с повышенной выработкой иммунных клеток все ясно, то зачем организму повышать температуру? Температура повышается для того, чтобы этим создать неблагоприятные условия для развития инфекции (от высокой температуры происходит закисление внутренней среды организма, которая неблагоприятна для размножения многих патогенных микроорганизмов); ферменты, с помощью которых иммунные клетки атакуют инфекцию, гораздо лучше действуют при несколько повышенной температуре организма, чем при нормальной (примерно 38–40 °C); повышенная температура повышает циркуляторные процессы в организме (пот, мочеотделение, понос), которые способствуют быстрому выведению токсинов из организма. В итоге — общая слабость, тело горит и ломит, лимфатические узлы увеличены и болят, обильно выделяются пот, моча, частый стул. Это — нормальные физиологические проявления оздоровительно-очистительного кризиса. Организм работает в таком напряженном режиме 2–3 дня и начисто выгоняет болезнь и шлаки от нее. После этого наступает полное выздоровление.

Как действует антибиотик? Начался кризис — температура организма повышается, нарастают неприятные явления, указывающие на активизацию иммунной системы. Человек принимает антибиотик, который убивает патогенные микроорганизмы, нормализует температуру и снимает все симптомы начинающегося оздоровительного кризиса (боли, слабость и т. п.). Казалось бы, с организмом произошли положительные явления, но рассмотрим этот процесс глубже.

После своего действия сам антибиотик должен выводиться из организма. Должны выводиться и убитые им микробы, что на самом деле происходит медленно. Это является причиной трупной интоксикации организма.

После нескольких приемов антибиотиков организм «разучивается» быстро и мощно разворачивать свою иммунную защиту. Он уже не так активно вырабатывает иммунные клетки, запаздывает с подъемом температуры, что делает эти клетки менее активными. Одним словом, здесь действует все тот же непогрешимый биологический закон — функция за ненадобностью сворачивается, атрофируется. Именно это делают с иммунной системой антибиотики.

В то же время бактерии, ранее успешно подавляемые антибиотиками, так видоизменяются, что в дальнейшем становятся устойчивыми к их действию и вновь атакуют организм. Перед такой атакой он становится бессилен.

В организме человека живут бактерии и грибки. Антибиотики подавляют бактерии, но не действуют на грибки. Наоборот, антибиотик является для них пищей! В результате применения антибиотиков исчезают бактериальные инфекции, но возникают грибковые.

Антибиотики подавляют нормальную микрофлору организма и способствуют возникновению дисбактериоза.

Применение антибиотиков разрушает, атрофирует иммунную систему человека.

4. Каково же действие химических веществ, подавляющих иммунную систему человека? Разного рода средства для борьбы с насекомыми, ухода за домом и мебелью, моющие средства, косметика и дезодоранты, холодильники и кондиционеры (утечка охлаждающего газа, который обладает способностью проникать через малейшие щели в стыках холодильного агрегата), горюче-смазочный материал для автомашин и многое другое через легкие и кожу попадают в организм и там накапливаются. Через некоторое время эти накопления начнут влиять на человеческий организм, вызывая те или иные виды аллергии, расстройств и заболеваний. Поэтому в выборе стиральных порошков и прочего надо проявлять особое внимание.

5. Нахождение человека в техногенной или геопатогенной зоне ослабляет организм и провоцирует видоизменение клеток. Совет один — без крайней необходимости не посещать эти зоны.

6. Что касается лечения и операций, то идти на это надо в случае крайней необходимости. Ни в коем случае не соглашайтесь на удаление тимуса или селезенки, без них организм обрекается на муки и верную смерть (резко возрастает опасность появления злокачественной опухоли). Еще опаснее операции по пересадке органов и дальнейшее применение иммунодепрессантов (лекарств, подавляющих иммунитет, с целью противостояния отторжению пересаженного органа). У таких людей опасность возникновения злокачественной опухоли, по сравнению со здоровым человеком, возрастает в 10–1000 раз! Советую удалить изо рта все амальгамовые пломбы, которые содержат ртуть и медленно отравляют человека. Любое другое лечение и оздоровление должно выполняться с помощью естественных сил организма и Природы.

Укреплению иммунитета способствуют:

• Противопаразитарное лечение с помощью «тройчатки».

• Очищение толстого кишечника (с помощью клизм, особенно из упаренной урины, худощавым применять очень осторожно).

• Очищение крови, лимфы (с помощью парной и свежих соков).

• Очищение соединительной ткани (голодание, свежие соки и парная).

• Очищение ротовой полости (с помощью сосания масла и последующего жевания чеснока).

• Очищение, оздоровление и укрепление кожи с помощью парной и натирания упаренной урины делают более мощной кожную защиту.

• Шанк Пракшалана усиливает иммунитет за счет очищения слизистых оболочек желудочно-кишечного тракта от патогенных микроорганизмов (они не любят солевой раствор, который используется при ее выполнении).

• Движения, закаливающие процедуры (контрастные обливания, купания, парная), особенно на свежем воздухе, позволят создать и поддерживать собственный иммунитет.

ОЧИЩЕНИЕ ОРГАНИЗМА

БИОРИТМОЛОГИЧЕСКИЕ ФАКТОРЫ, ВЛИЯЮЩИЕ НА ОЧИСТИТЕЛЬНЫЙ ПРОЦЕСС ФИЗИЧЕСКОГО ТЕЛА

Важность этого раздела поймут все, практикующие очищение. Автор пришел к твердому выводу, что большинство неудач в очистительных процедурах происходит, в основном, из-за незнания, **когда лучше всего их проводить**. В итоге, выбирая любое удобное для себя время, человек не попадает в ритмы работы очищаемого организма и чистка не получается либо возникают осложнения, последствия которых надолго отбивают охоту к подобным вещам.

Как поступать, чтобы максимально эффективно использовать биоритмологические факторы для успешного очищения?

1. В сутках имеется два периода, во время которых особенно активны очистительные органы. Утром, когда конденсируется воздух и выпадает роса, в человеческом организме также наблюдается подобное явление. В это время, с 5 до 7 утра, активен толстый кишечник и происходит удаление отходов пищеварительного процесса. Вечером, с 17 до 19 часов (время местное), наступает период затишья, когда активизируется работа почек по выведению из организма продуктов белкового обмена. Поэтому лучше всего очистительные процедуры, связанные с клизмением и выведением камней из почек, проводить в это время.

Очищение печени в основном происходит с 23 до 3 часов, когда энергия подходит к желчному пузырю, а затем к печени. Поэтому вся предварительная подготовка должна оканчиваться приблизительно в 19 часов. Только в этом случае принятые очистительные вещества успеют из желудка всосаться в кровь и попасть в печень к максимуму ее активности.

Помните: действуя в согласии с суточным ритмом, вы значительно увеличиваете эффективность очистительных процедур.

2. Лунный цикл (месяц) накладывает наиболее сильный отпечаток на все очистительные процедуры. И он самый важный, ибо в нем имеются дни и целые периоды, когда организм сам очищается, и дни и периоды, когда этого делать нельзя. В противном случае можно нанести себе непоправимый вред. Смысл этого явления изложу кратко. Движение Луны, ее фазы вызывают на Земле приливы и отливы. Отражение этого процесса наблюдается и в человеческом организме в виде двух явлений. Первое — наш организм сам состоит из воды и поэтому следует за приливами и отливами; второе — от изменяющегося гравитационного воздействия со стороны Луны наш организм становится то легче, то тяжелее. Когда он становится «легче», то «расширяется», что благоприятствует очистительному процессу любого вида; когда он становится «тяжелее», — сжимается под действием гравитации Земли и собственных сил. Ткани «зажаты» и отдают шлаки с большим трудом.

Из вышеописанного вытекают еще два следствия. Первое — в течение лунного цикла имеются четыре главные точки (дня), в которых идет смена сжатия на расширение и наоборот. Эти дни (новолуние, полнолуние, первая и третья четверти) являются днями стресса — огромной внутренней нагрузки. И если в эти дни добавить внешнюю, от очистительных процедур (некоторые из них — «операция без ножа»), то случаются неприятные для здоровья человека последствия. Второе следствие — это перемещение под воздействием изменяющейся гравитации собственного центра тяжести тела человека. Оказывается, он «гуляет» сверху вниз и наоборот. И в зависимости от дня лунного цикла он может находиться ближе к области головы или таза. Там, где находится центр тяжести, наблюдается выраженная активация физиологических функций. Из вышеизложенного вытекают два правила очищения:

1. Общие очистительные процедуры проводить только в дни расширения человеческого организма и никогда — в дни перехода от сжатия к расширению и наоборот.

2. Локальные очистительные процедуры проводить в лунные дни, когда центр тяжести организма находится в этой части тела.

Для общих очистительных процедур подходят две фазы лунного цикла — II и IV, каждая из которых длится чуть больше семи суток. В I и III фазах проводите смягчение. В это время организм будет хорошо впитывать воду и масло, наносимые на кожу, а в очистительные фазы (II и III) будет активно выбрасывать из себя «размягченные» шлаки и т. д.

Для локальных очистительных процедур перечислим наиболее благоприятные дни лунного цикла. В течение *первой фазы* Луны, в ее первой трети, будут активизироваться голова, лицо, мозг, верхняя челюсть и глаза; во вторую треть — горло, шея, евстахиева труба, шейные позвонки; в последнюю треть — плечи, руки (до локтей), легкие, нервная система.

В течение *второй фазы* Луны, в ее первой трети, будут активны надчревная область, грудь, живот, локтевые суставы; во вторую треть — сердце, желчный пузырь и печень, грудная клетка и грудной отдел позвоночника; в последней трети — органы брюшной полости, связанные с пищеварением: желудок, тонкий и толстый кишечник.

В течение *третьей фазы* Луны, в ее первой трети, активны почки, почечная и поясничная области; во второй трети — половые железы, предстательная железа, мочевой пузырь и прямая кишка; в последней трети — ягодицы, бедренные кости, копчиковые позвонки.

В течение *четвертой фазы* Луны, в ее первую четверть, активны колени, вся костная система, кожа и пищеварительная система; во вторую треть — лодыжки ног, запястья рук, кости нижних конечностей, зрение; в последней трети — ступни ног, жидкости тела, поджелудочно-кишечная перистальтика.

Из вышесказанного видно, что одну из главных очистительных процедур — очищение **печени**, необходимо проводить во II фазе лунного цикла — в ее вторую треть, когда она наиболее активна. Никакое другое время не даст такого результата как это.

Дополнительные рекомендации по дням лунного цикла: наиболее легко переносится суточное голодание в 11-й день после новолуния и в 11-й день после полнолуния. 14-й день после новолуния носит название Труба и особенно благоприятен для очищения с помощью клизм и Шанк Пракшаланы. В древних понятиях этот день символизирует сточную трубу, через которую выводятся нечистоты. И только в этот день можно проводить суточное (сухое) голодание.

3. Сезонные особенности очистительного процесса выражаются в следующем. Согласно учению о пяти первоэлементах, с начала года, по восточному календарю, 72 дня активна печень; 18 дней — селезенка и поджелудочная железа; 72 дня — сердце и тонкий кишечник; 18 дней — селезенка и поджелудочная железа; 72 дня — легкие и толстый кишечник; 18 дней — селезенка и поджелудочная железа; 72 дня — почки и мочевой пузырь; 18 дней — селезенка и поджелудочная железа.

Поэтому для качественной очистки или для профилактики очищайтесь в периоды наивысшей активности печени, толстого кишечника и почек.

Зная благоприятные периоды для очищения в сутках, лунном месяце и сезоне года, можно целенаправленно приступать к очищению собственного организма.

Толстый кишечник чистим осенью, во время II или IV фазы Луны, утром с 5 до 7 часов. Можно и вечером с 17 до 19 часов.

Печень и желчный пузырь чистим весной во время II фазы Луны, лучше в ее середине. Начинать процедуру примерно в 19 часов.

Почки и мочевой пузырь чистим зимой во время II и IV фазы Луны*. Причем дробить, измельчать и рассасывать лучше всего во II фазу — она наиболее подходит для этого; а выводить раздробленное, растворенное — в IV. Энергетика организма в это время направлена вниз и способствует выведению. Процедуры очищения почек и мочевого пузыря проводить с 15 до 19 часов.

---

* В III фазу Луны, когда активны почки, очищаться нежелательно, потому что организм может спазмироваться и возникнут осложнения.

ПРАВИЛЬНАЯ ПОСЛЕДОВАТЕЛЬНОСТЬ ВЫПОЛНЕНИЯ ОЧИСТИТЕЛЬНЫХ ПРОЦЕДУР

Вы уже знакомы с законами оздоровления и рекомендациями по их выполнению, поэтому сейчас их просто перечислим: нейтрализовать вредное воздействие геопатогенных зон (если таковые имеются); наладить социальные отношения (избегать ссор в семье, на работе и т. п.); начать вести нравственную жизнь; перестать разрушать себя неконтролируемыми эмоциями; определить свою индивидуальную конституцию; строить с учетом биоритмов жизнь и оздоровительную программу; не бояться оздоровительных, очистительных и других кризисов.

Это первая ступень вашей оздоровительной работы над собой. От того, как вы ее организуете, зависит все ваше дальнейшее оздоровление. Именно она закладывает прочный фундамент новой жизни, на который должна накладываться конкретная оздоровительная работа над своим организмом.

Теперь можно перейти ко второй ступени работы над собственным здоровьем, вернее, работе по восстановлению собственной жизненной силы.

На второй ступени оздоровления прежде всего необходимо:

1. Очистить полевую форму жизни, т. е. убрать из нее психические зажимы. Если этого не сделать, то в «раковинах» психических зажимов будут постоянно накапливаться шлаки и возникать всевозможные отложения. Именно по этой причине необходимо начинать с методики очищения полевой формы жизни, одновременно очищая и физическое тело.

2. Одновременно с ним проводим «смягчение организма». Прежде чем очищать физическое тело, необходимо «расшевелить» шлаки, залегшие в каждой клетке, «отквасить» накипь со слизистых оболочек и подвести все это к выделительным органам. Без этого эффект любой чистки будет незначительным.

3. После «смягчения» сразу же надо приступать к очищению толстого кишечника и одновременно — жидкостных сред организма. Чтобы очищение было качественным, надо изменить питание (как качественно, так количественно, и поддерживать активность пищеварительных органов в течение дня).

4. Ввиду того что грязная кровь многие годы циркулировала от толстого кишечника через печень, она загрязняется в колоссальной степени. Ее распирает от скопления в ней шлаков, что приводит к нарушению портального кровообращения и *нарушению всех видов обмена веществ и энергии*, которые в ней происходят. Очистив печень, мы нормализуем кровообращение, что способствует резкой активизации работы органов брюшной полости, облегчает работу сердцу, и восстанавливаем все виды обменов в организме (белковый, жировой, углеводный, минеральный, витаминный и т. д.).

5. Теперь необходимо почистить почки. Почки — орган гомеостаза, т. е. поддержания постоянства внутренней среды организма. В течение 24 часов через них фильтруется примерно 150 литров крови!

Если толстый кишечник в течение многих лет поставляет шлаки в кровь, а печень перестала их полноценно выводить, то почки от обилия кровообращения страдают очень сильно. Они могут быть пропитаны всей дрянью, которую к ним приносит грязная кровь. От этого функция их угасает, в результате чего в организме начинают накапливаться нелетучие продукты обмена веществ (в основном азотистые и соли), нарушается регулировка объема внеклеточной воды, кислотно-щелочного равновесия и т. д. К тому же древние мудрецы утверждали, что почки являются хранилищем первородной энергии. И если они ослабли, мы теряем ее и быстро старимся.

Пройдя в такой последовательности очистительный цикл, мы заново возрождаем свой организм. После него нам вообще могут не понадобиться другие, второстепенные, очистительные процедуры.

Еще раз подчеркну, что предложенная мной схема прекрасно зарекомендовала себя на практике и позволяет восстанавливать функции физического тела, энергетику и психику, изменять все человеческое существо.

Только после проведения этого цикла вы смотрите, какие места в организме вам необходимо подработать. Это можно сделать с помощью второстепенных очистительных процедур. Теперь вы можете приступать к таким мощнейшим очистительным средствам, как голодание, уриновое голодание, и добиваться великолепных результатов. Приступать к голоду без очистительных процедур можно, но переносится он в этом случае во много раз тяжелее.

Второстепенные очистительные процедуры

1. Для современного человека весьма важна процедура очищения организма от простейших микроорганизмов — гноеродной инфекции. В настоящее время очень много людей поражены ею.

2. Можно целенаправленно очищаться от отложения солей.

3. Важно очистить лобные и гайморовы пазухи от слизи.

4. Эффективно очищение организма через слюнные железы посредством сосания растительного масла.

5. Важно своевременно очищать организм от мертвых, старых и ослабленных клеток. С возрастом они составляют ненужный, и даже обременительный балласт (от 10 до 30 и более процентов клеток организма). Именно этот балласт и дает специфический старческий запах — запах разложения не выведенных мертвых клеток из организма.

6. Желательно почистить и капиллярное русло, что нормализует кровообращение во всем организме.

ОЧИЩЕНИЕ ПОЛЕВОЙ ФОРМЫ ЖИЗНИ

Любой психологический зажим, особенно страх, гнев — это резкое повышение энергетики внутри полевой формы жизни. В результате этого энергетика «раковины» может во много раз превосходить энергетику полевой формы жизни человека. Для того чтобы ее уничтожить, необходимо энергетику полевой формы жизни поднять до уровня энергетики «раковины» (это один из главных методов). Когда энергетика тела сравнивается с энергетикой «раковины», последняя уничтожается. Мощные энергии, ее составляющие, высвобождаются и по телу пробегают судороги, обдает жаром, холодом и т. п. Эмоциональная составляющая «раковины» переживается заново. Человек как бы попадает в тот возрастной период, когда он получил этот психологический зажим, и переживает его заново. Освободившись от «раковины», человек совсем по-другому себя чувствует, становится более работоспособным и т. д. Заболевание на физическом уровне через некоторое время незаметно проходит. Например, опухоль в районе легких, гортани выйдет в виде откашливаний клейкой массой, исчезает упорный запор, сам собой пропадает геморрой и т. п.

Непосредственно сама методика основывается на следующих взаимно усиливающих друг друга принципах, действующих как на энергетику организма, так и на его физиологию.

Циркулярное дыхание. Дыхание используется для того, чтобы обеспечить доступ к «раковинам» и «искажениям» в полевой форме жизни человека. Оно подразумевает любой вид дыхания, который отвечает следующим критериям:

В результате частого циркулярного дыхания (60–80 раз в минуту) происходит нагнетание энергии в полевую форму жизни и усиление ее циркуляции. Человек, дышащий таким образом, чувствует поток энергии, чувствует, где она блокирована (боль, распирание) «раковиной» или искажением. В легкие воздух попадает в ограниченном количестве, ибо он циркулирует или «колеблется» в районе носоглотки. Это важная особенность такого дыхания. Вы не тянете воздух в легкие, а гоняете его в носоглотке за счет резких нюхательных движений и пассивного выдоха.

При таком способе дыхания — активный вдох, пассивный выдох — активизируется симпатический отдел вегетативной нервной системы, который усиливает обменные процессы в организме, повышает содержание красных кровяных телец, сахара и гормонов в крови, останавливает развитие воспалительных процессов и аллергических реакций (кортикоиды надпочечников обладают мощным противовоспалительным действием), поднимает артериальное давление, расширяет бронхи. Ввиду того что в легких воздух как бы стоит, в организме накапливается и углекислота. В результате этого появляется испарина, открываются поры кожи. Эти признаки (поток энергии, распирание в области зажимов, испарина) указывают, что вы правильно дышите. Другими словами, подобный способ дыхания активизирует организм на самоисцеление и укрепление.

Существуют различные виды циркулярного дыхания, которые по-разному меняют интенсивность и форму потока циркулирующей в полевой форме жизни энергии. Это, в свою очередь, приводит к активизации тех или иных психических зажимов. Поэтому различные виды циркулярного дыхания приносят специфические эффекты. Дыхание можно менять по следующим параметрам: увеличивать или уменьшать объем вдоха, варьировать скорость вдоха, вдыхать воздух в нижнюю, среднюю или верхнюю часть легких, дышать носом или ртом (дыхание через рот малоэффективно из-за малого усвоения энергии).

Может меняться заполняемость легких — верхняя или нижняя части. Если вы почувствуете выход «раковины» из области головы или верхней части тела, то дыхание верхушками легких облегчит процесс; если выход начинается в ногах или нижней части тела, то дышите животом. Важно отметить следующее — правильное циркулярное дыхание не вызывает гипервентиляции и не вымывает из организма углекислоту. Оно «накачивает» вас энергией. Руки, ноги, все тело начинают «гудеть». Это важный признак того, что вы правильно дышите.

Расслабление. Основная цель полного расслабления тела — напомнить, что дыхание способствует росту потока энергии в организме, и вы можете либо расслабиться в нем и позволить ему исцелить себя, либо сковаться, что вызовет еще большее напряжение. Расслабление тела при дыхании наступает само собой в связи с тем, что вы утомляетесь от поддержания ритма дыхания (утомление структур мозга, ответственных за поддержание дыхания, вызывает разлитое торможение в коре головного мозга, что приводит к расслаблению и погружению в своеобразное гипнотическое состояние). Но активный вдох, стимулируя симпатический отдел вегетативной нервной системы, позволяет вам постоянно сохранять высокую концентрацию внимания, что особенно важно для *полного расслабления мышц и сосредоточения на возникающих эмоциях, ощущениях.*

Когда тело расслаблено, скованные области становятся более ощутимы. Помните: область тела, которая не «хочет» расслабляться, напичкана энергией, образующей «раковину». В полном расслаблении значительно проще чувствовать ток энергии в полевой форме жизни. Непосредственно в самый момент выхода «раковины» расслабление помогает тем, что энергия, образованная психическим зажимом, освобождается и, не сдерживаемая мышечным напряжением, свободно выходит из организма.

Тетания — это сокращение (подергивание) мышц во время выхода «раковины» из организма. Во время выполнения методики полевого очищения это наиболее часто возникает в руках и мышцах лица (особенно рта), а также в других частях тела, где имелся энергетический блок. Для того чтобы уменьшить тетанию либо вообще избежать ее, необходимо не сосредоточиваться на ней, а наоборот — расслабляться и переживать неприятное ощущение как очень приятное.

«Освобождение дыхания». Нормальное циркулярное дыхание активизирует «раковины», которые «всплывают» из глубин полевой формы жизни в виде неприятного чувства. А неприятные чувства мы подавляем — это наша защита. Но эта защита в данном случае неуместна, ибо она уменьшает поток энергии, вымывающей «раковины», что приводит к сдерживанию дыхания. В результате подобное подавление создает различные комбинации задержки дыхания: закупорка пазух носа, сжатие, напряжение, спазм бронхов и многое другое. Для преодоления этого человеку необходимо сознательно продолжать циркулярное дыхание, а неприятное чувство «переделывать» в очень приятное. Когда у вас это получится, дыхание сразу станет свободней. Это и называется «освобождением дыхания».

Положение тела. Практикующим методику очищения полевой формы жизни рекомендуется принять положение лежа на спине, ноги не скрещивать, ладони вверх. Но надо помнить, что полевая форма жизни, представляя собой пространственное образование, в котором циркулирует энергия, будет лучше «вымывать» из отдельных участков «эмоциональный мусор» и прочие подавления, когда форма ее меняется, а энергетический поток за счет этого возрастает. Например, когда люди выводят сильный страх или печаль, то им лучше свернуться клубком.

Важно знать следующее: приняв удобное положение, больше не шевелитесь и не почесывайтесь во время сеанса очищения. Вместо движения или почесывания у вас появляется возможность испытать ощущение *желания* это сделать. Это один из лучших способов быстро активировать энергию подавления и легко ее вывести.

Концентрация внимания. Во время сеанса очищения необходимо концентрировать внимание на ощущениях, которые приходят к вашему вниманию от тела. Подавления («раковины») при своем выходе могут вызывать любые ощущения. Это может быть локализованная боль, щекотание, кошачий вой на улице, воспоминание о чем-либо и т. п. Поэтому обращайте свое внимание на любое ощущение, возникающее в данный момент.

Итак, когда у вас появились какие-либо ощущения, вы концентрируете свое внимание на них и исследуете каждую деталь, которую ощущаете. Заостряйте внимание на ней до тех пор, пока она не исчезнет. Неприятный аспект ощущения воспринимайте как очень приятный.

Гипнотическое состояние, возникающее из-за утомления центра, поддерживающего необходимый уровень циркулярного дыхания, позволяет лучше «схватывать» все детали активизированных подавлений. А постоянная активация симпатического отдела вегетативной нервной системы, опять-таки циркулярным дыханием, позволяет постоянно сохранять высокую концентрацию внимания для полного расслабления мышц и сосредоточения на возникающих эмоциях, ощущениях и лучше их выводить.

Подавленные эмоции располагаются «слоями». Каждый слой подавлений формируется в определенное время вашей жизни. Поэтому когда подавленный слой энергии вышел, он обычно активизирует другой подавленный слой, лежащий под ним. В результате этого вы можете переходить от одних ощущений к другим, ведь слои подавления образованы из различных зажатых эмоций и ощущений.

Поймите главное: каждый раз, когда во время сеанса очищения что-то начинает «отвлекать внимание», это значит, что появляется подавленная энергия, которая обращает ваше внимание на себя *требованием сконцентрироваться на ней* и ощутить ее во всех деталях именно в данный момент.

Экстаз. Суть этого принципа в том, что каждый человек *постоянно* находится в состоянии экстаза, что бы при этом он не ощущал. Катха-Упанишада гласит: Первопричина — Атман,

Пуруша, создавшая человека, постоянно наслаждается своим творением, что бы при этом ни ощущал человек — плохое или хорошее. Но тело и разум все ощущения подразделяют на полезные — приятные, и вредные — неприятные. Вредные и неприятные ощущения вызывают в полевой форме жизни «раковины» — подавление.

Положительные эмоции (экстаз наиболее сильная из них) влияют на гипоталамус (ведь он связан с формированием эмоций), в котором расположены структуры, регулирующие функции всех уровней вегетативной нервной системы. Напомним, что вегетативная нервная система обеспечивает регуляцию желез внутренней секреции: щитовидной, поджелудочной, половых, надпочечников и т. д.; регулирует функции внутренних органов — сердца, печени, почек и т. д., кровеносных сосудов, слизистых оболочек, мышц и др. В этом заключается оздоровительное действие экстаза на физическое тело.

Теперь вам предстоит преобразовать все отрицательное, что будет «вымываться» циркулярным дыханием из глубин полевой формы жизни (по-другому, подсознания), в положительное. Иными словами, вы будете вновь переживать страх, гнев и т. п., не пугаясь и гневаясь, а восторгаясь их силой, яркостью. Вы должны пережить их позитивно, радуясь и прославляя.

В результате применения принципа экстаза вы освободитесь от психических зажимов и будете чисты от «раковин», а значит, более здоровы и энергичны. Прославление жизни во всех ее проявлениях вызывает подъем тонуса физического тела, а хохот — признак успешного очищения.

Доверие. Проводя сеанс очищения, полностью доверьтесь процессу очищения. То, что может выходить из вас — страхи, ужасы и многое другое,— так сильно воздействует, что хочется все это остановить, не переживать заново, а значит — оставить в себе. Этого никак нельзя допускать.

У вас могут возникнуть сомнения. А сомнения — это тот же психологический зажим, приводящий к образованию «раковины». Если вы будете сомневаться в данной методике очищения, то у вас ничего не получится. *Помните: данная методика только тогда действует эффективно, когда вы всецело доверяетесь ей и действуете смело.*

Целительный потенциал музыки. Различные формы звукового воздействия использовались веками как мощное средство изменения сознания.

Чтобы использовать музыку в качестве ускорителя активации психических зажимов, необходимо научиться по-новому слушать ее и относиться к ней. Во время сеанса очищения очень важно *полностью подчиниться музыкальному потоку, позволить ему резонировать во всем теле и отвечать на него в самопроизвольной манере*. Это означает дать волю всему, что возникает под действием музыки: крику, смеху, любым звукам, поднимающимся на поверхность, различным гримасам, верчению отдельными частями тела, вибрациям или изгибаньям всего тела и т. п. При этом вы не должны делать попытку угадать композитора, оценить исполнение и т. д. Другими словами, слушая музыку, уберите аналитический ум. Ваше дело — позволить музыке самопроизвольно действовать на психику и тело. В этом случае музыка становится мощным инструментом воспроизведения и поддержания необычного состояния сознания. Комбинация музыки с дыханием приводит к взаимному обогащению приемов и способствует достижению воздействия удивительной силы.

Методика проведения очищения полевой формы жизни человека

1. Настраиваете себя на восхищение всем, что вы чувствуете.

2. Все ощущения воспринимаете как прекрасные, внутренне прославляя их.

3. Включаете музыку и принимаете расслабленное, удобное положение, лучше всего лежа.

4. Начинаете выполнять циркулярное дыхание легко, просто и саморегулируемо. У вас не должно быть эффекта «накачивания» легких — в результате нескольких быстрых вдохов заполняете легкие до предела, дальше некуда вдыхать, и вы делаете вынужденный длинный выдох. Выдох самопроизволен и расслаблен, успевает за быстрым, активным вдохом.

5. Все, что всплывает в вашем сознании (страхи, переживания и т. д.), что вы ощущаете и чувствуете в физическом теле

(сильную локализованную боль — будто кол вбит), является для вас блаженством. Вы «купаетесь» в безграничном океане разнообразного блаженства, ощущая и переживая его в мельчайших деталях.

6. Все, что вы делаете (произвольные движения, крики и т. д.), ведет к очищению вашего существа от скверны.

7. Заканчиваете сеанс очищения только после того, как достаточное количество психических зажимов активизировалось, «вышло» на поверхность и было удалено.

СМЯГЧЕНИЕ ОРГАНИЗМА ПЕРЕД ОЧИЩЕНИЕМ

Перед очищением организма необходимо предварительное разжижение коллоидов организма, чтобы они могли выбросить из себя в кровь все «застрявшее», а кровь могла легко доставить шлаки к органам выделения для выведения наружу. В противном случае загустевший «студень» будет прочно сидеть в организме и «держать» все шлаки (например, загустевшую желчь в желчном пузыре). В результате любая очистительная процедура без предварительной подготовки — **смягчения организма** с помощью его прогревания и расслабления, насыщения структурированной и заряжённой водой — дает небольшой эффект.

В основе очищения соединительной ткани человеческого организма лежат три главных принципа: устранение причины, разжижение коллоидов и применение сильнодействующих разжижающих и камнедробящих средств.

1. Для того чтобы устранить причины, способствующие загустеванию коллоидов, поступают так:

а) ограничивают или вообще исключают из питания продукты, склонные к образованию ксерогелей: мясо, рыбу, особенно молочные продукты, которые богаты казеином — животным клеем; крахмалистые продукты, особенно высокорафинированные, тонкомолотые и обезвоженные (хлеб, сдоба, крахмал, печенье), содержащие крахмалистые и клейковинные клеи;

б) исключают вредное влияние погодных факторов — холод, сухость, сквозняки, сухую жару;

в) меняют малоактивный образ жизни, способствующий застою, на более активный, подвижный;

г) ведут эмоционально спокойный образ жизни, чаще выполняют различные расслабляющие процедуры, медитацию.

Правильное и своевременное выполнение всего этого позволяет устранить главную причину повреждения соединительной ткани — ЗАСТОЙ.

2. Для стимуляции разжижения коллоидов и усиления их циркуляции поступают следующим образом:

а) Используют внешнее тепло в самых разнообразных вариантах. Для общего прогрева организма — бани, ванны и разные подручные средства. Для локального прогрева — полуванны, припарки, грелки, пластыри, растирки. Эти же процедуры способствуют усилению циркуляции жидкостных сред организма;

б) применяют различное питье внутрь.

Для разжижения и очищения коллоидных растворов используют дистиллированную и омагниченную дистиллированную воду, талую воду и омагниченную талую, противую воду и ее омагниченный вариант и др. Эти жидкости благодаря своей чистоте, заряду и структуре способствуют промыванию соединительной ткани, удаляя шлаки и нормализуя ее свойства.

Используют жидкости, насыщенные биоколлоидами: отвары, настои, соки. Они обладают как общим, так и специфическими эффектами (желчегонным, мочегонным). Их мицеллы адсорбируют на себя шлаки и выводят их из организма, а также способствуют рассасыванию сгустившегося.

3. В особых случаях, когда затвердения приняли консистенцию тромбов, ксерогелей, камней, применяются сильные разжижающие, камнедробящие вещества и процедуры.

К сильно разжижающим средствам можно отнести жидкости, обладающие большой поверхностной активностью: спирт, водку, очищенный керосин. Например, вода обладает поверхностным натяжением 72,8 дин/см, а моча 64–69. За счет этого свойства она не только смачивает, но и проникает внутрь вещества. Это вызывает набухание коллоидов с последующим их растворением.

Очищение организма

Хорошо употреблять разнообразные специи, которые усиливают теплотворные и циркулярные процессы в организме: черный перец, красный стручковый перец, корицу, гвоздику, имбирь.

Простейший вариант «смягчения» организма перед очищением

Смягчение организма можно производить по-разному, кому что больше подходит. Главная задача смягчения: расслабить, прогреть и напитать влагой организм. Этого можно достигнуть, посещая влажную парную, сухую сауну или принимая горячую ванну.

Обезвоженным сухощавым людям больше подойдет горячая ванна, тучным — сухая сауна, а всем остальным — влажная парная. Старикам больше подойдет горячая ванна, молодым — влажная парная.

Длительность одной такой процедуры от 5 до 25 минут. Прогревание желательно закончить кратким (10–20 секунд) прохладным или холодным обливанием (душем).

Главное, что вы должны почувствовать после смягчающей процедуры, — это расслабленное прогретое тело.

Таких процедур для хорошего «смягчения» организма необходимо принять от 5 до 15, а в некоторых случаях и больше. Все зависит от степени загрязнения и качества выводимых шлаков. Принимать прогревание (в ванне или в бане) надо не более одного раза в день или через день, в зависимости от возможностей и индивидуальной переносимости тепла.

Очень хорошо способствует смягчению организма прием топленого масла по утрам натощак в количестве 20–40 граммов, а также небольшой масляный массаж всего тела утром (натирание кожи оливковым маслом), после которого следует принять теплый душ (без мыла) и промокнуть кожу полотенцем.

Предостережение: людям тучным, с жирной кожей и переизбытком слизи, это не подходит. Им подойдет небольшой бег, прогревающий весь организм, усиливающий циркуляцию и отделение шлаков через кожу.

Очень хорошо выполнять элементы аутогенной тренировки с представлением максимального расслабления тела, успокоения сознания — по 20–40 минут в день.

Полезно увеличить двигательную активность (от 1 до 2–3 часов в день), чтобы выступала легкая испарина.

Рекомендуется увеличить потребление структурированной жидкости (например, противой воды) в теплом и омагниченном виде; несколько сократить общее количество пищи, особенно концентрированной, перейдя на соки (лучше всего), салаты, фрукты (но не сухофрукты), цельные каши.

После такой подготовки можно приступать к очищению организма (соединительной ткани).

ОЧИЩЕНИЕ ТОЛСТОГО КИШЕЧНИКА

Стимулирующая система толстого кишечника

Наш организм имеет особые системы, которые стимулируются разнообразными воздействиями внешней среды.

Например, посредством механического раздражения подошвы стопы стимулируются все жизненно важные органы; посредством звуковых колебаний стимулируются особые зоны на ушной раковине, тоже связанные со всем организмом; световые раздражения через радужную оболочку глаза также стимулируют весь организм, и по радужной оболочке ведется диагностика; на коже находятся определенные участки, которые связаны с внутренними органами, так называемые зоны Захарьина—Геда и т. д.

Толстый кишечник тоже имеет особую систему, посредством которой стимулируется весь организм. Посмотрите на рисунок из книги Куреннова «Русский народный лечебник». Каждый участок толстого кишечника стимулирует определенный орган. Стимуляция эта осуществляется так: дивертикул заполняется отработанной пищевой кашицей, в которой начинают бурно размножаться микроорганизмы, выделяя энергию в виде биоплазмы, которая воздействует стимулирующе на этот участок, а через него — на орган, связанный с этим участком.

Очищение организма

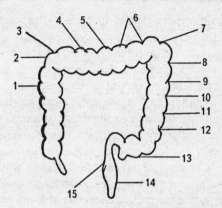

Стимулирующая система толстого кишечника:
1— этот участок стимулирует щитовидную железу; 2 — печень; 3 — желчный пузырь; 4 — сердце; 5 — легкие; 6 — желудок; 7 — селезенку; 8 — поджелудочную железу; 9 — надпочечники; 10 — почки; 11 — половые железы; 12 — яичники; 13 — мочевой пузырь; 14 — предстательную железу, влагалище; 15 — половые органы

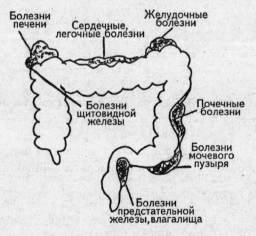

Показаны болезни органов, возникающие от загрязнения соответствующих участков толстого кишечника
Заштрихованное — загрязнения в виде каловых камней, слизи, черной пленки и т. п.

Если данный участок забит «накипью», каловыми камнями, то стимуляции нет, и начинается угасание функции данного органа, а также развитие специфической патологии.

Как показывает практика, особенно сильно накипь образуется в местах сгибов толстого кишечника, где продвижение каловых масс замедляется. На рисунке показана «накипь» и наиболее частые болезни. Место перехода тонкого кишечника в толстый питает слизистую носоглотки; восходящий сгиб — щитовидную железу, печень, почки, желчный пузырь; нисходящий сгиб — бронхи, селезенку, поджелудочную железу; изгибы сигмовидной кишки — яичники, мочевой пузырь, половые органы.

Стимулирующая система толстого кишечника указывает на необыкновенную изобретательность Природы, ее умение использовать все с максимальной пользой при минимуме затрат.

Очищение, восстановление и поддержание нормальной эвакуаторной функции толстого кишечника

Кратко суммируем, что нам необходимо сделать, чтобы нормализовать работу толстого кишечника.

1. В первую очередь — очистить толстый кишечник от скопления не выведенных пищевых веществ, токсинов, паразитов. Это сразу же разгрузит всю выделительную систему, создаст предпосылки для нормализации всех процессов жизнедеятельности.

Толстый кишечник загрязняется от не свойственной человеческому организму пищи и напитков, неправильного сочетания пищевых продуктов, вареной и рафинированной пищи, неправильного приема жидкостей, нарушения биоритмов работы органов пищеварения и чрезмерных эмоциональных переживаний.

Пища, вызывающая недостаточный стул, запоры: все виды мяса, шоколад, какао, сладости, белый сахар, коровье молоко, яйца, белый хлеб, пирожные и торты.

Недопустимо потребление пищи в 2–3 раза больше (по Г. С. Шаталовой, в 10 раз), чем необходимо. Это сразу же приводит к перегрузке выделительных систем организма.

Принимать пищу надо во время биоритмической активизации пищеварительной системы. Не есть после 17–18 часов.

Угнетенные эмоциональные состояния — печаль, страх, обиды, подавленность — тормозят работу толстого кишечника. Не допускайте подобных состояний в своем сознании.

2. Восстановить перистальтику и кишечные стенки. Это позволит толстому кишечнику полноценно выполнять эвакуаторную функцию.

Стенки и перистальтика толстого кишечника нарушаются от растягивания кишечника каловыми камнями, образования «накипи»; от питания неестественными продуктами; от гниения в полости толстого кишечника; от паразитов; от отсутствия или недостатка естественной пищи; дефицита витамина А; от волевого подавления позывов на опорожнение; от использования слабительных.

3. Восстановить нормальную среду и микрофлору. В толстом кишечнике в норме должна быть слабокислая среда, подавляющая гнилостные процессы. В нем обитают такие микроорганизмы, которые помогают в пищеварении, делают его более устойчивым и независимым от внешней среды.

Если удастся нормализовать среду и микрофлору в толстом кишечнике, то:

а) наладится полноценное питание за счет дополнительных питательных веществ и витаминов, синтезируемых правильной микрофлорой;

б) нормализуется и возрастет мощь иммунной системы организма.

Дисбактериоз в пищеварительной системе возникает от вареной, смешанной, рафинированной, лишенной пищевых волокон пищи. Употребление лекарств, особенно антибиотиков, угнетает и извращает правильную микрофлору, способствует развитию патогенной.

Очищение толстого кишечника. Очистить толстый кишечник можно путем промывания жидкостями, особым питанием, голоданием, применением слабительных средств.

Процедура введения в толстый кишечник каких-либо жидкостей через анальное отверстие называется клизмой (от греческого слова klysma — промывание).

Клизмы бывают очистительные, промывающие, послабляющие, лекарственные, питательные и некоторые другие.

Очистительные клизмы в основном применяют тогда, когда имеются запоры или неполное опорожнение толстого кишечника. Их главная задача — очистить прямую кишку от каловых масс. Применяют очистительные клизмы и при отравлениях пищей и т. д. Они способствуют разжижению твердого кала, раздражают слизистую толстого кишечника, усиливая перистальтику, и очищают его от застоявшихся каловых масс.

Выполняют очистительные клизмы с 1–2 литрами теплой (25–35 °C) воды. Количество воды зависит от возраста человека и степени загрязнения толстого кишечника.

Для лучшего очищения в воду добавляют поваренную соль (чтобы получился 2–3%-ный раствор поваренной соли в воде), очищенную глину (1 столовая ложка на литр воды), 2–3 столовые ложки глицерина или растительного масла (касторового, подсолнечного, оливкового, кунжутного), мыло (детское, банное) — его настругивают и одну столовую ложку растворяют без образования пены.

Поваренная соль применяется при атонических запорах. При сильных атонических запорах используют более сильный раздражитель — мыло. Добавление масла способствует обволакиванию кала и лучшему его выходу (скольжение твердых каловых масс по маслянистой поверхности стенки кишки не травмирует ее).

Промывающие клизмы применяют для лучшего очищения толстого кишечника и нормализации его внутренней среды. Это целая серия клизм. Вначале делают обычную очистительную. После ее выхода делают еще 2–5 клизм. Каждая — с 1–2 литрами воды, в которую добавляется вещество, придающее воде кислые свойства (2–3 столовые ложки лимонного сока или яблочного уксуса, или поваренной соли на 2 литра воды). Применять их лучше всего через день.

Лимонный сок (его можно заменить лимонной кислотой — чайная ложка на 2 литра воды) и яблочный уксус, а также «мертвая» вода (получаемая путем электролиза), помимо водного очищения, дополнительно закисляют внутреннюю среду в полости толстого кишечника. Это способствует его нормализации.

Поваренная соль способствует лучшему очищению стенок толстого кишечника за счет «танцующей силы» осмоса. Раствор соли не переносят также многие паразиты и быстро покидают его.

Первая — очищает толстый кишечник от каловых масс. Последующие — с лимонным соком, яблочным уксусом или солью — промывают и очищают весь толстый кишечник. Цикл из 5–20 таких клизм хорошо очистит не только толстый кишечник, но и весь организм.

Послабляющие клизмы используют для того, чтобы стимулировать толстый кишечник на опорожнение. Их делают 50–100 граммовыми резиновыми грушами. На 50–100 граммов теплой воды добавляют поваренную соль либо масло, либо одну чайную ложку мыла. Очень хорошо делать их со свежей или упаренной уриной.

В некоторых, особо упорных случаях запоров, делают клизмы из одного масла. Берут от 50 до 200 мл растительного масла (подсолнечного, оливкового, сезамового, льняного, конопляного и т. д.), подогревают до температуры тела и вводят с помощью резиновой груши.

Молочно-масляные микроклизмы. Их рекомендуют врачебные науки Востока — Аюрведа и Чжуд-ши. Автор опробовал их на себе, сделали их и другие люди и остались очень довольны. Рекомендуются эти клизмы тем, у кого организм склонен к обезвоживанию и замерзанию (постоянно мерзнут руки и ноги). Подобное наблюдается у лиц хрупкого телосложения (конституция Ветра), с сухой, шелушащейся кожей, постоянно мерзнущих. Особенно эти клизмы помогают в холодное, сухое время года, которое сильно угнетает этих людей. Рекомендуют их также всем, у кого по той или иной причине произошло перевозбуждение жизненного принципа Ветра. Это перевозбуждение выражается в следующем: сильное газообразование, запоры или овечий кал, боли в пояснице, крестце, тазобедренных суставах, долгие или нерегулярные месячные, истощение семени, сухость и шелушение кожи, зябкость, упадок сил, похудание. Если такие симптомы у вас налицо, особенно в холодное, сухое время года, то, применяя молочно-масляные микроклизмы ежедневно или через день, вы постепенно избавитесь от них.

Выполняются они следующим образом: берется 100 граммов обычного молока, добавляется в него 20 граммов топленого масла. Все это подогревают, чтобы масло растопилось и в теплом виде посредством резиновой груши вводят в анальное отверстие.

Проделывать эту процедуру желательно на заходе солнца или за 2 часа до сна. После нее полежите. Как правило, организм сам держит молочно-масляный состав столько, сколько ему нужно.

В результате этой процедуры сухость и жесткость в прямой кишке (вызывающие обезвоживание каловых масс и превращение их в шарообразные твердые образования) нейтрализуются влагой молока и смягчаются маслом, а холод — теплотой, которая имелась в молоке и появилась добавочно при его скисании. Как правило, после 2–3 таких микроклизм стул становится мягким, легким, колбасообразным.

Вы можете опробовать несколько составов и подобрать наиболее подходящий для себя.

1-й состав: молоко (100 г), топленое масло (20 г) — от запоров, овечьего кала, газообразования (нормализуется и микрофлора), иссушения и обезвоживания организма.

2-й состав: основа как у первого (молоко и топленое масло) плюс щепотка имбиря, молотой гвоздики или перца (черного, красного). Этот состав помогает от того, что и первый, но дополнительно подавляет слизь и способствует разогреванию организма. Поэтому его можно рекомендовать полным и мерзнущим людям.

3-й состав: основа как у первого, плюс ½ чайной ложки (5–10 граммов) поваренной соли. Это усиливает действие первого состава.

4-й состав: основа как у первого состава, плюс ½ или одна столовая ложка сильного отвара полыни или ½ чайной ложки сока чеснока. Это весьма помогает при желчных расстройствах.

В качестве заменителя молока или его разбавителя (50 граммов на 50) можно воспользоваться отваром мяса (особенно баранины) или костей.

Лекарственные клизмы. Ими лечат слизистую оболочку толстого кишечника, а всасываясь в кровь, они способствуют лечению всего организма. С этой целью в теплую воду добавляются различные вещества, отвары трав.

Замечено, что лучше всего использовать небольшой объем лекарственной клизмы — от 50 до 200 г. Если он будет больше, то возможен выброс. Делают их обычно на ночь.

Например, отвар ромашки способствует прекращению газообразования в толстом кишечнике, оказывает слабовяжущее действие на слизистую оболочку. Ромашку заваривают из расчета 1 столовая ложка на 200 г. На одну клизму воды используют до 4–6 стаканов.

При хронических колитах применяют раствор марганцовокислого калия (вода окрашивается в бледно-розовый цвет).

Для выведения полипов и паразитов хорошо зарекомендовали себя клизмы из упаренной от ½ до ¼ урины. Что касается ликвидации бактериально-слизистой патологии, то лучше всего применять «живую» воду.

Процедура применения лекарственных клизм состоит из двух этапов. Вначале делают обычную очистительную клизму, а после ее выхода, минут через 10–20,— лекарственную.

Лекарственные клизмы — бесконечное поле для творчества. Комбинируя между собой различные лекарственные вещества, травы, используя разного качества воду (от обычной, противевой, омагниченной, дистиллированной, свежевыжатых соков овощей и фруктов до упаренной урины), можно добиваться удивительного целебного воздействия на организм. Согласно древним медицинским источникам, Аюрведе и Чжуд-ши, клизмы помогают избавиться от 80% болезней человеческого организма. Отнеситесь к процедуре клизмения со всей серьезностью.

Питательные клизмы делают тогда, когда невозможно питание через рот.

Процедура клизмения. После того как вы «смягчили» свой организм, можно переходить к очищению толстого кишечника. Для этого потребуется резиновая грелка на 1, а лучше 2 литра с прикручивающейся к ней резиновой трубкой около двух метров длиной (все это продается в специальном наборе).

Готовите очистительный раствор для клизмы (кипятите и остуживаете урину либо подогреваете воду, добавляете в нее соль или другие компоненты, либо путем электролиза в специальном приспособлении получаете «живую» или «мертвую» воду и т. д.). Наливаете его в грелку. Прикручиваете трубку и пережимаете ее. Подвешиваете грелку на высоту не более 1,5 метра над уровнем пола. Пластмассовый наконечник с трубки можно снять (у него отверстие маленькое и вода дольше вытекает), а в некоторых случаях лучше оставить. Конец трубки или пластмассовый наконечник, а заодно и анус, смазываете растительным маслом или лучше всего вазелином, или мыльной пеной. Пережмите трубку, чтобы жидкость не вытекла (если на трубке есть краник, то закройте его). Примите коленно-локтевую позу (таз должен быть выше плеч), расслабьте ягодицы, жом анального отверстия и осторожно вводите трубку в прямую кишку на глубину от 5 до 10 сантиметров.

Во время введения трубки соблюдайте предосторожности — первые 3–4 см трубки проталкивают вперед и несколько вверх. Далее осторожно вперед на указанную глубину. Как только трубка введена, отпускаете пережим и постепенно вливаете жидкость в полость толстого кишечника.

(Можно принимать клизму лежа на левом боку. Ноги согнуты в коленях под прямым углом. Это положение рекомендуется для ослабленных людей).

Предостережение. Если толстый кишечник имеет патологические перетяжки или сильно забит каловыми камнями, то жидкость при быстром поступлении может выливаться обрат-

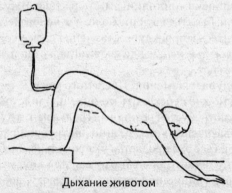

Дыхание животом
Коленно-локтевая поза для принятия процедуры клизмения

но или распирать ту маленькую полость, которая имеется до закупорки, вызывая болевые ощущения. Чтобы этого не было, контролируйте вливание — вовремя пережимайте трубку пальцами. По мере прохождения жидкости через затор увеличивайте просвет. При этом дышите медленно, плавно и глубоко животом, выпячивая его на вдохе и подтягивая на выдохе. Все это позволит вам избежать различных осложнений и неприятностей. Когда толстый кишечник будет очищен, то два литра жидкости вливаются в него за 30–40 секунд легко и свободно.

После того как жидкость вошла, лягте на спину или на левый бок. Спокойно полежите некоторое время. Вода сама будет проходить вверх толстого кишечника. Можете дополнительно повтягивать живот. За счет этого жидкость через нисходящий отдел ободочной кишки проникнет в поперечную. Далее переворачивайтесь на правый бок. Жидкость из поперечного отдела толстого кишечника попадет в труднодоступный восходящий отдел и далее в слепую кишку. Именно такая техника позволяет равноценно промыть полностью весь толстый кишечник.

Процедуру клизмения желательно проводить после опорожнения толстого кишечника в любое удобное время, но древние целители советуют при заходе солнца (очень хорошо ее выполнять и рано утром, когда по биоритмам должен срабатывать толстый кишечник).

Сколько держать клизму? Древние целители советуют от захода солнца до первых сумерек. На мой взгляд, спокойно полежите на спине или правом боку 5–15 минут, если не будет сильных позывов. Далее можете подняться и походить. Дождавшись позыва, идите в туалет. После того как содержимое очистительной клизмы выйдет, отдохните 10–20 минут и сделайте от двух до пяти промываний клизм с таким же интервалом отдыха.

Такую серию клизм надо делать через день (давая толстому кишечнику отдых). Весь цикл состоит из 10–20 (а если надо, и более) очистительных процедур и займет 2–40 дней.

После очистительного цикла с помощью клизм организм в целом хорошо очищен и одарит вас свежестью, энергией, исчезновением ряда расстройств и болезней, хорошим внешним видом и даже омоложением.

Весьма желательно и в дальнейшем поддерживать чистоту в толстом кишечнике, профилактически выполняя клизмы в наиболее благоприятные для этого дни.

Применение очистительных клизм при заболеваниях ануса. Людям с геморроем, трещинами заднего прохода, страдающим запорами или трудным, насильственным опорожнением (когда приходится дуться, чтобы опорожниться), я рекомендую на ночь вводить в прямую кишку маленькие свечки из замерзшего сливочного масла. Они способствуют нормальному опорожнению толстого кишечника.

Начинать очищение толстого кишечника надо осторожно и постепенно. Во-первых, наконечник с резиновой трубки не снимать — это предотвратит травмирование ануса. Во-вторых, первые очистительные клизмы начинать надо с 300–500 мл воды. Далее, по мере очищения толстого кишечника, количество воды постепенно увеличивать — с 500 до 1000 мл. Когда и это количество воды будет заходить в толстый кишечник без проблем, постепенно увеличьте дозировку до 1,5–2 литров.

Делайте очистительные клизмы через 2–3 дня, а в особо тяжелых случаях — через 3–5 дней. По мере заживления ануса и очищения кишечника можно клизмиться через день и каждый день. Далее желательно делать по две и более очистительных клизм за одну процедуру очищения и всего их выполнить 5–10.

Очень хорошо зарекомендовали себя клизмы, выполняемые в теплой воде. Она не только расслабляет тело, но облегчает вес и снимает разного рода давления.

Выполняется эта процедура следующим образом. Набираете в ванну теплую воду — чтобы вам в ней было приятно. Прогреваетесь 5–10 минут. После чего ставите, лежа на левом боку в воде, клизму. Далее вынимаете наконечник и, лежа на спине, дышите «животом» - выпячивая его на вдохе и подтягивая на выдохе. Далее выпускайте воду и по мере ее истечения в слив, опорожняйте толстый кишечник (если держать клизму невмочь). Лучше опорожняйтесь в унитаз.

Больным людям не надо спешить. Им потребуется намного больше времени (1–2 месяца), но зато они смогут безболезненно очистить толстый кишечник.

Противопоказания. Лицам, страдающим болезнями сердечно-сосудистой системы и кратковременными потерями сознания, проведение клизм в теплой воде противопоказано.

Не выполнять клизмы в острый период заболевания.

Противопоказаны клизмы при недавно перенесенном инфаркте, инсульте, после операций, обширном геморрое, выпадении прямой кишки, а у женщин — влагалища, в состоянии переутомления, на поздних сроках беременности, обширных поражениях толстого кишечника.

Очищение и восстановление функции толстого кишечника с помощью питания

«На основании опыта нами установлено, что толстый кишечник ни в коем случае не может развиваться и действовать нормально, если человек будет питаться в основном только вареной или термически обработанной пищей. Поэтому почти невозможно найти человека, у которого толстый кишечник был бы идеально здоров. Если вы чувствуете себя плохо, то первым долгом следует проводить серию промываний толстого кишечника или клизм. После этого свежие овощные соки эффективнее произведут процесс его восстановления. Установлено, что наилучшим питанием является смесь соков морковки и шпината. Эта смесь питает нервы и мышцы толстой кишки и тонкой» (Норман Уокер).

Процесс очищения толстого кишечника с помощью питания достаточно длителен и кропотлив. Не питайте иллюзий, думая, что если пару раз поели свежий салат из моркови и капусты без приправ, масла, то этого достаточно. Нет. Надо коренным образом пересмотреть и изменить свое питание.

Пища должна быть натуральной и цельной. Это означает, что вы должны ежедневно употреблять натуральные продукты (фрукты, овощи, крупы) в цельном виде (крупы в оболочке, ягоды, плоды, семена, листья, корни — все по сезонам года). Натуральные продукты обеспечивают естественный поток веществ через организм. В них имеется все для нормального усвоения (минеральные вещества, витамины, ферменты, структурированная вода и т.д.) и выведения (обилие клетчатки, всевозможных регуляторов моторики кишечники и т. п.).

Очень хорошо очищают и нормализуют работу толстого кишечника (вообще всей пищеварительной системы) свежевыжатые овощные соки. Наиболее эффективно на толстый кишечник влияют следующие соки: морковь — 10 частей (300 г), шпинат — 6 (180 г); чуть послабее смесь: морковь — 10 частей (300 г), свекла 3 (90 г), огурец — 3 (90 г). Эти соки, в количестве до 1–3 литров в сутки, надо пить ежедневно в течение 1–2 месяцев. Они могут полностью заменить вам твердую пищу. Обычно их пьют в охотку. Как только это чувство исчезает, то профилактически применяют по утрам вместо завтрака (от 200 г до литра) или до еды (200–300 г).

Если вы не в состоянии ничего достать, то пейте морковный сок, не менее 500 граммов ежедневно. Это действует не так эффективно, но все же намного лучше, чем вообще ничего.

Моторика толстого кишечника нормализуется и улучшается от включения в питание достаточного количества продуктов, богатых пищевыми волокнами,— овощей и фруктов, цельных круп. Эта пища оказывает к тому же послабляющее влияние благодаря тому, что она создает большую массу в толстом кишечнике и этим усиливает его двигательную функцию. Клетчатка сильно адсорбирует желчь, которая раздражающе влияет на стенки толстого кишечника и стимулирует этим моторику, что также способствует нормальному опорожнению.

Стимулируют перистальтику инжир, сливы, виноград, сухофрукты. В кишечнике они сильно набухают, увеличиваются в объеме и массе.

Из овощей сильным послабляющим действием обладают морковь, свекла и салаты из свежей капусты. В белокочанной капусте много клетчатки, она полезна при запорах. Но при колитах она не рекомендуется, так как это грубая клетчатка. Чтобы ее сделать «мягкой» — слегка потушите и принимайте в теплом виде.

Полезны также арбузы, дыни, мед, растительное масло, хлеб из проросшего зерна.

Проросшая пшеница (в виде теплого хлеба из нее) облегчает стул и регулирующе действует на весь желудочно-кишечный тракт.

Некоторые люди при приеме большого количества овощей и фруктов начинают жаловаться на вздутие живота, образование и отхождение газов. Для них подходит прием тушеных овощей в горячем или теплом виде.

Наиболее газообразующими являются горох, фасоль, лук, капуста, свекла, но они как раз и способствуют опорожнению кишечника. В меньшей степени вызывают газообразование картофель, огурцы, морковь, грибы, почти все ягоды и фрукты, а также черный хлеб и молоко. Эти продукты вызывают перевозбуждение Ветра, что приводит к образованию газов в организме. Если это у вас наблюдается, то указанные продукты не надо принимать в сыром виде, особенно в холодное время года, а употребляйте их в тушеном виде теплыми.

Образование газов в кишечнике объясняется тем, что жизненно активные элементы, входящие в состав овощей и фруктов, особенно сера и хлор, разлагают накопившиеся в кишечнике продукты гниения, «накипь», химической реакцией. Особенно ценен в этом отношении сок сырой капусты с высоким содержанием серы и хлора, очищающими слизистую оболочку желудка и кишечника.

Приучать себя к употреблению сырого сока капусты надо постепенно. Сначала выпивайте его пополам с морковным. Затем постепенно уменьшайте долю морковного сока. 300 граммов свежего сока капусты в день, как говорит доктор Уокер, могут дать вам достаточное количество живой органической пищи, которое не дадут и 50 кг вареной или консервированной капусты. Он также предостерегает, что добавление соли к капусте или ее соку уничтожает его ценность. Если вы почувствуете, что он вам не подходит, замените его морковным.

Образование газов также наблюдается при неправильном сочетании продуктов, например, гороха с хлебом, фасоли с мясом и так далее. Желательно вышеуказанные «газообразующие» продукты съедать отдельно, после свежего сырого салата или тушеных овощей; жидкости, в том числе и соки, пить до еды. Тогда, если у вас слизистая кишечника нормальная, нет «накипи», газообразование исчезает.

Если же растительная пища вызывает брожение в кишечнике, то она не может разлагаться в нем, так как собственная кислотность выводит ее из организма, несколько послабляя стул. Это оказывает стимулирующее действие и быстро очищает кишечник естественным путем.

При выраженном вздутии живота можно применять ветрогонные смеси — настои из цветков ромашки и семян укропа. А лучше всего перейти на прием тушеных овощей в горячем или теплом виде с небольшим количеством масла (многократно проверено на практике).

Симптомы патологии, регулировка и признаки нормальной работы толстого кишечника

Мы многое узнали о роли толстого кишечника, способах его восстановления, но про себя думаем: со мной-то все в порядке! Посмотрите на вещи трезво: по данным многих проктологов, в том числе основателя проктологической школы профессора А. М. Минаева, в возрасте до трех лет возникают самые различные заболевания желудочно-кишечного тракта (это говорит о порочности детского питания, его абсолютной неприемлемости для здоровья).

Данная информация поможет вам узнать, нормально ли осуществляется выход из организма отработанных продуктов питания, в порядке ли ваша толстая кишка?

Познакомьтесь с внешними признаками, указывающими на болезнетворный процесс в толстом кишечнике. Это поможет вам сориентироваться и целенаправленно подобрать средства оздоровительной работы над собой.

Симптомы патологии:

а) запор: обложен язык, зловонное дыхание, внезапные головные боли, апатия, сонливость, тяжесть в нижней части живота, вздутие, боли и урчание в животе, снижение аппетита, насильственный — недостаточный стул (то есть опорожнение происходит неполное, это скрытая форма запора), сыпь на коже, неприятный запах от тела, замкнутость, раздражительность, мрачные мысли;

б) неспецифический язвенный колит (воспаление слизистой толстого кишечника, образование язв); отмечается в возрасте от 10 до 30 лет. Внешние симптомы встречаются у 60–75 %

больных: патологическое изменение кожи, воспаление слизистой полости рта (стоматиты), поражение слизистой глаз (конъюнктивиты), воспаление суставов (артриты), заболевания печени, слизь в стуле;

в) полипы «сигналят» о себе ростом на шее, под мышками висячих родинок;

г) черный налет на зубах указывает на наличие скрытого дегенеративного изменения слизистой оболочки толстой кишки, покрытия ее черной пленкой плесени, дефицита натурального витамина А;

д) от разнообразных дисфункций толстого кишечника страдают кожа и слизистые оболочки: синусит, ринит, ангина, аденомопатия, стоматит, гингивит, глоссит (воспаление языка), одонтальгия, бронхиальная астма, пузырьковый лишай губ (что мы просто называем лихорадкой, или высыпанием на губах);

е) гнилостные выпоты из толстого кишечника пропитывают собой весь организм и особенно портят близлежащие органы — у женщин матку и яичники, а у мужчин предстательную железу; обилие опухолевого процесса в организме указывает на то, что организм пропитан дурными газами и сильно ослизнен (соединительная ткань прекратила выполнять свои защитные функции).

Если вышеуказанные симптомы есть у вас, начинайте выполнять программу очищения и оздоровления толстого кишечника.

Регулирование функции. По тому, что, как и в каком виде выходит во время опорожнения толстого кишечника, можно судить, подходят вам эти продукты питания или нет, как часто их можно употреблять, чтобы не нарушилась нормальная выделительная работа.

Запомните: все виды мяса, рыбы, яйца, молоко, творог, сыры, супы, бульоны, кисели, какао, кофе, крепкий чай, белый хлеб, пирожные, торты, белый сахар, протертые каши, вермишель, белые сухари — склонны образовывать каловые камни. (Черника, черемуха, ежевика, груши, айва — просто закрепляют.) Ввиду того что эти продукты представляют собой однородную, мономерную массу, она, обезвоживаясь в толстом кишечнике, преобразуется в твердый каловый камень, который, если не застрянет в складках толстого кишечника, может поранить задний проход на выходе. Скапливаясь в так называемые «каловые пробки», они существенно затрудняют опорожнение, приводят к ненужному натуживанию, которое ведет к трещинам заднего прохода, геморрою, варикозу и другим скрытым неприятностям. В итоге вы видите, что вначале выходит «овечий кал» (в виде орешков), а затем более мягкий. Чтобы этого не было, старайтесь ограничить вышеуказанные продукты или сочетать их с растительной грубоволокнистой пищей.

Пищевые волокна задерживают воду, что предотвращает обезвоживание каловых масс, не меняет осмотического давления в полости органов пищеварительной системы и формирует фекальные массы нужной консистенции.

Как только появляется «овечий кал», можно сделать клизму с молоком — это еще более эффективно. Постарайтесь вспомнить (а лучше ведите дневник), какой из вышеуказанных продуктов вы ели. Откажитесь на время от него, ешьте побольше салатов (тушеных овощей), цельных круп, а затем изредка включайте тот продукт в свой рацион. Это позволит регулировать стул и добиваться нормального функционирования кишечника.

Признаки нормальной работы. Внимательно наблюдайте за своим стулом. Он должен быть регулярным, а в идеале кишечник должен срабатывать через 1–2 часа после каждого приема пищи. Кал по своей консистенции должен напоминать однородную пастообразную массу в виде колбаски без запаха и не должен пачкать унитаз (прилипнет — не отдерешь) после смывания. Дефекация должна проходить легко, одномоментно.

После каждого стула надо подмывать (а не вытирать бумагой) задний проход. Это можно делать в ванной комнате под струей воды. Применять следует прохладную воду, струя должна быть не сильной, не раздражающей. После подмывания необходимо насухо вытереть промежность специальным мягким полотенцем.

Вот основное, что необходимо знать о толстом кишечнике, чтобы самостоятельно восстановить его и сделать здоровым. Еще раз напомню: начинайте с очистительных клизм. Выполняйте физические упражнения для стимуляции перистальтики и общего оздоровления. Питайтесь правильно. Если вы не пожелаете коренным образом изменить свое питание, то опять засорите толстый кишечник, а через него — весь организм, и ваши труды будут напрасны.

ОЧИЩЕНИЕ ОРГАНИЗМА ОТ ПАРАЗИТОВ

В 1988 году американка, врач-натуропат Хельди Кларк создала «синхрометр» — прибор, который измеряет частотный электромагнитный резонанс любых объектов природы, испускающих строго специфический спектр электромагнитного излучения: токсинов, микробов, лекарств, опухолевых клеток и так далее. Так появилась частотно-резонансная диагностика и терапия (ЧРД и ЧРТ).

Когда Хельди Кларк впервые измерила себя, то была неприятно поражена. Прибор показал, что в ее собственном организме «мирно» живут огромные массы микробов, вирусов и других паразитов, которые невозможно было обнаружить никакими другими методами, в том числе и методом Рейнгарда Фолля. Вдобавок, органы Хельди Кларк оказались загрязненными экотоксинами (тяжелыми металлами, гербицидами, радиоактивными изотопами, консервантами, лекарствами и прочими шлаками).

Хельди Кларк стала тестировать с помощью своего прибора других людей, и у всех обнаруживалось то же самое: массы разного рода паразитов, экотоксинов (шлаков), и, как следствие, порожденные всем этим болезни. После многих тысяч исследований Хельди Кларк сделала такой вывод: 90% хронических болезней порождены двумя причинами: паразитами и экотоксинами.

Без противопаразитарного лечения здоровый образ жизни современного человека невозможен. Только в дополнении с ним система естественного оздоровления человека принимает законченный вид.

Я рекомендую одновременно с очищением толстого кишечника проводить специальное противопаразитарное лечение. Противопаразитарное лечение убивает паразитов, а очищение с помощью клизм быстро выводит их из организма. Только такой комплексный подход дает прекрасные результаты.

Симптомы, указывающие на наличие паразитов в организме человека

Как распознать, что в организме находятся паразиты? Человек, понимающий свой организм и чувствующий его сигналы, может легко определить наличие в нем паразита. Но ввиду того что люди разучились правильно судить о сигналах, идущих от организма, они считают, что у них все в норме.

Назовем наиболее яркие признаки паразитических инфекций.

Запоры: некоторые глисты, благодаря своей форме и большим размерам, могут механически закрывать некоторые протоки, просвет кишок. Обильная глистная инфекция может закрыть общие желчные и кишечные просветы, что приводит к затрудненным испражнениям.

Понос: ряд паразитов, особенно протозойные, производят простагландин (гормоноподобные вещества, которые содержатся в разных человеческих тканях), ведущий к потере натрия и хлоридов, что, в свою очередь, приводит к частым водянистым испражнениям. Таким образом, понос при паразитической инфекции возникает от паразитов, а не от попытки организма избавится от инфекции или токсинов.

Газы и вздутие: ряд паразитов живет в верхнем отделе тонкого кишечника, где вызванное ими воспаление приводит к вздутию и газам. Проблема может усугубляться потреблением трудно перевариваемых продуктов типа фасоли или сырых фруктов и овощей. Причиной постоянного вздутия живота часто является наличие в брюшных органах тайных паразитов. Эти гастро-кишечные симптомы могут проявляться с переменной силой в течение долгих месяцев и даже лет, если не изгнать паразитов.

Гастро-кишечный синдром: паразиты могут раздражать, воспалять и покрывать стенки кишечника, что ведет к целому ряду гастро-кишечных симптомов и малому усвоению жизненно необходимых питательных, и особенно жировых веществ, что ведет к твердому калу и избытку в нем жира.

Боли в суставах и мышцах: известно, что паразиты могут перемещаться по организму человека с целью оседания в наиболее удобных для их жизни местах, например, в суставной жидкости и в мышцах. Когда это происходит, человек испытывает боли, которые часто считают следствием артрита. Боли и воспаления суставов и мышц являются также результатом травмирования тканей, причиненного некоторыми паразитами, либо иммунной реакцией организма на их присутствие.

Аллергия: паразиты могут раздражать, а иногда даже и пробивать оболочку кишок, что повышает риск проникновения в них пищевых веществ. Это может активизировать иммунный отклик организма в виде производства повышенных доз эозинофилов — одного из типов защитных клеток организма. Эозинофилы могут способствовать воспалению тканей, что приводит к аллергической реакции. Так же как и аллергии, паразиты вызывают повышенное производство организмом иммуноглобулина Е.

Плохая кожа: кишечные паразиты могут вызывать крапивницу, сыпи, экзему и другие кожные реакции аллергического характера. Язвы кожи, опухоли и болячки, папилломы и дерматиты могут быть вызваны простейшими микроорганизмами.

Анемия: некоторые виды кишечных глистов присасываются к слизистой оболочке кишок и высасывают питательные вещества у хозяина. Находясь в организме в большом количестве, они могут вызвать достаточно большую потерю крови, что приводит к недостатку железа (пернициозной анемии).

Гранулемы — это опухолеобразные массы, обволакивающие разрушенные яйца паразитов. Чаще всего они образуются на стенках толстой и прямой кишки, но могут и в легких, печени, брюшной полости и матке.

Нервозность: отходы обмена веществ и токсические вещества паразитов могут раздражать центральную нервную систему. Беспокойство и нервозность часто являются результатом систематического заражения паразитами. Многие люди утверждают, что по окончании процесса очищения они стали гораздо уравновешеннее и терпимее.

Нарушения сна: частые пробуждения среди ночи, особенно между 2 и 3 часами, могут являться результатом попыток организма избавиться от токсических веществ через печень. Биоритмологически эти часы управляются печенью. Нарушения сна могут быть спровоцированы также ночным выходом некоторых паразитов через задний проход, что приводит к неприятным болезненным ощущениям и зуду. Одна из причин геморроя — развитие паразитов (остриц) под слизистой оболочкой прямой кишки.

Скрежетание зубами: бруксизм — ненормальное скрежетание зубами, сжатие зубов и трение ими часто сопровождает паразитарные инфекции. Эти симптомы особенно заметны у спящих детей. Бруксизм может быть откликом нервной системы на инородный раздражитель.

Хроническая усталость: ее симптомами являются слабость, жалобы на гриппоподобное состояние, апатию, депрессию, потерю концентрации и плохую память. Эти явления могут быть вызваны паразитами, которые создают недостаток питательных веществ в организме из-за плохого всасывания белков, углеводов, жиров и особенно витаминов А и B_{12}.

Иммунные нарушения: паразиты ослабляют иммунную систему, препятствуя выделению иммуноглобулина А. Их присутствие постоянно стимулирует реакцию системы и со временем может ослабить иммунный механизм, открывая путь проникновения в организм бактериальных и вирусных инфекций. О присутствии паразитов в организме может свидетельствовать увеличение веса, чрезмерное чувство голода и потеря веса, плохой привкус во рту и запах изо рта, астма, диабет, эпилепсия, прыщи, мигрени, и даже сердечные заболевания и рак (от глистов фасциолопсис Буски, трихомонад, грибков).

Очищение организма (толстого кишечника, печени) точно покажет, имеются ли у человека паразиты. Выход их самих или слизи, «бурых» водорослей и т. п.— верное указание на их наличие.

Практика очищения от паразитов с помощью «тройчатки»

Хельди Кларк предложила использовать три вида растений, убивающих большинство паразитов, вирусов и бактерий. Это настойки — и притом весьма концентрированные — кожуры черного грецкого ореха, порошка полыни и гвоздики.

Противопаразитарное лечение травами по Хельди Кларк заключается в одновременном приеме трех компонентов, которые уничтожают в организме всех взрослых паразитов, их личинки, яйца и патогенные микроорганизмы. Ее рекомендации:

1. Настойка черного грецкого ореха (медицинское название «нуксен»).

1-й день: 1 капля на ½ стакана воды, желательно перед едой. 2-й день: 2 капли на ½–1 стакан воды. 3-й день — 3 капли на такое же количество воды, 4-й день — 4 капли, 5-й — 5 капель, 6-й день — 2 чайные ложки на стакан воды.

После того как налили настойку в воду, подождите 15 мин. Если ваш вес превышает 70 кг, принимайте по две с половиной чайные ложки.

Такая дозировка убивает паразитов на любой стадии развития как в кишечнике, так и в других труднодоступных местах.

Не наливайте настойку черного ореха в горячую воду! Это разрушает ее противопаразитарную силу.

Члены семьи и друзья должны также принимать по 2 чайные ложки каждую неделю, чтобы не заразить вас повторно. Они могут быть носителями паразитов в кишечнике, без проявления каких-либо симптомов.

Если у вас нет «нуксена», его можно заменить. В 50 граммов кипяченой воды капнуть 2–3 капли раствора «люголя». Это одна доза для взрослого человека.

2. Прием полыни (в порошке).

1-й день: принять щепотку перед едой (с водой).

2-й день — ¼ чайной ложки перед едой (с водой).

3-й день — ⅓ чайной ложки перед едой.

4-й день — половину чайной ложки.

Продолжайте увеличивать дозу до 14-го дня, доведя ее до половины столовой ложки. Вы можете не принимать всю дозу одновременно, а разделить ее на 2–3 приема перед едой.

В течение 6 дней принимайте по половине столовой ложки, затем — по половине столовой ложки один раз в неделю.

3. Гвоздика (в порошке).

1-й день: принимайте по ⅕ чайной ложки 3 раза в день перед едой.

2-й день — по ¼ чайной ложки 3 раза в день перед едой.

С третьего по десятый день — принимайте по ⅓ чайной ложки 3 раза в день до еды.

После 10-го дня — 1 чайную ложку 1 раз в неделю.

Вначале вы должны пролечиться указанными тремя компонентами от паразитов, а далее в целях профилактики принимать их ударные дозы раз в неделю в течение всей жизни. В случае надобности курс противопаразитарного лечения можно повторить. Если вы тяжело больны, то можно повторить через неделю-две. В других случаях действуйте по сложившимся обстоятельствам.

Русский вариант «тройчатки»

Доктор медицинских наук В. А. Иванченко разработал вариант русской «тройчатки». В «тройчатку» входят: пижма обыкновенная (цветочная корзинка), трава полыни горькой и порошок гвоздики.

Все эти компоненты оказывают сокогонное, глистогонное, антимикробное, антисептическое и жаропонижающее действие.

Разовый прием порошка из цветков пижмы — 1 г; суточная норма — до 3 г. Для полыни горькой — соответственно 200–300 мг на прием и до 1 г в сутки, для свежего порошка гвоздики — 0,5 г и 1,5 г.

Желательно принимать все три компонента сразу (пижму, полынь и гвоздику), заложив их в капсулы для лекарств. Они иногда продаются в аптеках. В противном случае можно купить самое дешевое лекарство в капсулах и самостоятельно заменить их содержимое либо закатывать в хлебный мякиш. Можно принимать порошки и без капсул, запивая водой.

Внимание! При язвенной болезни желудка и эрозивных гастритах принимать «тройчатку» не рекомендуется. Осторожно использовать при гипертонии, контролируя артериальное давление крови (гвоздика его повышает). Не начинать указанное лечение во время менструации — указанные препараты вызывают обильные месячные. Противопоказано данное лечение беременным женщинам — может быть выкидыш.

Принимают «тройчатку» (пижму, полынь и гвоздику) следующим образом:

первый день — по 1 капсуле (разовая доза) за полчаса до еды;
второй день — по капсуле перед завтраком и перед обедом;

третий день и всю последующую неделю — по капсуле (порции) «тройчатки» 3 раза в день: перед завтраком, обедом и ужином.

Далее необходимо принимать «тройчатку» 1 раз в неделю в течение всей жизни.

Донской вариант «тройчатки»

Как показывает практика, сочетание зеленых грецких орехов с керосином творит чудеса оздоровления. Вместо водочной настойки грецких орехов я предлагаю использовать керосиновую настойку грецких орехов. Готовят ее таким же образом, что и водочную, только вместо водки или спирта берут то же количество керосина. Керосин подойдет самый обычный — осветленный, который применяется для ламп, примусов.

Все остальные компоненты донской «тройчатки» те же — полынь горькая в зернах (можно и сушеные лепестки, веточки в молотом виде), гвоздика в молотом виде. Принимать по методике Х. Кларк. Срок лечения — тот же самый. Только действие этой «тройчатки» будет более эффективным.

В случае необходимости зеленые грецкие орехи можете заменить на их перегородки, но настаивать их на керосине следует в 2–3 раза дольше, чем зеленые.

Методика очищения от паразитов (глистов) по Н. А. Семеновой

Н. Семенова — признанный авторитет в очищении организма и изгнании паразитов. Слушателям своей школы «Надежда» она предлагает 2-недельную программу очищения организма от шлаков и паразитов. Противопаразитарное лечение она рекомендует проводить на фоне общего очищения организма и правильного питания.

Очистительные клизмы — 2 раза в день. Наилучшее время выполнения — с 5 до 7 часов и с 18 до 19 часов. Цель такой клизмы — очистить толстый кишечник от грязи, яиц глистов, восстановить в нем нужную среду и микрофлору.

Воду для клизмы желательно приготовить заранее. Если можно, то используйте родниковую воду, если ее нет, то прокипятите водопроводную воду и дайте ей отстояться до полного охлаждения.

Для одной клизмы необходимо 2 литра воды. Н. Семенова рекомендует использовать воду комнатной температуры (20–22 °C). Для подкисления воды добавить в нее столовую ложку яблочного уксуса или столовую ложку лимонного сока или сока брусники, облепихи, клюквы или любого другого свежего кислого фруктового сока. Предпочтительнее всего сок клюквы (он убивает трихомонад). Чтобы клизма благоприятно действовала на слизистую (если в ней появятся ранки при откреплении глистов от слизистой толстого кишечника), рекомендуется добавить в воду еще и столовую ложку поваренной соли.

Клизму выполнять обычным способом. Подержите воду в себе. Даже 1–2 минут вполне достаточно, чтобы омыть изнутри кишечник. После клизмы вы несколько раз сходите в туалет. Кишечник будет срабатывать сам. Обычно последний выброс бывает слизистый — выходят грибница, плесень, крупные паразиты.

Можно приготовить воду другим способом: налейте 7–8 литров воды в эмалированное ведро, на дне которого лежат кремниевые камушки (или шунгит — более целебный вариант кремния). Кремниевые камушки желательно взять маленькие — чем они меньше, тем больше площадь соприкосновения с водой и тем больше полезного кремния переходит в воду. Настаивать ночь. За это время вода структурируется, насыщается кремнием и очищается. На дно ведра выпадает взвесь мусора. Воду со дна ведра не надо использовать. Осторожно слейте верхний слой воды. Эту воду вы будете использовать для клизмения. Осадок вылейте, кремний промойте под струей проточной воды и налейте новую воду для настаивания.

Ионы кремния создают в воде электрически заряженные коллоидные системы. Кремниевая коллоидная система, благодаря своему особому электрическому заряду, обладает свойством притягивать, удерживать, уничтожать и выводить из организма вирусы, болезнетворные микроорганизмы и их яды.

Первую дегельминтизацию проводят три дня. Используют веками проверенное средство — настой горькой полыни по 100 мл утром и вечером перед едой. Действующим началом выступает полынное масло. Оно парализует у глистов нервную систему и они выходят из организма. Таким образом достигается массированное воздействие сразу на всю группу круглых и ленточных глистов, а также простейших паразитов.

Предостережение. Ни в коем случае не злоупотребляйте полынью, не увлекайтесь передозировкой и длительностью применения. Осторожно лечите детей.

Вечером в эти же три дня люди, зараженные острицами, измельчают 1–2 зубочка чеснока и заливают 200 мл кипятка. Утром следующего дня настой чеснока надо процедить через марлю и ввести в прямую кишку. Эта клизма проводится до очистительной.

На 8-й день необходимо *провести дегельминтизацию общего широкого спектра действия.*

Вечером очистите 300 г семян тыквы так, чтобы сохранить зеленую оболочку под белой плотной кожицей. Утром съешьте эти 300 г семян, запивая их 100 г настоя дегельминтика на каждый день.

Дегельминтик на каждый день:

Ромашка аптечная, трава — *1 чайная ложка*
Дуб, кора — *1 чайная ложка*
Крушина, кора — *1 чайная ложка*
Пижма, соцветия — *1 столовая ложка*

Сбор залить 500 мл воды, настаивать в термосе 4–6 часов. Через 2 часа выпить солевое слабительное (30 г английской соли растворить в 100 г воды, размешать).

Через 1 час и далее проводить очистительные клизмы по самочувствию.

На 13–14-й день обычно проводится чистка печени. Выбросы желчи добивают ослабевших паразитов, если они еще остались. Н. Семенова не рекомендует делать чистку печени сразу же после дегельминтизации, объясняя это тем, что при откреплении глистов от слизистой кишечника образуются микроранки. Она советует подождать 1–2 недели для их заживления и лишь после этого делать чистку печени.

Целесообразно применять дегельминтик ежедневно. Это настои трав или одной травы отдельно. Утром натощак, после чистки зубов выпейте чай-дегельминтик. Если будете делать это регулярно, то до глистной инвазии дело не дойдет.

Рецепты общих противоглистных средств

• 2 ст. ложки дубовой коры залить 200 мл кипятка. Настаивать 4–6 часов, процедить и выпить натощак.

• 2 ст. ложки коры крушины и 2 ст. ложки ромашки аптечной залить 200 мл кипятка, настоять 4–6 часов, процедить, выпить натощак.

• При глистах натощак съедайте по нескольку листочков зеленого щавеля.

• Ванны с настоем аниса изгоняют многих глистов.

• Из всех глистогонных средств самое безобидное для организма человека — прием тыквенных семян. Поэтому ребенку и беременной женщине лучше всего использовать именно их.

• При колитах и язвах из-за глистов, что бывает почти всегда при глистных инвазиях, кроме глистогонных средств надо применять общеукрепляющее, заживляющее средство: 1 ст. ложку корней сухой крапивы заварить 1 стаканом кипятка и томить на очень малом огне 15 минут, настаивать 30 минут. Принимать по 2–3 ст. ложки 3 раза в день.

Рекомендации по питанию на время очищения от паразитов

Когда проявляются первые признаки заражения паразитами, необходимо сразу же воздержаться от употребления животных жиров и белков — мяса, рыбы, птицы, яиц, молока. Значительно ограничить потребление соли, сахара, бульонов, конфет, кофе, пищевых продуктов, вызывающих брожение,— квас, пиво, водка, хлеб, а также солений, маринадов. Растительный белок необходим: орехи, семечки, грибы, листья зелени. Можно употреблять каши на воде, салаты и тушеные овощи, побольше свежих овощных соков (особенно морковных), кислые и кисло-сладкие фрукты и ягоды.

Полезно употреблять кисломолочные продукты, содержащие пробиотики (бактериальные микроорганизмы, которые населяют желудочно-кишечный тракт человека). Именно они вырабатывают особые вещества, которые позволяют поддерживать процесс пищеварения, иммунитет и препятствуют размножению болезнетворных бактерий.

Пробиотики помогают лечить целый ряд заболеваний, включая инфекции желудочно-кишечного тракта, вагинальный кандидоз, инфекции мочевых путей, угревую сыпь и желудочные расстройства. Они укрепляют иммунную систему.

Специалисты рекомендуют использовать как вспомогательное средство для борьбы с микропаразитами натуральные кисломолочные продукты, особенно те, которые сквашены болгарской кисломолочной палочкой.

«ЖЕСТ РАКОВИНЫ» — ШАНК ПРАКШАЛАНА

Существует древнейший метод промывания и очищения всего пищеварительного канала — от ротовой полости до ануса. По-русски он называется «Жест раковины», потому что вода, проходя через пищеварительный канал как через раковину, вымывает все нечистоты. Приступать к такой промывке желательно после клизменного очищения. Вода поглощается ртом, далее проходит через желудок и весь кишечник вплоть до выхода из него. Упражнения продолжаются до тех пор, пока вода не станет выходить такой же прозрачной, какой она вошла.

Подготовка. Подогрейте воду до температуры тела и подсолите из расчета 5–6 граммов соли на литр, что примерно составляет концентрацию соли в плазме крови (маленькая столовая ложка без верха на литр воды). Вода должна быть соленой, ибо без примеси соли она бы поглощалась посредством осмоса через слизистые оболочки желудочно-кишечного тракта и выводилась бы в виде мочи, а не через задний проход. Вообще, концентрацию соли регулируйте самостоятельно, главное, чтобы воду организм не всасывал.

Благоприятный момент. Наиболее благоприятным моментом является утро, натощак. Вся промывка, как показывает практика, занимает час-полтора, а по мере освоения — 45–60 минут.

Вот схема полного цикла прохождения воды через пищеварительный канал:

1. Выпить стакан соленой воды.
2. Немедленно выполнить предписанные движения.
3. Выпить стакан воды и выполнить серию движений. Во время их выполнения вода будет медленно проходить в кишечник, не вызывая тошноты.

Продолжайте чередовать питье воды, пока не выпьете 6 стаканов, и движения.

В этот момент надо идти в туалет.

Обычно первая эвакуация происходит почти незамедлительно, за первой порцией кала, имеющего твердую консистенцию, последуют другие, более мягкие, а затем и жидкие.

Если это не происходит немедленно или же в течение пяти минут, надо повторить движения, не выпивая больше воды, а затем вернуться в туалет. Если ожидаемого результата не произойдет, то надо привести в действие эвакуацию посредством клизмы. Как только сифон приведен в действие, то есть как только первые испражнения пошли, остальное последует автоматически.

Совет: после каждого посещения туалета и после пользования обычной туалетной бумагой ополосните задний проход теплой водой, обсушите и смажьте растительным маслом, чтобы предотвратить раздражение, вызванное солью. Некоторые чувствительные люди подвержены даже этому слабому раздражению, но его легко предупредить.

После первого испражнения надо выпить стакан воды, произвести движения, затем вернуться в туалет и опорожниться. Повторять это надо до тех пор, пока вода не станет выходить такой же чистой, какой вошла в организм. В зависимости от загрязнения кишок понадобится от 10 до 14 стаканов, иногда больше.

После этого вы еще несколько раз сходите в туалет, а затем можно выпить 3 стакана несоленой воды и вызвать рвоту. Это выключит сифон и опорожнит желудок. По традиции йогины после Шанк Пракшаланы всегда вызывают рвоту (Вамана-Дхоути).

Очищение организма

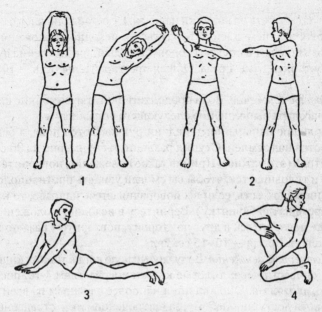

Четыре упражнения Шанк Пракшаланы для проведения воды через желудочно-кишечный тракт

Первое движение. Исходное положение: стоя, ступни расставлены примерно на 30 сантиметров, пальцы рук переплетены, ладони обращены кверху. Спина прямая, дышать нормально.

Не поворачивая верхнюю часть туловища, наклонитесь сначала влево, не задерживаясь в конечном положении, выпрямитесь и немедленно наклонитесь вправо. Повторите 4 раза это двойное движение, то есть совершите 8 наклонов, попеременно влево и вправо, что займет в общей сложности около 10 секунд. Эти движения открывают привратник желудка и при каждом движении (наклоне) часть воды проникает в 12-перстную кишку.

Второе движение. Это движение заставляет воду продвигаться в тонких кишках.

Исходное положение то же. Вытянуть правую руку горизонтально и согнуть левую руку так, чтобы указательный и большой пальцы касались правой ключицы. Затем выполнить вращение туловища, направляя вытянутую руку назад как можно дальше; смотреть на кончики пальцев. Не останавливаясь в конце поворота, немедленно вернуться в исходное положение и сделать поворот в другую сторону. Это двойное движение нужно повторить тоже 4 раза. Общая продолжительность — 10 секунд.

Третье движение. Вода продолжит двигаться в тонкие кишки благодаря выполнению следующего упражнения.

Большие пальцы ног и ладони рук касаются пола, а бедра остаются над землей. Ступни раздвинуты примерно на 30 сантиметров (это важно). Приняв такое положение, поверните голову и туловище так, чтобы вы смогли увидеть противоположную пятку (то есть, если вы поворачиваетесь направо, то надо смотреть на левую пятку). Вернитесь в исходное положение и так же повернитесь в другую сторону, повторите 4 раза по два движения. Время — 10–15 секунд.

Четвертое движение. Воду, достигшую конца тонких кишок, надо провести через толстые кишки посредством 4-го, последнего, движения. Оно является наиболее сложным из всей серии, хотя доступно любому, за исключением лиц, страдающих заболеваниями коленей или мениска. Эти люди могут прибегнуть к варианту, описанному ниже.

Исходное положение:

а) сесть на корточки, ступни расставлены примерно на 30 см, причем пятки располагаются у внешней стороны бедер, а не под седалищем, кисти положены на колени, которые расставлены приблизительно на 30 см;

б) повернуть туловище и положить левое колено на пол перед противоположной ступней. Ладони толкают попеременно правое бедро к левому боку, а левое — к правому боку так, чтобы прижать половину живота с целью сдавливания только одной половины толстого кишечника. Смотреть назад, чтобы усилить перекручивание туловища и лучше давить на живот.

Очень важно вначале сдавить правую сторону живота. Как и все предыдущие движения, оно выполняется 4 раза. Общая продолжительность — 15 секунд.

Вариант четвертого движения. Это движение берет начало от скрученной позы. При этом ступня просто приложена к внутренней стороне бедра и не проходит с другой стороны. Плечо отведено как можно дальше к согнутому колену, туловище слегка наклонено назад. Руки опираются о согнутое колено, которое служит рычагом для перекручивания позвоночника и прижимания бедра к низу живота.

Случаи неудачи. Если после того как выпили, например, 4 стакана, вы чувствуете, что содержимое желудка проходит ненормально, возникло ощущение перенаполнения, доходящее до тошноты, то это значит, что горловина привратника (клапан между желудком и 12-перстной кишкой) не открывается так, как следовало бы. Вновь проделайте 2–3 раза серию упражнений, не выпивая больше воды. Исчезновение тошноты покажет, что проход открыт. Как только сифон приведен в действие, затруднений уже не будет и можно продолжать процесс.

Может случиться, что у некоторых лиц газовая пробка из продуктов брожения препятствует приведению в действие сифона. В таком случае достаточно нажать на живот руками или сделать стойку на плечах («Сарвангасана») вместе с 4-мя другими упражнениями.

В самом неблагоприятном случае, то есть когда вода вовсе не покидает желудок, надо вызвать рвоту, пощекотав основание языка двумя пальцами правой руки. Облегчение наступит радикально и немедленно. После упражнения следует отдохнуть и поесть.

Первая еда. После Шанк Пракшаланы надо обязательно выполнять следующие предписания. Есть не раньше, чем через 10 минут после упражнения и не позже чем через час после выполнения упражнений. Голод недопустим. Однако автор применяет Шанк Пракшалану для входа в голодание, и в этом случае она вполне уместна, т. к. заменяет прием слабительного.

Первая еда будет состоять из сваренного на воде и немного переваренного риса, чтобы он как бы таял во рту. К рису можно добавить хорошо переваренную морковь и около 40 граммов сливочного, а лучше топленого масла. Рис можно заменить пшеницей, овсом и др.

Важно. Рис нельзя варить на молоке. В течение 24 часов, которые следуют за упражнениями, запрещается пить молоко, кефир, есть дрожжевой хлеб. Ешьте только вареные, тушеные овощи и каши. Этим вы способствуете возрождению нормальной микрофлоры. Фрукты и овощи в сыром виде не рекомендуются по причине их осеменения микроорганизмами, а также излишнего возбуждения жизненного принципа Ветра, который активизирует прослабление. Рис же способствует угнетению этого жизненного принципа и приводит организм в норму. Сырые овощи и фрукты можно есть на следующий день.

Питье. Поглощение соленой воды привлечет посредством высокой осмотической активности часть жидкости из крови в кишечник. Таким образом, жидкая часть крови идет в направлении, противоположном обычному всасыванию, прочищая при этом микроворсинки тонкого и толстого кишечника. Именно этот механизм делает Шанк Пракшалану уникальной. Я не знаю больше ни одной чистки (кроме голода), которая очищала бы тонкий кишечник. Клизмы действуют только в толстом кишечнике, поэтому этот отдел остается без должной обработки, и только Шанк Пракшалана способствует его очищению.

В связи с вышеизложенным у вас будет естественная жажда. Не принимайте никакой жидкости, даже чистой воды до первой еды, потому что вы будете «кормить» сифон, то есть бегать в туалет. Во время вашей первой еды и после нее вы можете пить воду или легкие травяные настои.

То, что первые испражнения появятся только через 24 часа, пусть вас не удивит. Они будут золотистыми, желтыми и без запаха, как у грудного ребенка.

Люди, страдающие запорами, могут делать Шанк Пракшалану каждую неделю, но лишь с 6-ю стаканами воды. В этом случае весь цикл осуществляется приблизительно за 30 минут. Это одно из лучших перевоспитаний кишечника. При этом не растягиваются стенки толстых кишок.

Благоприятное воздействие. Помимо того, что вы очистите весь пищеварительный канал, вы ощутите и отдаленные благоприятные воздействия: свежее дыхание, хороший сон, исчезновение сыпи на лице и теле. Если будете питаться правильно, то исчезнут телесные запахи. При этом тонизируется печень, что заметно по цвету первых испражнений, и другие железы, связанные с пищеварением, в особенности поджелудочная железа. Соленый вкус во рту стимулирует теплотворные и пищеварительные способности организма, отсюда и такое влияние на пищеварение.

Случаи малоразвитого диабета с успехом вылечивались врачами Лонавлы посредством проведения Шанк Пракшаланы через каждые два дня в течение двух месяцев; это сопровождалось надлежащим пищевым режимом — побольше естественных продуктов, богатых витаминами группы В, и соблюдение ритма включения пищеварительных органов.

Противопоказания. Лица, страдающие язвой желудка, должны воздержаться от Шанк Пракшаланы и сначала излечить ее. То же самое относится к людям, страдающим острым поражением пищеварительного тракта: дизентерией, поносом, острым колитом, острым аппендицитом, туберкулезом кишок и раком.

Шанк Пракшалана — замечательная процедура, в этом убеждаются все, кто практикует ее регулярно. Для того чтобы освоить побыстрее, практикуйте ее раз в две недели, и у вас все получится. Ее вполне можно использовать вместо клизм — вначале 2 раза в неделю, а потом один раз в две недели.

ОЧИЩЕНИЕ ЖИДКОСТНЫХ СРЕД ОРГАНИЗМА

После того как вы очистили полевую форму жизни, толстый кишечник и готовитесь к чистке печени, следует провести очищение жидкостных сред организма. Что это означает?

Организм человека состоит на 60–70% из воды, которая постоянно загрязнялась от нашего дремучего невежества в вопросах питания, образа жизни, потакания чувственным удовольствиям и многому другому. В результате жидкостные среды утрачивают способность обеспечивать нормальное протекание жизненных процессов — человек слабеет, организм старится. Кроме этого, сдвигается нормальная среда организма в гнилостную сторону, что способствует развитию всевозможных гноеродных микроорганизмов. Иммунная защита организма не может работать в подобных условиях и человек становится легкоуязвимым для самой разнообразной патологии: аллергии всех видов, простуд, инфекций, общего ослабления.

Обычно к 35–40 годам все люди, живущие «самотеком», имеют грязные жидкостные среды организма. Поэтому, приступая к самооздоровлению, их надо обязательно очистить. Для этой цели, с одной стороны, надо подать в организм биологически активную и чистую жидкость, а с другой — удалять токсическую, старую. Первый этап — подачу чистой, активной жидкости — поможет пройти сокотерапия. Второй этап — удаление токсической жидкости — поможет осуществить парная. Применяя эти два оздоровительных средства — парную и свежевыжатые соки, мы за месяц-полтора сможем очистить собственные жидкостные среды и почувствовать себя обновленными.

Использование парной для очищения

Кожа является самым большим и важным человеческим органом. Ее площадь колеблется в среднем от 1,5 до 2,2 м², а вес составляет 20 процентов от общего веса тела человека. Через кожу человек может и должен выбрасывать в три с половиной раза больше отбросов, чем через толстую кишку и мочевой пузырь вместе взятые! Посудите сами, человек за день теряет около 2,6 литра воды: с мочой — 1,5, с калом — 0,1, через легкие — 0,4 и через кожу — 0,6 литра. Но эти цифры отражают средний уровень активности человека. В парилке только за один сеанс человек может потерять от 500 до 1500 граммов воды. Таким образом, применяя парную процедуру, мы вместе с выходом воды можем значительно активизировать и выход шлаков. Поэтому недаром одна из главных очистительных процедур так и называется — «лечебное потение».

Как правильно вести расшлаковку организма через кожные покровы? Здесь можно действовать в двух направлениях.

1. Принимать обычные водные и банные процедуры. Повышенная температура позволит доокислить шлаки до конечных легко удаляемых продуктов обмена, растворить труднорастворимое в крови и тканях, смягчить организм, напитать его влагой. Повышенное кровообращение во время данных процедур позволит быстро удалить растворенные шлаки через кожу или другие выделительные органы.

2. Использовать закон Дастра и Мора об антагонизме в кровообращении, согласно которому холодные процедуры, сужая сосуды кожи, расширяют сосуды брюшной полости. Теплые, наоборот,— расширяя сосуды кожи, сужают сосуды брюшной полости. Используя эту особенность кровообращения, контрастными водными процедурами «жар-холод» можно целенаправленно «гонять» кровь от кожи к внутренним органам и наоборот, попутно вымывая шлаки.

Лучше всего комбинировать эти две процедуры — хорошенько распарились, а потом окатили себя прохладной или холодной водой. Так поступаете 2–4 и более раз. Начинайте постепенно.

Для лучшего потоотделения можно принять потогонное средство. После того как произошла значительная потеря организмом зашлакованной жидкости, необходимо восполнить ее чистой, структурированной, насыщенной органическими минеральными элементами, витаминами и т. д. Для этой цели используют свежевыжатые соки или если их нет — противиевую воду.

Предостережение: парная процедура открывает поры кожи и способствует обильному потоотделению и удалению через нее шлаков. При этом сильно разгружается работа почек. Теплые и горячие ванны, сильно прогревая организм, затрудняют потоотделение и гонят воду и шлаки через почки. Если они у вас больны, то принимайте парную; если больна кожа, то применяйте ванны.

Вы можете воспользоваться любым доступным потогонным средством естественного происхождения. В качестве примера приведу простой рецепт: корень солодки — 40 г, липовый цвет — 60 г. Столовую ложку сбора на стакан кипятка.

Выпиваете стакан потогонного средства и идете в парную.

Нижеследующие правила помогут вам правильно провести процедуру потения.

1. Не ходите в парную после обильной еды. В этом случае парная просто вредна. Но не следует ходить и натощак. Выпейте потогонный настой, покушайте легко — овощи, фрукты, немного каши.

2. Париться лучше утром, после 9–10 часов. Организм отдохнул за ночь, силы ваши еще не потрачены, и вы легко перенесете эту процедуру, налагающую большую нагрузку на сердце и весь организм в целом.

3. Постепенно приучайте себя к жару, не взбирайтесь сразу на верхний полок. Поднимитесь на такую высоту, где вам комфортно.

4. Если вы замерзли, идя в баню, то перед заходом в парную опустите ноги в таз с теплой водой, а затем прибавьте постепенно горячей воды. Так посидите 10–15 минут. После того как вы почувствуете в теле теплоту, можете входить в парилку.

5. В гигиенических целях желательно перед входом в парную слегка помыться, но при этом мочить голову нельзя, иначе в парной можете вызвать ее перегрев. Далее вытритесь полотенцем насухо — влага препятствует потоотделению — и заходите.

6. Желательно надевать на голову какой-либо колпак для предохранения ее от перегрева и брать с собой шерстяную рукавичку или специальный скребок для сбрасывания пота, ведь он также мешает потеть. Сбрасывая пот шерстяной рукавичкой, вы одновременно очищаете кожу от отмершего, ороговевшего слоя.

7. Войдя в парилку, 3–4 минуты посидите внизу, привыкните к банному жару, а лучше полежите. В лежачем положении жар воздействует на тело более равномерно. Когда вы лежите, мышцы лучше расслабляются, а это дает возможность их основательно пропарить. Можно сидеть по-йоговски — со скрещенными ногами.

8. Выйдя из парной, постойте под душем с теплой, а затем прохладной водой. После теплого душа, когда пот смыт, можно резко дать прохладную или холодную струю на 2–5 секунд или окунуться в бассейн. После этого отдохните, обсохните и направляйтесь домой, если не желаете повторить парную процедуру.

Как париться с веником? Веники бывают, в основном, березовые и дубовые. Перед парной их желательно распарить, в результате чего летучие вещества (в основном эфирные масла) проникают в тело и благотворно влияют на растворение шлаков. Смысл пропарки с веником состоит в том, чтобы нагнетать им горячий воздух к телу, но не стегать. Веником работают плавно, как веером, едва прикасаясь к телу. Вначале проходятся по ногам, ягодицам, спине, рукам — от ног до головы и обратно. Так повторяют несколько раз. При работе с веником вы должны ощущать приятный горячий ветерок. И вот только после этого можно слегка постегать себя. Далее разотритесь веником, как мочалкой. Одной рукой придерживайте веник за рукоять, а другой ладонью прижимайте листву к телу.

Вот то основное, что необходимо знать при посещении парной.

И, наконец, наступает третья, важнейшая часть этого вида очищения. Потея, вы потеряли много жидкости, вывели из себя много шлаков. Естественно, вам хочется пить. И вот от того, что вы будете пить, напрямую зависит успех вашего очищения. Если вы будете пить чай, квас и тому подобное, поступите не лучшим образом. Сейчас надо пить свежевыжатые соки овощей и фруктов. Благодаря им вы сможете очень быстро обновить жидкостные среды своего организма и почувствовать прилив бодрости и здоровья. Причем все это будет происходить естественно и приятно.

Наиболее доступны и эффективны следующие соки: морковный, морковно-свекольный, яблочно-свекольный, морковно-свекольно-огуречный.

После парной выпивайте за один раз 500–700 граммов сока. В этот же день выпейте еще столько же дважды. В последующие дни после парной придерживайтесь правильного питания, исключите шлакообразующие продукты. После следующей парной вы снова применяете массированную сокотерапию, правильно питаетесь и т. д. Помните завет великого древнеримского врача Асклепиада — лечить быстро, правильно и приятно.

Если по каким-то обстоятельствам вы не можете воспользоваться вышеописанным методом очищения, то используйте следующий. Он не так эффективен, но по-своему хорош.

Комбинированное очищение коллоидов клетки и внутренних сред организма

Народная медицина рекомендует для подобного очищения использовать отвар из молодой хвои ели (сосны, пихты).

Хвоя ели является хорошим источником витаминов. Она содержит зимой от 150 до 300, летом — 50%мг витамина С. Наличие этого витамина способствует быстрому доокислению шлаков до конечных продуктов и выведению их из организма. Вдобавок хвоя ели содержит много эфирных масел — естественных растворителей. Уже только два этих свойства делают препараты ели мощным очищающим средством.

В медицинской практике используется препарат «Пинабин», представляющий 50-процентный раствор эфирного масла хвои ели (или сосны) на персиковом масле. Этот препарат действует спазмолитически на мускулатуру мочевыводящих путей, тормозит развитие болезнетворных бактерий, рекомендуется как мочегонное средство при почечнокаменной болезни.

Еще одно из ценнейших качеств отвара хвои заключается в его сильном вяжущем вкусе. Если витамин С способствует доокислению шлаков, эфирные масла — их растворению, расширению сосудов и мощному мочегонному эффекту, то за счет вяжущего вкуса происходит обволакивание продуктов распада и их последующее удаление.

Отвар из хвои используют двояко: внутрь в виде питья и наружно в виде ванн, а также совместно.

Для употребления внутрь отвар готовят следующим образом: 5 столовых ложек мелкоизмельченной молодой хвои (иголок) ели каждого текущего года заливаете 0,5 литрами кипятка из противой воды. Варите на малом огне 10 минут, настаиваете в теплом месте ночь, процеживаете. Отвар помещаете в термос и принимаете в теплом виде в течение дня вместо воды. Продолжительность курса индивидуальная. Ориентиром служит собственная урина. Муть в ней указывает на то, что отвар начал действовать. В зависимости от растворения шлаков, солей урина будет окрашена в самые различные цвета. Как только моча примет свой естественный цвет и станет прозрачной,— чистка окончена.

Весьма хорошо проводить подобный курс очищения после Нового года. Во-первых, можно использовать хвою новогодних елок. Во-вторых, в это время года наиболее силен биоритм почек и мочевого пузыря, что не позволит им перегрузиться от повышенной нагрузки выделения шлаков.

Для того чтобы принять хвойную ванну, берут еловые иглы, мелко изрезанные веточки и измельченные еловые шишки (всего около 1 кг сухого веса), кипятят 30 минут в 7–8 литрах воды. После этого хорошо закрывают и оставляют настаиваться 12 часов (хороший настой хвои имеет коричневый цвет). Затем его выливают в ванну с теплой водой (36–40 °С). Сам прием ванной процедуры колеблется от 10 до 20 и более минут и зависит от самочувствия. Температуру воды от процедуры к процедуре можно повышать, учитывая самочувствие. В неделю делать 2–3 ванны. После процедуры принять прохладный душ в течение 5–10 секунд. Цикл подобных ванн длится около месяца.

Комбинирование хвойных ванн и питья отвара еще более усиливает очистительный эффект. Согласно наблюдениям Валерия Тищенко, только отвар хвои при употреблении внутрь выводит из организма, помимо ядов и шлаков, радионуклеотиды. Вышеуказанное простое очищение очень эффективно и позволяет ликвидировать до 80 процентов разнообразных заболеваний, вызванных зашлаковкой организма. Помните древнейшую поговорку: без очищения нет исцеления!

ОЧИЩЕНИЕ ПЕЧЕНИ

После очистки толстого кишечника необходимо приступить к очистке печени.

Вся венозная кровь из кишечника, за исключением нижнего отдела прямой кишки, проходит через печень. За годы нашей жизни печень обезвредила и «закапсулировала» в себе столько, что увидев все это выходящим из организма во время специальной чистки, вы не поверите своим глазам.

В данном разделе будут рассмотрены как древние, так и современные рекомендации по оздоровлению печени и сущность этих методов с научной точки зрения.

Простое и эффективное очищение печени

В физиологических механизмах очищения печени описаны идеальные продукты. Но есть и их равноценные заменители. В качестве масла используют любое подсолнечное (рафинированное, нерафинированное, поджаренное), в качестве лимонного сока — кристаллическую лимонную кислоту, а также естественные продукты с сильным естественным кислым вкусом — клюкву, облепиху, крыжовник и т. д. Как показала практика, очищение с этими заменителями идет так же, как и с идеальными ингредиентами (оливковым маслом и лимонами). Автор убедился в этом на своем опыте, об этом же говорят и другие люди, использовавшие заменители. Поэтому вы смело можете их использовать.

Весь секрет и эффективность очищения печени заключаются в *предварительной подготовке* — смягчении организма. Смягчение в виде водных тепловых процедур (смотрите соответственный раздел) надо выполнить обязательно минимум 3–4 раза. Каждую тепловую процедуру заканчивайте кратким прохладным воздействием. Вот тогда из вас с первого раза обязательно посыпятся камушки и прочая дрянь. Последнюю смягчающую процедуру сделать за день перед очищением печени.

Если вы за 3–4 дня до очищения будете питаться в основном растительной пищей и потреблять большое количество свежевыжатого сока (1 часть свеклы и 4–5 яблок, желательно кисловатых) и делать очистительные клизмы (с уриной) раз в день — предварительная подготовка будет идеальной.

Наконец, настает день самой очистительной процедуры. Желательно, чтобы это было перед полнолунием — 10–13 день, а вы сами — свежи и спокойны. Утром, после туалета сделайте клизму. Далее легко позавтракайте, предварительно выпив вышеупомянутый сок. Также легко пообедайте и через 1–2 часа начинайте прогревать область печени. Для этого приложите грелку с горячей водой (или электрогрелку). Ходите с ней весь остаток дня до очистительной процедуры.

Примерно в 7–8 часов вечера начинайте процедуру очищения печени. Предварительно подогрейте масло и раствор лимонной кислоты до 30–35 °C. Дозу подберите, исходя из собственного веса и переносимости масла организмом.

Итак, все готово: стоят два стакана, один с маслом, другой с соком. Вы делаете один-два глотка масла и запиваете столькими же глотками сока. Минут через 15–20, если нет тошноты, повторяете. Ждете 15–20 минут и так несколько раз — пока не

Очищение организма

выпьете все масло и весь сок. Спокойно садитесь и смотрите телевизор или читайте книгу.

Если вы плохо переносите масло и вас начинает тошнить после первого приема, то необходимо подождать, чтобы эти неприятные ощущения исчезли и только тогда повторить прием. Растяните процедуру — это не страшно, а даже полезно. Но если тошнота не проходит, ограничьтесь выпитым количеством, и этого будет достаточно. Грелку можете убрать, а можете продолжать держать.

После того как масло и сок выпиты (количество выпитого масла и сока колеблется от 100 до 300 мл), можно выполнить ряд мероприятий, которые усилят эффект. Примерно через 1–1,5 часа после приема ингредиентов сядьте в удобную позу (лучше на пятки), заткните левую ноздрю ваткой и дышите через правую. На язык положите немного жгучего перца, а на область печени — аппликатор Кузнецова, но с металлическими иглами. Все это будет способствовать возбуждению, выработке энергии и теплоты с направлением ее в область печени.

Дополнительно создайте образ, что на выдохе вы направляете огненную струю в область печени. Дышите при этом медленно, плавно (4–6 раз в минуту), сильно работая диафрагмой. Выпячивайте живот на вдохе и поджимайте его повыше на выдохе. Этим вы обеспечите прекрасный массаж печени, увеличите в ней кровообращение и промоете от шлаков и сгустков. Такое дыхание делайте 15–30 минут, отдохните часок и повторите. Во время отдыха положите на область печени магнитный аппликатор или простой магнит.

Магнитотерапия является важным фактором, усиливающим капиллярное кровообращение. Ученые установили, что красные кровяные тельца только за счет одного кровяного давления не в состоянии пройти по капиллярам. Главный механизм их продвижения заключается в том, что в расширенном конце капилляра давление приближает красные кровяные тельца друг к другу. Далее, за счет того, что они имеют одноименные электрические заряды, они отталкиваются друг от друга в сторону меньшей концентрации и благодаря этому проникают и передвигаются по капиллярам.

Особенно важно это использовать для улучшения кровообращения в печени, в которой имеется уникальная венозная капиллярная система. Вдобавок магнитное поле активизирует ферменты — им в очистительной процедуре отводится немаловажная роль. Все это вместе взятое — теплота, активность ферментов, усиленный кровоток, увеличение зарядов красных кровяных телец, мощная подача свободных электронов (активаторов ферментов) с аппликатора позволят вам раздробить, расплавить, промыть и выгнать весь мусор и камни.

Эти ухищрения позволяют задействовать самые глубинные квантовые уровни организма, ответственные за жизнедеятельность, очищение, восстановление. Никакая другая очистительная процедура не влияет так могуче, как вышеописанная. Примерно в 11 часов ночи, либо позже (бывает и под утро), когда биоритмы печени и желчного пузыря максимальны, начинается извержение камней и нечистот. Это выражается в прослаблении. Вы увидите все «добро», нажитое с помощью неправильного образа жизни, извращенного питания и сразу поймете, что так жить нельзя и ни о каком здоровье речи не может быть, если это «добро» остается в организме. Обычно утром еще раз прослабляет и может выйти еще большее количество камушков и мазутообразной желчи. Дополнительно сделайте очистительную клизму. Немного отдохните и можете поесть. Желательно, чтобы первая еда состояла из 0,5 литра сока (морковного; свекольно-яблочного 1:5). Сок дополнительно промоет печень. Только после этого можете съесть салаты, кашу на воде и заняться своими делами.

Комбинированное очищение печени

Я разработал оригинальную методику очищения печени и желчного пузыря с использованием нескольких факторов, усиливающих взаимное действие. Она подходит абсолютно для всех людей, особенно для любителей бега, и не требует приема масла, которое не все переносят. Смысл этой методики заключается в последовательном применении следующих факторов: бега, жидкостей, обладающих малым поверхностным натяжением и растворяющими свойствами, бани и, как дополнительного фактора, пищевого воздержания или соковой разгрузки на 36 часов.

1. Во время бега, достаточно длинного и регулярно выполняемого, в желчном пузыре и желчных протоках возникают сильные инерционные усилия. Если имеются камешки, особенно твердые, то они бьются друг о друга (как мелочь в кармане), дробятся и могут легко выводиться через желчный проток в виде «штыба», напоминая подсолнечные семечки или «морской камешек». Бегать необходимо ежедневно по 30–60 минут в течение 3–6 недель.

2. В качестве промывающей и растворяющей жидкости можно использовать несколько вариантов: а) свекольно-яблочную смесь соков в пропорции 1:4–5; б) морковный сок; в) морковно-свекольно-огуречную смесь соков в пропорции 10:3:3.

3. О применении тепла с целью смягчения организма ранее уже говорилось. Наиболее благотворно тепловые процедуры влияют на очищение печени и желчного пузыря, расширяя их протоки, делая более текучей желчь.

4. Пищевое воздержание в течение 36 часов ни в коем случае не угнетает пищеварительную активность, а наоборот, дает отдохнуть и усиливает ее. Более длительные сроки пищевого воздержания способствуют переходу организма на внутреннее питание и поэтому не должны применяться.

Механизм очищающего действия этой процедуры таков: при регулярном, ежедневном беге за счет инерционных усилий камешки в желчных проходах и желчном пузыре (особенно твердые) потихоньку дробятся. Регулярный прием в течение этого времени соков или урины (соков не менее 500 г в день) меняет характеристики желчи в сторону большего растворения. Дополнительно растворяющие, дробящие вещества и т. п., содержащиеся в этих соках, потихоньку разрушают камни. Сочетание взбалтывания от бега и воздействие соков усиливает взаимное действие по дроблению камешков в «штыб». Так вы поступаете всю неделю — пьете соки, не менее 500 г в день, и бегаете 30–60 минут. В конце недели делаете пищевое воздержание (кто не может, принимает только вышеуказанные соки), во время которого пьете омагниченную воду или всю дневную урину, но при этом бегайте по 30–60 минут. На следующий день, утром, совершаете пробежку и идете в баню. Хорошенько пропариваетесь (по самочувствию, главное — не переусердствовать, а почувствовать сильное расслабление всего тела, истому). Вернувшись из бани, вы первым делом выпиваете от 0,5 до 0,7 литра свежеприготовленного сока (100 мл свекольного, остальной яблочный). А затем едите, как обычно: салат или тушеные овощи, кашу и т. п.

После пищевого воздержания, бега и бани пищеварение сильно активизируется, печеночные протоки будут расширены. Принятый вышеуказанный сок сразу же всосется и поступит с током крови в печень, промывающе воздействуя на нее. От этого все то, что ранее раздробилось, рассосалось, теперь легко вымоется в 12-перстную кишку, что вызовет послабление. В жидком стуле вы увидите твердые камешки типа мелких «голышиков» или «подсолнечных» семечек.

Так продолжаете (пить соки, бегать, ходить в баню) в течение 3–6 недель. Если у вас имелись боли с правой стороны под лопаткой — пройдут. Именно оттуда «сигналят» твердые камушки желчного пузыря. Прекращение этих болей укажет на его очищение. Через год, в апреле—мае, можете повторить подобную чистку. Вообще, в результате инерционных усилий желчный пузырь и печень будут работать гораздо лучше и полностью восстановятся их функции.

Из вышеуказанных методик очищения печени и желчного пузыря рекомендую вам начать с наиболее эффективной — с маслом и кислым соком. Далее, в зависимости от полученного результата, применять, по усмотрению, все остальные чистки. После того как вы полноценно очистились, в качестве профилактики можете делать любую очистительную процедуру печени раз в год, а при условии, что правильно питаетесь — раз в два года.

Мягкий вариант очищения печени

Если вы по каким-либо причинам не можете воспользоваться указанными двумя очистительными процедурами печени, то попробуйте такой вариант.

Возьмите три свежие свеклы средних размеров. Помойте ее хорошенько, порежьте на мелкие кубики, сложите в трехлитровую банку, добавьте две столовые ложки белой муки, 500 г сахара. Закройте банку капроновой крышкой и поставьте в темное место, при комнатной температуре, на двое суток. Дважды в день перемешивайте содержимое банки.

Затем в эту массу добавьте 700 г изюма без косточек и хвостиков, четыре стакана сахара, полстакана воды и поставьте на семь суток бродить, перемешивая один раз в сутки. Процедив, вы получите один литр свеколького кваса. На курс очищения необходимо три литра. Принимать его по столовой ложке три раза в день за полчаса до еды, пока не выпьете три литра. Перерыв — три месяца, и вновь повторите очистительный курс.

Знатоки говорят, что через год печень полностью очищается и оздоравливается.

Рекомендации по очистке печени

Как показала практика, для мужчин и женщин с массой тела до 60–65 кг, а также в зависимости от того, как человек переносит масло, первую чистку печени лучше делать с 150–200 мл масла, чтобы не было рвоты. В последующих чистках можно увеличить дозу масла до 300 мл, а можно оставить такой же, и этого будет достаточно.

Если через некоторое время возникла рвота и в рвотных массах обнаружены какие-то слизистые включения (зеленого, черного и тому подобных цветов), то это указывает, что масло и сок сработали в желудке, очистили его от имеющейся там патологической пленки. Это у некоторых бывает при первой очистке. Вторую проделайте с меньшим количеством сока и масла, а в третью — дозу слегка увеличьте.

Во время очистки старайтесь быть расслабленными, спокойными и отвлеченными. Как правило, во время чистки с помощью масла и лимонного сока никаких болей не ощущается. В некоторых случаях, когда происходит сильное опорожнение, изгнание,— вы чувствуете, будто печень «дышит», вот и все. Поэтому не бойтесь, ибо страх спазмирует сосуды и желчные протоки. Из-за этого у вас может ничего не выйти, и это другая причина рвоты. Если же у вас по какой-то причине возникли страх, беспокойство или нервозность, связанные с ожиданием, и вы чувствуете себя «зажатыми», скованными — выпейте 2 таблетки но-шпы и успокойтесь. Очищение пройдет нормально.

Не делайте чистку печени после тяжелой работы, после длительных голоданий. Отдохните 3–5 дней, наберитесь сил. Иначе могут быть два варианта: в первом вы просто съедите масло и лимонный сок; во втором сильно истощите себя.

Сколько раз надо чистить печень

Первая чистка — наиболее трудная, организм затрачивает много сил. Бывает, что в первый раз выходит очень много старой желчи, плесени, белесоватые нити, а камушков почти нет. Это не значит, что чистка прошла неудачно. Все в норме, просто печень очень сильно забита, и только на второй и все последующие разы посыпятся камни.

Вторую и последующие чистки делайте по самочувствию, они будут гораздо легче. Например, я делал три первые чистки с интервалом в три недели, четвертую — через месяц, пятую — через два. На следующий год сделал еще две и затем, на другой год, уже одну. Всего я сделал около 9–12 чисток печени.

Рекомендую в течение месяца сделать первые 3–4 чистки. Помните, чем быстрее избавитесь от грязи в печени, тем скорее нормализуются пищеварение, кровообращение и обмен веществ! Чиститься надо до тех пор, пока никаких сгустков выходить не будет.

Возникает закономерный вопрос — зачем нужно так много чисток печени? Да потому, что печень состоит из четырех долей. За одну чистку полноценно успевает прочиститься одна доля. За вторую — следующая и так далее. Если хотя бы одна доля будет забита, какой-то вид обмена будет по-прежнему страдать.

Знайте и такую особенность, что камешки в печени и желчных протоках откладывались медленно, принимая форму протока со сглаженными краями. В таком виде они особенно не беспокоили стенки желчных протоков, не раздражали их. Производя чистку, вы их дробите, выгоняете. Форма и положение их меняются, и поэтому оставшиеся камушки могут своими шероховатостями раздражать стенки желчного протока и пузыря, вызывая их воспаление. Это особенно касается тех, у кого имеются твердые камни. Во время последующих чисток они уменьшаются и затем свободно выходят.

В древнекитайской книге «Сувэнь» о печени говорится следующее: «Болезни печени: выздоровление летом, если летом нет выздоровления — обострение осенью, осенью не умер — ожидай зимы, весной запрещается стоять на пути ветра... Печеночные больные на рассвете разумные, после полудня обострение, в полночь спокойные».

Прокомментируем это. Людям с больной печенью не рекомендуется производить чистку печени осенью. Согласно китайской биоритмологии, в это время года она наиболее слабая и чистка может отнять у нее последние силы, что ухудшит состояние больного. Наиболее целесообразно (после того как вы очистите ее 4–5 раз в течение первого года) проводить эту чистку весной, особенно в марте, когда начинается движение соков у деревьев. В это время печень наиболее сильная. Постарайтесь не бывать на улице при ветреной погоде, чтобы патогенная биопогодная энергия ветра не внедрилась в ваш организм и не повлияла на печень.

Питание после чисток печени и профилактика

О питании после чисток печени уже было сказано. Повторим — ешьте лишь при появлении аппетита. Выпить свежевыжатый морковный или яблочный сок со свекольным. Яблоки желательно брать кисловатые, тогда в смеси со свекольным соком получится очень хороший на вкус напиток.

Вообще, свекольный сок — уникальный продукт, минеральные вещества в нем находятся преимущественно в щелочных соединениях. При исследовании действия свекольного, морковного и капустного соков выяснилось, что наиболее эффективно желчь выделяется именно от свекольного сока.

Целительные свойства вышеуказанных соков помогут быстро восстановить печень, особенно это касается пожилых людей.

Затем съешьте салат из свежей зелени, чуть подкисленный или подсоленный, желательно чем-либо натуральным,— лимонным соком, клюквой, морской капустой. Далее — каша, сваренная на воде, можно добавить немного масла, морской капусты.

Так можно пообедать и поужинать, а на следующий день можно разнообразить питание.

Необходимо знать, какие продукты особенно вредны для печени, и исключить их из своего рациона. К ним относятся: жареное мясо и рыба, крепкие мясные бульоны, рыбные навары, консервы, копчености, жирные закуски (особенно холодные) и подвергшиеся действию высокой температуры. Пища, богатая крахмалами, особенно белая мука, сдоба, забивает ткань печени и делает ее твердой. Трудно переносятся при болезнях печени бобовые и грибы. Запрещаются уксус, перец, горчица, маринады, репа, редис, редька, лук, чеснок, щавель, шпинат, крепкий кофе и какао, алкоголь. Острые блюда и продукты с острым вкусом отрицательно влияют на оздоровление печени.

Для больных с заболеваниями печени для ее укрепления особенно важны витамины А, С, В, К. Особенно способствуют нормализации работы печени витамины группы В. Так, витамин B_6 повышает антитоксическую функцию печени (особенно много его в проросшей пшенице, пивных дрожжах), B_3 (РР) — участвует в энергетическом обмене клеток печени, препятствует их гибели (проросшая пшеница, дрожжи, помидоры, яичные желтки). Витамины B_9 (фолиевая кислота) и B_{12} принимают участие в обмене белков, ферментов и окислительных реакциях, способствуют синтезу белка и рассматриваются как факторы роста. Установлено активизирующее влияние витамина B_{12} на регенерацию печени. Витамин К принимает участие в процессе свертывания крови, повышает энергопотенциал печеночной клетки. Его недостаток в организме возникает при нарушении желчеотделения и всасывания жира в кишечнике (эти витамины в большом количестве содержатся в вышеуказанных продуктах). Аскорбиновая кислота в количестве до 1 грамма в сутки улучшает деятельность печени, повышает ее антитоксическую функцию и усиливает регенеративные процессы (салат из капусты, настой шиповника, яблочный сок и другие).

При заболевании печени и желчных путей нарушается всасывание минеральных веществ и усиливается их выведение из организма. Натуральных минеральных веществ очень много в вышеуказанных соках, причем в легко усваиваемой форме, а также в овощах и фруктах.

Бессолевая диета снижает образование и выведение ферментов в желудочно-кишечный тракт из печени и желчных протоков и тем самым создает покой больным органам.

Из вышеперечисленного становится ясно, что наиболее предпочтительны свежие овощи и фрукты. Особенно возбуждают секрецию желчи свекла, морковь, кабачки, томаты, цветная капуста, виноград, арбуз, клубника, яблоки, чернослив. Включение зерен проросшей пшеницы ускоряет исцеление печени. На основе проросших зерен пшеницы готовится смесь: 100 г проросших зерен пшеницы перемолоть на мясорубке и добавить в эту массу перемолотую свеклу — 100 г, морковь — 100 г, сушеные абрикосы — 100 г, клюкву — 50 г (или сок одного лимона), немного меда с тем, чтобы вкус смеси получился приятный, с кислинкой. Эту смесь употреблять вместо каш через день. Соотношение компонентов в смеси может быть разное, но 100 граммов проросшей пшеницы обязательны.

Сливочное и растительное масло добавлять только в готовые блюда, а не в процессе кулинарной обработки.

Наиболее рациональным является 4–5-разовое питание маленькими порциями (такое питание полезно только при болезнях печени в период обострения, здоровые люди должны питаться 1–2 раза в день — утром и между 13–15 часами).

Рекомендую больным печеночными заболеваниями употреблять до 2 литров в день свежевыжатых соков. Они улучшают кровообращение в печени и функциональное состояние ее клеток; повышают гликогенообразование, увеличивают транспорт глюкозы к тканям, нормализуют обмен глюкозы, белков, жиров, электролитов. Под их влиянием изменяются физико-химические свойства желчи: уменьшается ее вязкость, увеличивается содержание желчных кислот и снижается концентрация холестерина.

При пониженной секреции желудка свежевыжатый сок принимают за 15–20 минут до еды.

При повышенной секреторной функции желудка — за 1–1,5 часа до еды.

При нормальной кислотности желудка — за 30–45 минут. Можно использовать желчегонные средства — бессмертник, кукурузные рыльца, перечную мяту, зверобой, пижму, корень одуванчика, шиповник.

Рецепт отвара: бессмертник, кукурузные рыльца, зверобой — столовая ложка сухих трав на стакан воды. Употреблять по 100 г 2–3 раза в день до еды.

ОЧИЩЕНИЕ ПОЧЕК

Методики очищения почек

Для очищения и оздоровления почек лучше всего следовать вышеуказанным наставлениям Ибн Сины:

1. Устранить причины, ведущие к образованию камней. Для этого измените питание и образ жизни с целью нормализации обмена веществ.

2. Применять средства (кому какое подходит или имеется в наличии) для раздробления (рассасывания) камней, превращая их в песок. Выбирается любое средство: сок пижмы, черной редьки, сок лимона, пихтовое масло, корни марены или шиповника, свежевыжатые овощные соки, собственная моча.

3. Произвести срыв раздробленных камней (песка) и мягко, постепенно их изгонять.

Одновременно с выполнением пункта 2 начинаете усиленно применять мочегонные средства: пить собственную урину (мочу), чай с лимоном, чай из виноградных листьев или хвоща либо есть арбузы.

Почувствовав, что начинается отход раздробленных камней (песка), принимать теплую ванну для лучшего и безболезненного их отхождения.

Очищение почек с помощью мочи

Раоджибхай Манибхай Патель, выдающийся исследователь XX века, описывает случай с артистом 35 лет, в течение 7 лет имевшего камни в почках. От операции он отказался и вылечился, прикладывая повязку (компресс с мочой) и принимая мочу внутрь. Компресс ставить на область пораженной почки на ночь, выпивать почти всю урину в течение дня. Лечение проводить курсами по 20–30 дней до полного излечения, с перерывом 10–20 дней.

Раоджибхай сам однажды почувствовал сильные боли из-за остановки мочи. Тогда он выпил свою мочу, которую смог собрать за час (в данном случае можно выпить чужую мочу, чтобы быстрее запустить почки). Через два часа выделение мочи возобновилось, и боли стихли.

Очищение почек с помощью арбуза

Очищение проводят летом в арбузный сезон. Для этого следует запастись арбузами и черным хлебом. Эта пища будет потребляться вами в течение недели. Хотите есть — арбуз, хотите пить — арбуз, очень хочется есть — арбуз с хлебом. Во время чистки желательно присутствие домочадцев, потому что когда начинается отход песка, камушков, может быть сердечная слабость. Приготовьте корвалол, валидол, нашатырный спирт. К этому надо быть готовым. Это маленькая операция, но без ножа. Если в почках и мочевом пузыре имеются камешки, то наиболее подходящее время для их выведения — от 17 до 21 часа по местному времени (в этот период проявляется биоритм мочевого пузыря и почек). В это время надо принять теплую ванну и усиленно есть арбуз. Теплота расширяет мочевыводящие пути, снимает боли и спазмы (особенно когда будут проходить камешки), арбуз вызовет усиленное мочеотделение — промывание, а биоритм даст необходимую силу для срыва и изгнания песка и камней.

Эту чистку можно проводить 2–3 недели до получения удовлетворительного результата.

Очищение почек с помощью отвара корней шиповника

Для растворения или расщепления до песчинок любых камней в организме применяют отвар корней шиповника.

Приготовление отвара. Две столовые ложки изрезанных корней залить одним стаканом воды, кипятить 15 минут, дать остыть, процедить. Принимать по ⅓ стакана 3 раза в теплом виде в течение 1–2 недель. Отвар плодов шиповника также используют при заболеваниях почек и мочевого пузыря. При этом отвар, как в первом, так и во втором случае должен быть темного цвета, что указывает на большое количество растительных пигментов.

Очищение почек с помощью соков овощей

Доктор Уокер, родоначальник современной соковой терапии, рекомендует свой метод, в котором задействованы два механизма — растительные пигменты и эфирные масла.

По его утверждению, неорганические вещества, главным образом кальций, находящиеся в хлебе и других концентрированных крахмалистых продуктах, образуют зернистые образования в почках. Для очищения и оздоровления почек он рекомендует следующий сок: морковь — 10 унций (частей), свекла — 3, огурец — 3; или же другой вариант: морковь — 9, сельдерей — 5, петрушка — 2.

Немного о соке петрушки. Этот сок — отличное средство при заболеваниях мочеполового тракта и очень помогает (благодаря наличию специфического горько-прохладного вкуса) при камнях в почках и мочевом пузыре, нефрите, когда белок в моче, а также при других заболеваниях почек. Применяется сок зелени или корней. Это один из самых сильнодействующих соков, поэтому его не следует употреблять в чистом виде более 30–60 граммов.

Очищение почек с помощью пихтового масла

Это, возможно, самый простой и эффективный метод очистки почек. Суть его в следующем. В зависимости от сезона года вы применяете в течение недели мочегонные средства.

Зимой и поздней осенью — сбор мочегонных трав: душица, шалфей, мелисса, спорыш, зверобой (зверобой можно заменить на шиповник, плоды либо корни). Можно сделать и другой сбор, все зависит от региона и других факторов. Измельчив травы до размеров чаинок и смешав в равных частях либо по весу — по

30 граммов, заварить, лучше залить кипятком, настоять, чтобы получился настой темного цвета, и принимать в теплом виде с одной столовой ложкой меда по 100—150 граммов до еды.

В конце лета используйте арбузы, весной и летом — свежевыжатые соки по Уокеру. Если же вообще ничего нет — используйте собственную урину. Благодаря такой смене мочегонных и растворяющих средств, вы будете действовать на весь спектр почечных камней. Ибо одно средство подходит для одних камней и не берет другие. Помните об этом.

Далее, после недели такой предварительной подготовки, вы в мочегонный настой (сок) добавляете 5 капель пихтового масла и выпиваете все это за 30 минут до еды. Желательно масло хорошенько размешать и выпить через соломинку, чтобы предотвратить разрушение зубов. Применяйте пихтовое масло 3 раза в день до еды в течение пяти дней. Результаты очистки начинают появляться на 3—4-й день в виде незначительно помутневшей мочи. Позже могут выйти и камушки. Недели через две это можно повторить, и так далее до получения желаемого результата.

Очищение почек по методике Х. Кларк

Для этой цели Х. Кларк рекомендует использовать следующие растения: 50 г сухих корней гортензии, 50 г пасконника пурпурного, 50 г корня алтея, 4 пучка петрушки, настойка золотого корня, имбирь в капсулах, медвежьи ушки в капсулах, пищевой глицерин, концентрат черной вишни, окись магнезии.

Корни измельчить и замочить в двух литрах чистой воды в неметаллической посуде и закрыть крышкой. После четырех часов замачивания смесь довести до кипения и кипятить 20 минут. Процедить. Выпить 50 граммов как только немного остынет. Оставшийся настой разлить в посуду для замораживания и поставить в холодильник. Свежую петрушку кипятить в 1,5 литра воды в течение 3 минут. Процедить. Выпить 50 граммов. Оставшуюся часть охладить и половину заморозить.

Каждое утро смешивать 50 г отвара корней гортензии и 100 г отвара петрушки. Добавить 20 капель настойки золотого корня и 1 чайную ложку глицерина. Выпить эту смесь за несколько приемов в течение дня. Хранить смесь в прохладном месте.

Указанная процедура по очистке почек длится в течение 6 недель. Только этот срок гарантирует хороший результат.

Дополнительно доктор X. Кларк рекомендует принимать:

* капсулы с имбирем — по 1 капсуле три раза в день во время каждого приема пищи (одна капсула равна примерно горчичной ложке без верха);
* капсулы с медвежьими ушками — по 1 капсуле во время завтрака и по две во время ужина;
* витамин B_6 (250 мг) — 1 раз в день (можно заменить проросшей пшеницей);
* окись магнезии (300 мг) — 1 раз в день.

Считается, что эти дозы достаточны для растворения камней в почках.

Если вы не найдете все указанные травы, все равно можно приступать к очищению. Просто срок очищения затянется.

X. Кларк советует перейти на травяные чаи, не употреблять мясо, хлеб промышленного производства, газированные напитки, употреблять не менее двух литров жидкости в день.

В целях профилактики X. Кларк советует чистить почки 2 раза в год.

ОЧИЩЕНИЕ ОРГАНИЗМА ОТ ШЛАКОВ И СОЛЕЙ

Интересное теоретическое обоснование очистительному процессу дал Б. В. Болотов. Согласно его наблюдению, из организма взрослого человека может выйти 2—3 килограмма соли, засорившей, в основном, соединительную ткань, кости.

Всю очистительную процедуру он рекомендует проводить в два этапа.

Первое, что рекомендует Болотов,— превратить шлаки, залегшие в организме, в соли. *Второе* — подобрать такие вещества, которые способствовали бы выведению из организма солей.

Для того чтобы избавиться от шлаков, засевших в соединительной ткани, Болотов рекомендует воздействовать на них кислотами. Нужно с пищей вводить такие кислоты (аскорбиновая, пальмитиновая, никотиновая, стеариновая, лимонная, молочная и т. п.), которые, с одной стороны, были бы безопасны для организма, а с другой,— чтобы они могли растворять шлаки, превращая их в соли. Такие кислоты образуются в результате кислородного брожения клеток животного происхождения. Болотов для этого советует есть квашеные огурцы, помидоры, капусту, свеклу, морковь, лук, чеснок, моченые яблоки, пиво, многие вина, включая наливки, портвейн, кагор, каберне, дрожжевые блюда, молочно-кислые продукты (творог, сыр, брынзу, кефир, ряженку, ацидофильные продукты, кумыс и т. п.), а также фруктовые уксусы. Далее он подчеркивает, что *каждый* человеческий орган приспособлен к использованию своих кислот. Поэтому необходимо как можно шире разнообразить их применение. Фруктовые уксусы желательно употреблять с прокисшим молоком. Для этого удобно их вводить по чайной (иногда по столовой) ложке на стакан прокисшего молока с добавлением чайной ложки меда. Употреблять во время еды один раз в день. Уксус необходимо добавлять и в чай, и в кофе, и в супы, и в бульоны.

Во время перевода шлаков в соли желательно отказаться от растительного масла, которое обладает сильным желчегонным свойством и существенно замедляет процесс превращения шлаков в соли. Пищу рекомендуется в этот период употреблять преимущественно мясную или рыбную для более сильного закисления внутренней среды.

Итак, суть первого этапа — создать всеобщее закисление организма и вводить продукты, запускающие механизм брожения: квашеные огурцы, капусту и т. д. При этом стараться, как можно больше разнообразить дрожжевые приготовления (дрожжи бывают разные — источником их сырья могут быть бактерии, живущие в кишечнике овцы, дикого кабана и т. д.). После сладких продуктов (чая, компота и т. п.) советуется класть на язык несколько крупинок поваренной соли. Это заставляет желудок выбрасывать кислые ферменты — пепсины, которые способствуют лучшему переводу шлаков в соли, а также уничтожают больные клетки организма.

В заключение Болотов подчеркивает, что шлаки не сразу могут быть превращены в соли даже при систематическом окислении. Кислоты и щелочи с большим трудом попадают туда, куда надо. Поэтому важно при проведении данной процедуры заниматься физической работой, массажировать тело.

В результате превращения шлаков в соли в организме образуются соли: минеральные, щелочные, кислые, растворимые в воде и нерастворимые. Наблюдения показывают, что обычно не растворяются соли щелочные, минеральные и жирные типа уратов, а также фосфаты, оксалаты.

Есть такой принцип: *подобное растворяется подобным*. Например, в керосине растворяются все нефтепродукты — солидол, солярка, парафин и т. д. В спиртах растворяются все спирты — глицерин, сорбит, ксилит и др. Болотов подчеркивает, что этот принцип можно успешно применять и для растворения щелочных солей в организме. Для этого необходимо вводить также щелочи, но безопасные для жизнедеятельности организма — отвары некоторых растений или соки.

Методики для растворения и выведения щелочных солей из организма человека

Чай из корней подсолнуха. С осени запасают толстые части корней, срезают мелкие волосатые корешки, тщательно моют и сушат. Затем их дробят на мелкие кусочки (величиной с фасоль) и кипятят в эмалированном чайнике (на 3 литра воды 1 стакан корней) около 1–2 минут. Чай необходимо выпить за 2–3 дня. Затем эти же корни вновь кипятят, но уже 5 минут в том же объеме воды, и также выпивают за 2–3 дня. Закончив пить чай с первой порции, приступают к следующей и т. д. Этот чай пьют большими дозами через полчаса после еды. При этом соли начинают выходить только после 2–3 недель, моча будет ржавого цвета. Пить до тех пор, пока она не станет прозрачной как вода.

Во время этого очищения нельзя есть острые, кислые и соленые блюда. Пища должна быть слегка подсолена и преимущественно растительная.

Сок черной редьки. Наиболее практично использовать сок черной редьки. Он прекрасно растворяет минералы в желчных протоках, желчном пузыре, почечных лоханках, мочевом пузыре, а также в сосудах.

Для этого берут 10 кг клубней черной редьки, обмывают и, не очищая кожуры, выжимают сок, около 3 литров. Сок хранят в холодильнике, а жмыхи перемешивают с медом в пропорции на 1 кг жмыха 300 г меда (500 г сахара), добавляя молочную сыворотку. Все хранится в тепле в банке под прессом, чтобы не плесневело. Сок начинают пить по 1 чайной ложке через час после еды. Если боли в печени ощущаться не будут, то дозу можно постепенно увеличивать — от одной столовой ложки до двух и, в конце концов, до 100 граммов. Сок черной редьки является сильным желчегонным продуктом. Если в желчных протоках содержится много солей, то проход желчи затруднен — отсюда боль.

Прикладывайте на область печени водяную грелку, принимайте горячие ванны. Если боль терпима, то процедуры продолжаются до тех пор, пока сок не закончится. Обычно боль ощущается только вначале, потом все нормализуется. Соли выходят незаметно, но эффект от очищения огромен. Процедуры следует проводить 1–2 раза в год, соблюдая в это время пресную диету, избегая острых и кислых продуктов. Когда сок закончится, начинайте употреблять жмыхи, которые к тому времени уже прокиснут. Употреблять во время еды по 1–3 столовые ложки, пока не закончатся. Это особенно укрепляет легочную ткань и сердечно-сосудистую систему.

Очищение от солей с помощью лаврового листа

5 граммов лаврового листа опустить в 300 мл воды и кипятить в течение 5 минут с последующим настаиванием в термосе. Раствор слить и пить его с перерывами маленькими глотками в течение 12 часов (все сразу нельзя — можно спровоцировать кровотечение). Через три дня сделать перерыв на неделю и снова повторить.

Не удивляйтесь, если появится розовое мочеотделение, может быть, каждые полчаса. Дело в том, что соли начинают так интенсивно растворяться, что раздражают мочевой пузырь.

Убедиться в том, что очень энергично происходит растворение солей, можно через неделю-две. Если у вас не поворачивались или болели суставы, наблюдались погодные боли, то вы увидите, что все становится достаточно подвижным и боли уходят.

Очищение от солей с помощью лимонного сока

Очищение лимонным соком сводится к тому, чтобы стимулировать жизненный принцип Желчи и вывести из организма мочевую кислоту.

Для лечебных целей лучше всего подходят тонкокожие плоды, содержащие большое количество сока, нежели плоды толстокожие. При этом надо помнить, что свежий лимонный сок очень быстро окисляется под влиянием воздуха и света. Потому необходимо принять за правило — для каждого отдельного приема выжимать свежий сок. Сами лимоны можно заготовлять заранее, так как для курса лимонного лечения необходимо много плодов.

Для выжимания сока из лимонов лучше всего применять электросоковыжималку.

Лимонный сок на многих действует неприятно (особенно на лиц с выраженной Желчной конституцией) и набивает оскомину, поэтому лучше всего тянуть его через соломинку, что совершенно устраняет неприятные явления.

Практика показала, что правильно принятый лимонный сок (как отдельный прием пищи или до еды) действует на пищеварительный тракт благотворно и не было случая заболевания желудка от лимонного сока.

При лечении лимонный сок нужно пить в чистом виде без сахара, примеси воды и вообще каких бы то ни было сдабривающих вкус средств. Принимать лимонный сок лучше всего за полчаса до еды.

Что касается количества сока, необходимого для лечения, то это всецело зависит от вида болезни и ее запущенности.

Обыкновенно для лечения запущенных и хронических болезней необходимо около 200 лимонов, и ни в коем случае не меньше. Начинают с пяти лимонов и затем с каждым днем количество их увеличивают до 20–25 лимонов в день. Далее несколько дней необходимо держаться на этой дозе и потом постепенно уменьшать ее до первоначального количества, т. е. 5 лимонов, на чем и заканчивается лечение.

В качестве примера приведу образец дозировки лимонного сока при лечении хронических болезней:

1-й день	5 лимонов	1 стакан.
2-й день	10 лимонов	2 стакана.
3-й день	15 лимонов	3 стакана.
4-й день	20 лимонов	4 стакана.
5-й день	25 лимонов	5 стаканов.
6-й день	25 лимонов	5 стаканов.
7-й день	25 лимонов	5 стаканов.
8-й день	25 лимонов	5 стаканов.
9-й день	20 лимонов	4 стакана.
10-й день	15 лимонов	3 стакана.
11-й день	10 лимонов	2 стакана.
12-й день	5 лимонов	1 стакан.

На первый взгляд, такое количество лимонного сока может показаться колоссальным, особенно человеку, не знакомому с действием лимонного сока. На самом деле громадное большинство людей свободно проходит курс лечения и только для немногих он может стать обременительным. В основном для тех, кто имеет перевозбужденный жизненный принцип Желчи.

Нужно заметить, что наибольшее количество лимонов (25), показанное в нашей таблице, предельным далеко не является. Цифру эту можно увеличить, а равно и продолжить курс лечения, если в середине его не будет чувствоваться облегчение.

В случае, если под влиянием обильного введения в желудок лимонной кислоты будут замечены какие-нибудь ненормальности в деятельности кишечника, то следует на время прекратить лечение, чтобы дать пищеварительной системе возможность привыкнуть к лимонному соку. Авторы этой методики утверждают на основании опыта, что желудку не грозит никакая опасность и возможные легкие расстройства его всецело зависят от непривычки к большим дозам кислот. Явление это быстро проходит и беспокоиться не следует.

Описанный способ лечения лимонным соком несколько видоизменяется в зависимости от болезни и ее запущенности. Так, лечение подагры и ревматизма должно быть разделено на два периода: лечение во время приступа болезни, где все направлено на уничтожение ее симптомов, и второй — восстановление нормального состава крови.

Во время обострения болезни, что означает нормальный оздоровительный кризис, следует применять смягчающие кризис меры, а именно: полный покой, обертывание пораженных мест влажной шерстяной или хлопчатобумажной тканью, равномерная температура в помещении. Когда приступ болезни затихнет и пройдет, то можно приступить к лечению лимонным соком. Во время лечения следует вести умеренный двигательный режим, придерживаться правильного питания и избегать всего того, что может отрицательно повлиять на ход болезни. То же можно сказать и о лечении желчно- и почечнокаменной болезней.

При рассасывании желчных и мочевых камней лимонным соком следует пройти курс лечения без малейших отступлений от его предписаний.

Лечение лимонным соком, сочетающееся с правильным питанием (еда два раза в день, состоящая из салатов и цельных каш) и горячими процедурами (влажная парная, горячие ванны), дает замечательные результаты. Уже через несколько дней наблюдается усиленная деятельность почек, моча приобретает темный цвет и дает осадок кирпичного цвета, состоящий из мочекислых солей (с применением прогревающих организм процедур этот процесс ускорится и усилится). В начале лечения количество осадков бывает велико, но к концу уменьшается. Это является неоспоримым доказательством того, что организм под влиянием лимонного сока усиленно окисляет и выводит мочевую кислоту. В конце лечения моча принимает свой естественный янтарный цвет.

ОЧИЩЕНИЕ ЛОБНЫХ И ГАЙМОРОВЫХ ПАЗУХ ОТ СЛИЗИ

Лично я считаю эти пазухи наиболее трудно чистимым местом. Каждая простуда образует поток слизи, выходящий через гайморовы и лобные пазухи. Слизь частично выходит, но под конец болезни остается ее слой, который по принципу студня постепенно превращается в ксерогель — твердую корочку. Таких «корочек» за всю нашу жизнь образуется огромное количество. В итоге эти полости заполняются плотной массой, на которой активно размножаются патогенные микроорганизмы (растительные клетки).

Естественно, это неблагоприятно сказывается: болит голова, теряется зрение, слух, обоняние, слабеет память. Вообще нарушается нормальная деятельность головного мозга, человек делается неуравновешенным психически. Причем порой все это протекает так скрытно, что человек не подозревает, что внутри головы у него находится 1–2 стакана гноя. Свои недомогания он относит к чему угодно, но только не к этому.

С ослизненной головой ни о каких экстрасенсорных способностях не может быть и речи. Это особенно относится к наивным людям, которые, посещая курсы, желают их развить, не заботясь о внутренней чистоте. И в то же время, очистив голову (и весь организм), человек получает все это естественно. Помните: самый совершенный во всей Вселенной прибор — это организм человека. И чем он чище, тем тоньше вибрации, и информацию он может принимать, и вывести с подсознательного на сознательный уровень. В противном случае наш организм способен только реагировать на физическое раздражение.

Итак, для того чтобы очистить гайморовы и лобные полости от спрессованной в них слизи-студня, надо последовательно пройти все этапы очищения.

1. Смягчение — прогреть голову любым способом и не один раз. Лучше всего это позволят сделать местные паровые и водные ванны для головы. Процедура длится 5 минут, а затем необходимо ополоснуть голову прохладной водой. Желательно сделать серию таких прогреваний — 3–5 раз, чередуя их с прохладными ополаскиваниями.

2. После того как студень из твердого состояния переведен в жидкое (даже частично), его надо удалять через решетчатую кость, которая расположена в верхнем носовом ходу и отделяет носовую полость от головного мозга.

Для этого необходимо промывать носоглотку такой жидкостью, которая бы за счет осмоса тянула гной и слизь на себя, а также сама легко проходила через решетчатую кость и растворяла ксерогель. Наилучшей и наиболее доступной является собственная урина в теплом виде. Ее можно заменить морской водой и просто соленым раствором.

Процедура промывания делается так: закрываете одну ноздрю, а другой засасываете жидкость внутрь носовой полости и выплевываете через рот. Затем меняете ноздри.

Вышеуказанные процедуры проводить до полного очищения головы и возвращения нормальных сенсорных ощущений: зрения, слуха и особенно обоняния.

Если вы исключите слизеобразующие продукты: молочное, мучное с маслом — будет еще лучше. Голодание в еще большей мере способствует этому очистительному процессу.

ОЧИЩЕНИЕ ОРГАНИЗМА С ПОМОЩЬЮ СОСАНИЯ РАСТИТЕЛЬНОГО МАСЛА

Оригинальную методику очищения и лечения организма (позаимствованную из древних источников) предложил бактериолог П. Т. Качук. Суть его метода заключается в следующем. У нас три пары слюнных желез: околоушные, подъязычные и подчелюстные. Одна из функций слюнных желез заключается в выделении продуктов обмена веществ из крови. Сама по себе слюна имеет щелочную реакцию. Количество крови, протекающей через слюнные железы при сосании или жевании, увеличивается в 3–4 раза. Происходит своеобразная прогонка всей крови через этот «фильтр» и ее очистка.

Растительное масло является в данной очистке адсорбентом, который связывает все ненужное и вредное для организма.

Способ очистки: растительное масло (лучше подсолнечное или арахисовое) в количестве не более одной столовой ложки сосредоточивают в передней части рта. Масло сосут как конфету. Глотать его нельзя. Процедура сосания выполняется очень легко, свободно, без напряжения, продолжительность — 15–20 минут. Масло вначале делается густым, затем жидким как вода, после чего его следует выплюнуть (жидкость должна быть белой как молоко). Если жидкость желтая, то процесс сосания не доведен до конца. Выплюнутая жидкость инфицированна и должна быть отправлена в санузел.

Эту процедуру нужно делать один раз в сутки, лучше натощак, можно вечером перед сном.

Во время сосания масла организм освобождается от вредных микробов, токсинов, кислотности, усиливается газообмен, нормализуется обмен веществ.

Следует иметь в виду, что при применении данного метода могут быть временные осложнения, особенно у людей со многими заболеваниями, это является результатом расслабления очагов болезни.

ОЧИЩЕНИЕ КАПИЛЛЯРНОГО РУСЛА

Для этой цели рекомендую скипидарные ванны по Залманову. Помимо нормализации капиллярного кровообращения, они хороши при хронических заболеваниях опорно-двигательного аппарата, протекающих с выраженным болевым синдромом. Это не что иное, как сильные Вата-нарушения.

Скипидарные ванны выполняются с двумя видами эмульсии: белой и желтой. Несколько слов о скипидаре и его свойствах. Скипидар получают из сосновой смолы. Он обладает растворяющими, стимулирующими и обеззараживающими свойствами. В лечебных целях его использовали шумеры, древние египтяне, греки, римляне. Ткань, в которую был обернут египетский фараон, пролежавший в гробнице 4000 лет, была пропитана смолой. Как убедились современные исследователи, эта смоляная пропитка не утратила и поныне свойств уничтожать микробы. Вот почему используют горячие процедуры с применением хвои сосен, ведь они содержат скипидар!

Итак, скипидар прекрасно растворяется, легко проникает через кожу и воздействует на нервные окончания. Общее воздействие скипидарных ванн заключается в улучшении капиллярного и лимфатического тока, увеличении жизненной энергии каждой отдельной клетки и всего организма в целом. Ванны с белой скипидарной эмульсией превосходно стимулируют капилляры. Ванны с желтой эмульсией улучшают обмен веществ в организме, помогают растворению отложений солей в суставах, сухожилиях, на стенках сосудов.

Состав белой эмульсии. Растворить 3 г салициловой кислоты в 250 мл кипяченой воды. Высыпать туда мелко наструганное на терке детское мыло (20 г). Все это размешать стеклянной палочкой, нагревая эмалированную кастрюлю на слабом огне. Влить 250 мл живичного скипидара высшего качества и, снова тщательно размешав, влить в бутыль с широким горлом и плотно закрыть.

Схема сеансов. Первый — 25 мл эмульсии вылить в ванну с водой, температура которой 37 °C; второй — соответственно 30 мл и 37,5 °C; третий — 35 мл и 38 °C; четвертый — 35 мл и 38,5 °C; пятый — 40 мл и 39 °C; начиная с шестой ванны температуру воды не повышать, а количество эмульсии каждый раз увеличивать на 5 мл, доведя ее до 75 мл.

Эмульсию выливать в ванну, предварительно взболтав. Время первого сеанса — 12 минут, все последующие — по 15 минут. Ванны принимать дважды в неделю, всего 12 ванн.

Состав желтой эмульсии: 300 мл касторового масла влить в эмалированную кастрюлю емкостью 2–3 литра и поставить в другую с водой, сделав водяную баню. Когда вода в водяной бане закипит, влить в эмалированную кастрюлю 40 граммов натриевой щелочи (едкий натр), растворенной в 500 мл воды. Стеклянной палочкой помешать до образования густой кашицеобразной массы. Затем влить туда же 225 мл олеиновой кислоты и вновь — не менее 30 минут — размешивать до образования жидкой прозрачной массы желтого цвета. Погасить огонь и влить в кастрюлю 750 мл живичного скипидара высшего качества. Разлить эмульсию в бутылки с плотно притертыми пробками.

Схема сеансов выглядит так: первый — 40 мл эмульсии, температура воды в ванне 38 °C; второй — соответственно 45 мл и 38 °C; третий — 50 мл и 38,5 °C; четвертый — 55 мл и 38,5 °C; пятый — 60 мл и 39 °C. Последующие ванны делаются так, как указано для пятого сеанса. Время 1-го и 2-го сеансов — по 12 минут, 3, 4, 5-го — по 15. Всего надо сделать 12 ванн. Сеансы проводятся через день.

Если у вас очень чувствительная кожа, то перед приемом ванны половые органы и область ануса смазывают вазелином. Не следует погружать в воду область сердца, т. к. эти процедуры действуют на сердце возбуждающе. При усталости перед приемом ванны необходимо полчаса отдохнуть. Погружаться в воду надо медленно.

Критерием эффективности этих процедур будет возникновение к их концу или после них ощущения покалывания кожи, сменяющееся жжением. Длительность реакции не должна быть более 30–45 минут; если реакция длится дольше, при приеме следующей ванны не следует увеличивать количество эмульсии.

Можно делать ножные скипидарные ванны с 10 мл эмульсии, а также комбинировать, сочетая и желтые, и белые ванны. Это позволит лучше воздействовать на сосуды и весь организм в целом.

КАЛЕНДАРЬ ЧИСТОК

В самом начале оздоровления наша задача — очистить организм как можно скорее. Обычно на это уходит 1–2 года. Затем многие забрасывают очистительные процедуры или применяют их беспорядочно, наносят вред своему организму. В первом случае организм постепенно опять загрязняется; во втором, без знаний сезонных особенностей и их влияния на наш организм, от очищения мало проку.

Специалист по Аюрведе доктор Дипак Чопра* утверждает, что загрязнения проникают глубоко в наше тело и зачастую являются причиной физического и душевного нездоровья.

Согласно Аюрведе, надо выполнять особые процедуры — «Панчакарма» («Пять действий»), которые очищают клетки тела от токсинов, используя для этого природные каналы: потовые железы, кровеносное русло, почки и кишечник.

«Панчакарма» традиционно рассматривалась как система периодически повторяемых профилактических мероприятий, необходимых для обеспечения нормальной жизнедеятельности организма на несколько ближайших месяцев или на год вперед, в зависимости от степени «чистоты», которой хотели дос-

---

* Дипак Чопра — президент Американской Ассоциации аюрведической медицины. Данная выдержка взята из его статьи «Исцели себя сам»//Наука и религия, № 3, 1990.

тичь. Хорошее самочувствие не будет до тех пор, пока организм не очистится от вредных наслоений.

Древние тексты Аюрведы гласят, что каждый, кто не безразличен к своему здоровью, должен время от времени проходить полный курс «Панчакармы»*. Лучше всего делать это три раза в год — в самом начале весны, осени и зимы. Период очищения длится 1–2 недели.

Если внимательно присмотреться к годовому циклу, то в нем можно выделить три периода.

Первый период (Кафа) — пробуждение жизненной активности. По тибетскому календарю это последний месяц «Конца зимы», два месяца «Весны» и первый месяц «Сезона роста растений»**.

Второй период (Питта) — стабилизация жизненных процессов на земле. Растения выросли и созрели. Это последний месяц «Сезона роста растений», два месяца «Лета» и первый месяц «Осени».

Третий период (Вата) — жизненные проявления подходят к концу и разрушаются. То есть растения усыхают и прекращают свою жизнедеятельность. Это последний месяц «Осени», два месяца «Начала зимы» и первый месяц «Конца зимы».

В период Кафа, таким образом, преобладают процессы усвоения веществ (ассимиляция).

В период Питта стабилизируется усвоение и распад веществ живыми организмами (уравновешенный метаболизм).

В период Вата преобладает распад веществ над их усвоением (диссимиляция).

И еще одна характеристика этих периодов: Кафа — холодный и влажный, Питта — теплый и влажный, Вата — холодный и сухой.

На диаграмме указаны (для средней полосы России) три точки перехода периодов Дош из одного в другой. Две из них совпадают как с аюрведической, так и с тибетской трактовкой —

---

* Ступени «Панчкарамы» — лечение маслом: масляный массаж, лечебное потение, клизмы; очищение дыхательных путей.

** Каждый период состоит из 4-х месяцев, а сезоны года по тибетскому календарю имеют по два месяца, в отличие от наших четырех.

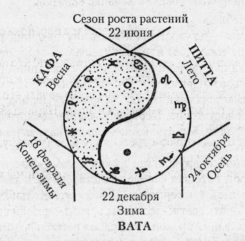

На данной диаграмме указаны тибетские сезоны года: периоды Кафа, Питта, Вата; а также даты, с которых желательно начинать очищение тела. Данная диаграмма с небольшими поправками годится для средней полосы России

весна и осень. Я лично больше придерживаюсь тибетской (она нам ближе, чем индусская), поэтому указал третью точку — лето.

Нам надо выбрать недельку и в каждый из указанных периодов чистить организм.

Весной (начало марта) для удаления накопившейся слизи за холодный период Вата-Кафа мы применим следующие Панчакармы:

1. Лечебное потение — сауна, парная.
2. Очищение от слизи с помощью смеси хрена с лимоном или «Витаона».
3. Шанк Пракшалана или детоксикация по Уокеру.
4. После того как вы капитально очистили печень, один раз в три года повторяйте ее чистку.

Летом (середина июня) для удаления накопившихся продуктов метаболизма за период интенсивного усвоения веществ Кафа применяем несколько другие «Панчакармы».

1. Лечение маслом:

а) «сосание масла»;

б) «Шихана» — по утрам принимать внутрь очищенное сливочное (лучше топленое) или растительное масло, несколько дней подряд, для смягчения жизненных субстанций и торможения процессов пищеварения. Считается, что при этом из тела на время изымается стихия огня, которого в «Период роста растений» и так достаточно. Перевозбуждение же «огня» может вызвать лихорадку. Многие из нас перегревались на пляже и знают, что это такое.

2. Клизма по Уокеру или йоговская клизма «Басти». Ее делают так: утром натощак (после туалета) нагреть два стакана воды до терпимой температуры. В воду желательно капнуть глицерин, добавить светло-розовый раствор марганцево-кислого калия и — в задний проход. Подержать несколько минут, чтобы размягчились каловые камни, и выпустить.

На следующий день ввести 4 стакана воды. Через день — 6 стаканов, через два дня — 8.

До и после промывания надо массировать брюшную полость. После процедуры «Басти» отдохните и не переедайте.

3. Масляный массаж «Абъянга». Подсолнечным маслом массируют все тело в такой последовательности: голова, уши, лицо, задняя часть шеи, передняя, плечи, руки (суставы круговыми движениями, на костях — продольно-поперечными), грудная клетка (легонько в области сердца), брюшина — по часовой стрелке, верх, затем низ спины, позвоночник, а затем ноги (как и руки). Особенно энергично следует растирать подошву, где находятся особые зоны, связанные со всем организмом.

Летом процедуры лучше всего начать с недельного массажа Абъянга и сосания масла, а закончить серией клизм по любому вышеуказанному методу.

Осень (конец октября) — для удаления желчи, накапливающейся за период зноя — Питты.

1. Лечебное потение — сауна, парная.

2. Шанк Пракшалана, детоксикация или Варисара.

Варисара делается так. Взять 2 литра воды комнатной температуры, добавить 4 грамма соли и 10–15 граммов лимонного сока и медленно выпить. Если не делать помогающих движению раствора упражнений, то жидкость, прочистив кишечник, выйдет через час-другой. Но процесс можно многократно ускорить, если сделать последовательно такие упражнения: Випарита Карани (полуберезка) — 5 минут, потом Мюарасана (павлин) — 3–4 раза и, наконец, Наули (круговые движения животом) — 1–2 минуты.

Процедуру проделывают утром натощак.

Вот и все, что касается чисток организма как на начальном этапе, так и в последующем.

Очищение организма — дело нужное и важное. На это указывают как опыт древних целителей, так и современные медицинские разработки.

УРИНОТЕРАПИЯ

Урина (*лат.* моча) — это жидкость, выделяющаяся из организма человека через мочевые пути. Уринотерапия — лечение с помощью мочи.

Компоненты урины и их свойства

Рассмотрим воздействие урины на организм человека.

1. Главным компонентом урины является вода. Вода в организме человека и свежевыпущенная урина находятся в особом жидкокристаллическом состоянии. Природная вода не имеет этой жидкокристаллической структуры, ее молекулы расположены беспорядочно. Считается, что наш организм затрачивает на структуризацию одного литра воды 25 килокалорий собственной энергии. Таким образом, если мы принимаем урину внутрь, то тем самым экономим собственную энергию, ранее тратившуюся на придание структуры. При регулярном приеме урины в течение нескольких лет подобная экономия может существенно сказаться на увеличении общей продолжительности жизни человека.

Вода, прошедшая через организм человека, хранит полную информацию о нем. Это происходит в результате взаимодействия жизненной силы человека с жидкостью. В результате этого взаимодействия жидкокристаллическая структура преобразуется.

Любая болезнь — это своего рода информационно-энергетическое образование, которое записывается на жидкости организма. Если такую «записанную» жидкость ввести внутрь человеческого организма, то информационно-энергетическая основа «записанной» болезни сама найдет очаг, ее породивший, и за счет эффекта наложения (интерференции) подавит его. Именно этот эффект лежит в основе гомеопатического принципа лечения: «подобное излечивается подобным». В этом отношении собственная урина — незаменимая жидкость, естественно заряженная всеми энергиями и всей информацией об организме, способная «убирать» разнообразные очаги патологии и этим очищать организм от болезней, которые уже проявились или еще зреют.

Многочисленные осложнения, возникающие у человека, лечащего одно заболевание,— следствие уничтожения «семян» будущих болезней. Поэтому не пугайтесь обострения, оно пройдет за 2–3 дня, максимум — за неделю, в зависимости от особенности зреющей болезни.

2. Свежевыпущенная урина имеет кислую реакцию. А кислая среда сама по себе является сильнейшим оздоровительным фактором.

В природе существуют два вида клеток — растительные и животные. Растительные клетки могут существовать в щелочной среде, животные клетки существуют в кислой среде. Получается, что заболеть можно от того, если нормальная закисленная внутренняя среда сдвигается в щелочную — гнилостную. В свою очередь, гнилостная среда благоприятна для размножения растительных клеток, которые при своей жизнедеятельности еще более усиливают гнилостные процессы. Таким образом получается, что в основе подавляющего большинства болезней человека лежит один и тот же процесс — ощелачивание с последующим загниванием. Поэтому, чтобы избежать любых гнилостных процессов в организме, его надо надежно закислять веществами, содержащими безопасные кислоты. Лучше всего это можно сделать с помощью собственной урины. Ведь это жидкость, произведенная самим организмом из собственной крови! В результате такого закисления мы лишаем любой патологический процесс его первоосновы — ощелачивания, загнивания и добиваемся быстрого и прочного исцеления.

Наибольшая кислотность урины утром, а наименьшая — после приема пищи. Поэтому утренняя моча наиболее полезна.

3. В урине растворено множество солей, поэтому она электропроводна. Если каким-то образом увеличить концентрацию

солей, например, часть воды в урине выпарить, то ее электропроводящие свойства значительно возрастут. Если такой уриной смазать тело, то тем самым мы добьемся значительного увеличения притока энергии в виде свободных электронов через кожные покровы. В результате этого в организме значительно активизируются все ферментационные процессы. Ведь человек здоров настолько, насколько активны его ферменты. Как правило, у больного или у пожилого человека эти процессы замедленны. Массаж с уриной, особенно с упаренной, позволяет буквально «накачать» организм человека энергией, активизировать ферментационные процессы, что в итоге приводит к общему оздоровлению.

4. Поверхностное натяжение урины составляет 85–95% поверхностного натяжения воды. Малое поверхностное натяжение увеличивает поверхностную активность жидкости, что выражается в том, что в поверхностном слое, на границе разделения сред (жидкость — воздух, жидкость — масло и т. д.), образуется слой, обладающий повышенной энергетикой, в котором более активно протекают химические реакции. Таким образом, за счет малого поверхностного натяжения урина гораздо лучше способна растворять вещества, чем вода, а за счет повышенной поверхностной активности она может окислять и разрушать вещества химическим путем. Например, воскоподобные камушки в печени и желчном пузыре, почечные камни и камни мочевого пузыря за счет окисляющего воздействия урины могут рассасываться.

5. Ввиду того что удельный вес крови составляет 1,052–1,061 единицы, а урины — 1,016–1,024 единицы, она менее вязкая, чем кровь. Отсюда вытекает еще одно свойство урины: при приеме внутрь или при использовании ее наружно в виде компрессов она делает более текучими сгустившиеся жидкости (кровь, желчь), разжижает тромбы и различные скопления слизи в самых разнообразных местах организма.

Виды урины и их особенности

Важная особенность в применении урины заключается в том, что существуют всевозможные разновидности урины и каждая обладает, помимо общих, свойствами, присущими только ей, а следовательно, и соответствующим влиянием на организм.

1. Первая часть струи урины, средняя и последняя. Существует определенный вид энергии, который постоянно «подпитывает» программу развития человеческого организма и поддерживает ее в стабильном состоянии. А. И. Вейник назвал ее «энергией времени» (хрональной энергией). В сущности, это индивидуальный потенциал жизненной силы человека. У каждого человека ее строго определенное количество. И с утратой жизненной силы человека наступает старость.

В мочевом пузыре жизненная энергия, отражаясь от его стенок, концентрируется в центре. Поэтому центральная часть урины, находящейся в мочевом пузыре, наиболее насыщена жизненной энергией, которая отвечает за здоровье и продолжительность жизни человека. Теряя эту энергию, мы тем самым теряем жизнь; если же мы будем возвращать эту энергию (в виде питья урины или массажа), то тем самым продлим себе жизнь. Прием средней части урины древние называли «техникой, приносящей успех».

Первая и последняя части струи жизненной энергии содержат мало. Более того, могут содержать вредные энергии, которые вытеснены из центра наружу.

2. Четное и нечетное количество глотков урины. Урину надо пить залпом или пить нечетное количество глотков. Это необходимо для того, чтобы соблюдать интерференцию (волновой эффект). Суть интерференции заключается в том, что две равные волны, накладываясь друг на друга, могут себя нейтрализовать либо взаимоусилить. В первом случае эффект от употребления урины будет нулевым, а во втором — усиленным. Если человек пьет урину и прерывается, то последующие глотки за счет интерференции могут взаимоподавить друг друга; если пьет залпом — никакого подавления не будет.

Эффект интерференции и рекомендацию соблюдать нечетное количество глотков используют врачи-новаторы Сарчук, Зубова при заряжении воды (в особом аппарате облучают воду определенными излучениями).

3. Утренняя, дневная, вечерняя и ночная урина. В зависимости от времени суток струя урины имеет различные качества.

А. С 3 до 15 часов в нашем организме преобладает кислая фаза, а с 15 до 3 (время местное) — щелочная. Если использовать первую мочу, то она лучше способствует заживлению ран, рассасыванию опухолей, нормализует сдвинутую в гнилостную сторону внутреннюю среду организма. Поэтому при вышеуказанных расстройствах лучше использовать этот вид урины.

Б. Утренняя моча наиболее полезна тем, что она насыщена гормонами. За два часа до пробуждения активизируются гипоталамус, далее гипофиз, а затем все остальные железы. Например, пик секреции надпочечниками глюкокортикоидов, активность щитовидной и поджелудочной желез приходятся на ранние утренние часы. Вот почему утренняя моча наиболее полезна. Никогда не упускайте случая употребить этот «гормональный коктейль». Особенно хороша эта урина для использования при женских заболеваниях (питье, тампоны), она обезболивает и лучше заживляет поврежденные слизистые оболочки половых органов.

Противопоказана утренняя урина при некоторых видах онкологии, вызванных избыточной выработкой гормонов.

В. Во второй половине дня и вечером моча насыщена пищевыми веществами, продуктами дневного метаболизма. Ее можно использовать как пищевой продукт. А вот ночью идет моча болезни: ее необходимо использовать рано утром (нечетное количество глотков) для собственного исцеления.

Г. Активность почек меняется в течение суток по-разному. Так, в утренние и дневные часы почки выделяют воду, электролиты, продукты азотистого обмена; ночью — титруемые кислоты, аммиак, водородные ионы. Этот факт еще раз указывает, что для закисления организма больше подходит ночная урина, которая, в основном, сбрасывается сразу после сна. Ночная урина, сбрасываемая сразу же после пробуждения, самая полезная во всех отношениях. Поэтому используйте ее во всех случаях: при болезни, как общеукрепляющее средство и т. п.

Д. Ввиду того что в нашем организме происходит последовательное чередование активности органов, это отражается на количественном и качественном содержании веществ в урине. Например, если активна печень (с 23 до 1 часа), то в это время в урине будет больше веществ, вырабатываемых печенью, ее метаболитов; если поджелудочная железа (с 9 до 11 часов), то ее продуктов и метаболитов. Поэтому для нормализации функции какого-либо органа важно знать время его функционирования, собрать урину в это время, активировать ее (например, подержав в темном и холодном месте или довести до кипения и резко остудить) и употреблять тогда, когда работает этот орган. Например, у вас болит желудок. Время его активности с 7 до 9 часов. Собирают мочу, которая выделялась в это время, помещают ее в холодильник при температуре 2–4 °С на 3–4 дня, а затем употребляют (подогретой до парного молока) с целью лечебного воздействия на желудок с 7 до 9 часов. Так можно поступать с любым другим органом, добиваясь исцеления.

4. **Свежевыпущенная, остывшая, старая, очень старая, упаренная, замороженная, охлажденная, насыщенная различными веществами и активированная урина.** В только что выпущенной из организма урине начинают происходить специфические процессы, которые со временем сильно меняют ее свойства.

Свежевыпущенную урину используют сразу же после выхода из организма. Она бывает двух видов: от здорового человека и больного. Здоровому человеку ее рекомендуется употреблять в целях профилактики заболеваний, поддержки гормонального баланса на стабильном уровне и в целях экономии энергетических и материальных ресурсов организма. Больному — как универсальное лекарство.

Остывшая урина. При остывании урина утрачивает ряд свойств, что приводит к потере жизненной энергии, теплоты, жидкокристаллической структуры и т. д. В результате этого она теряет ряд полезных свойств.

Остывшей считается урина, постоявшая чуть больше часа после ее выхода из организма. В ней постепенно рассеивается жизненная сила. В первую очередь, теряются свечение (флюоресценция), внутренняя структура. И если ее использовать (пить, применять для массажа и т. д.), то она первым делом будет «тянуть» на себя энергию организма с целью первоначального восстановления свечения и структуры.

Остывшую урину можно и нужно накапливать для упаривания.

Очень старая урина. Появление аммиачного запаха в урине — признак разложения в ней белковых веществ и изменение кислой pH на щелочную. Если к такой урине применить положение профессора В. П. Филатова о биогенных стимуляторах, то мы имеем дело с целебной жидкостью. Но я не рекомендую ее использовать для питья, ибо может быть ожог слизистой оболочки пищевода, желудка.

Очень старую урину можно применять наружно в качестве укрепляющего и стимулирующего организм средства, за счет изменения ее pH со слабокислой на щелочную, для растворения разнообразных отложений кислого происхождения. Едкий аммиачный запах способствует раскрытию пор кожи и лучшему проникновению урины в организм человека. Дополнительно, как показали результаты исследований ученых, аммиачный запах может стимулировать работоспособность человека. Если вспомнить рекомендации древних целителей, то подобную урину (с аммиачным запахом) хорошо использовать для детоксикации — вывода токсинов из организма, уничтожения глистов, для очищения сосудов, удаления закупорки, отторжения гниющей ткани, а сам запах аммиака (нашатыря) служит вытесняющим токсины средством. В итоге происходит очищение организма.

Несколько методик применения очень старой урины

• *Для очищения толстого кишечника от грязи и паразитов.* Применять клизмы с одним литром старой урины, от которой идет *небольшой* аммиачный запах. «Выдержка» не более 2–3 дней при температуре 20 °C. Урина с сильным запахом не подходит — она может вызвать щелочной ожог слизистой толстого кишечника.

• *Для очищения сосудов и удаления закупорок.* Накладывать компрессы из подобной мочи; ее же можно использовать для очищения ран и поверхностей тела путем накладывания на пораженные места компрессов. Сначала применять урину с небольшим запахом, а по мере привыкания — со все усиливающимся запахом.

• *Для растворения отложения солей* также накладывают компрессы. Чем длительнее отложения солей, тем с большим запахом используют урину. Чтобы не было ожога, кожу предварительно слегка смазывают оливковым или подсолнечным маслом.

Мочегон — упаренная до одной четвертой первоначального объема урина. Получают мочегон следующим образом: в эмалированную, стеклянную, но не металлическую посуду помещают 400 мл любой урины (свежей, старой, детской, смешанной и т. д.), ставят ее на огонь и кипятят до тех пор, пока не останется 100 мл. Это и будет мочегон (упаренная до одной четвертой урина). Можете брать 1 литр, 2 литра и т. д., но при упаривании должна остаться одна четвертая часть первоначального объема. Замечу, что лучший по качеству мочегон получается из урины, собранной в течение суток, еще лучший — если это урина ребенка до 5 лет.

Мочегон за счет осмоса насасывает и удерживает в себе шлаки, воду, слизь, паразитов, но при этом ничего не раздражает, а наоборот, помогает восстановиться. Разгружается вся выделительная система. Эффект от приема мочегона как внутрь, так и наружно поражает.

Мочегон меняет свои вкусовые качества и цвет. У обычного человека он очень горького вкуса. А горький вкус обладает особыми, «отрывающими», свойствами, выражающимися в том, что при контакте мочегона, например, с полипами толстого кишечника, желудка, опухолями и т. д., клетки этих паразитарных перерождений отмирают и отторгаются, паразиты выходят. У многих после первых процедур клизмения с мочегоном выходят глисты, полипы и пр., которых не затрагивают клизмы по Уокеру, с чистотелом и другими ингредиентами.

Мочегон можно и пить, но при этом надо тщательно контролировать питание. Если человек сознательно изменит его и будет потреблять каши, фрукты (сухофрукты зимой), овощи (тушеные зимой), мед, травяной чай, орехи, бобовые, то у него образуется урина, содержащая мало солей. При упаривании такая урина не обладает выраженным горьким вкусом и содержит мало солей. Вкус мочегона слегка напоминает жженый, цвет медовый, а запах становится свежим, приятным, бальзамическим (как ладан). Он стимулирует работу сердца, а за счет золотистого цвета воздействует на «темную» патологическую энергию, изгоняя ее из организма. Мочегон поражает своими целебными свойствами.

Замороженная урина. Замораживание мочи производят в морозильной камере холодильника. Ставят в нее кастрюльку с накопленной за день мочой и замораживают до тех пор, пока в ней не останется ½, ⅓ или ¼ часть жидкой, а остальное превратится в лед. Чтобы в холодильной камере не было запаха, кастрюльку можно накрыть целлофановым пакетом и плотно завязать.

В результате замораживания у вас получится лед. Достаточной концентрация мочи будет, если замерзнет от ½ до ¾ жидкости. Лед выбрасывают, а оставшаяся часть, насыщенная минералами, органическими веществами, особыми кристаллами, и будет концентрированной путем замерзания мочой. Хранить ее можно в холодильнике очень долгое время. При нулевой температуре ее можно хранить неограниченно долго.

Принимать замороженную мочу можно по-разному. Для снятия температуры, успокоения жара она подойдет охлажденной в виде компрессов и приема внутрь. Во всех остальных случаях ее можно подогреть и принимать. Подогревать свыше 40–50 градусов не рекомендуется — природные вещества начнут разрушаться.

С помощью замораживания мочи детей (от рождения до 10 лет), беременных женщин (до 3–5 месяцев беременности и даже выше) и просто здоровых молодых людей можно делать «целебные гормональные коктейли». Чем младше ребенок, меньше срок беременности, тем сильнее будет выражен омолаживающий эффект на организм пожилого человека.

Охлажденная урина. Если свежевыпущенную урину выдержать в холодном (–3,–4 °C) и темном месте, то в ней под влиянием неблагоприятных условий также образуются биологически активные вещества. Таким образом, это третий вариант получения из урины биологически активных веществ, но самый лучший — это упаривание.

Насыщенная различными веществами урина. Добавление в урину различных трав и их смесей позволяет дополнительно повышать микроэлементный состав мочегона, что подходит для насыщения организма микроэлементами. Например, при упаривании в урину положите две чайные ложки сухой морской капусты. Такую урину используйте в виде компрессов для минеральной «подкормки» организма. Ее можно добавлять в воду при приеме ванн для общего омоложения организма.

Смешивая урину с медом, сахаром, мы меняем ее вкусовые характеристики, и несведущий человек, употребляя такую урину, думает, что пьет «оригинальный», приятный на вкус отвар из трав. Мочегонный «отвар» можно использовать для стимулирования физической и умственной работоспособности, а также для привыкания к урине на первых этапах, для лечения детей и т. д.

Активированная урина. Пропуская урину через магнитотрон, мы тем самым подзаряжаем ее. В результате чего она становится более активной. Если урину довести до кипения (любую), то она перестраивает свою внутреннюю структуру, чтобы пропускать через себя большой поток тепловой энергии. Чтобы эту структуру зафиксировать, а затем использовать ее повышенную энергетику для укрепления организма, надо урину, после доведения ее до кипящего состояния, резко охладить (например, в проточной воде). В результате такого охлаждения приобретенная ранее суперструктура «вмораживается», и вы можете ее использовать. Применять ее необходимо сразу после охлаждения (до температуры парного молока), иначе структура быстро распадется. Целебность активированной урины в несколько раз сильнее, и ее, в отличие от омагниченной, можно применять постоянно.

Омагниченную урину лучше использовать для наружного применения, для ванн, с целью повышения общей энергетики тела. Это особенно хорошо подходит для случаев с обездвиживанием, обезвоживанием — она производит выравнивание общего заряда организма.

Резко охлажденную свежую урину используют для постоянного приема при различного рода болезнях и расстройствах внутрь в виде питья и наружно — в виде компрессов.

Возможно сочетание, что еще более увеличит воздействие такой урины на организм. Например, упарили урину до одной четвертой части первоначального объема, резко охладили и сразу же пропустили через магнитотрон, смочили хлопчатобумажную ткань и сделали компресс. Можете такую урину налить в термос, который держит суперструктуру более длительное время, и использовать в виде компрессов по мере необходимости.

5. Первородная, детская, мужская и женская, беременных женщин, людей зрелого возраста, старческая урина.

Первородная урина. Реакция урины детей первых дней жизни — резкокислая. Большая часть азота, выводимого с уриной, выделяется в виде мочевины.

Помимо этого, моча новорожденных насыщена информацией быстро разворачивающихся жизненных процессов. Эти особенности мочи новорожденных хорошо использовать для подавления гнилостных и бродильных процессов, когда внутренняя среда организма сдвинута в щелочную сторону и он заживо гниет. Старческий запах — внешнее выражение этого гниения. Людям с таким запахом от тела рекомендуется ее пить; с дисбактериозом толстого кишечника и при прочих нарушениях — ставить клизму.

Урина новорожденных помогает при гниющих, долго не заживающих ранах, гангрене и других подобных заболеваниях. Благодаря тому, что она содержит много мочевины, ее можно использовать как естественное мочегонное средство для удаления излишка жидкости из организма, для снижения давления цереброспинальной жидкости, внутричерепного и внутриглазного давления, для оздоровления почек (особенно при наличии в них различных инфекций); для усиления пищеварительных процессов, подавления различного рода инфекционных заболеваний; растворения тромбов в крови, понижения ее свертываемости, а также применять в онкологии (питье внутрь, компрессы наружно).

Детская урина. Основное ее достоинство (от 1 месяца до 12–13 лет) — насыщенность иммунными телами и программой развития.

Человеку, желающему избавиться от инфекционных, вирусных и опухолевых заболеваний, наряду с приемом детской урины для поднятия иммунитета необходимо очистить собственный организм на клеточном уровне, используя голод на урине, владеть своими чувствами, умом, правильно питаться и вести активный образ жизни. В качестве дополнительного средства для повышения иммунитета можно использовать свежую детскую урину для компрессов, растираний.

Мужская и женская урина имеет свои отличительные особенности, которые, в первую очередь, зависят от гормонального набора, а также «намагниченности» ее мужским или женским началом. Поэтому и рекомендуется в качестве «уринового донора» использовать человека одного с вами пола. В редких исключениях и на короткое время можно использовать и урину человека противоположного пола. Детская урина (от 1 года до 10 лет) ввиду малого содержания в ней гормонов, ответственных за половое различие, может быть использована лицами противоположного пола, но не более 1–3 месяцев. Чем младше ребенок — тем длительнее прием урины, чем он старше — тем короче.

Урина беременных женщин особенно полезна и своеобразна. На составе урины, ее свойствах отражаются работа материнского организма, функционирование матки как детородного органа, плаценты и организма ребенка. Такого уникального подбора веществ и «записанных» функций больше нигде нет.

Урина людей зрелого возраста, особенно с 18 до 30 лет, сбалансирована по энергетике и гормональному составу. Ее желательно использовать для корректировки функций организма человеку в возрасте от 40 лет и старше. Для лечения заболеваний применять необходимо только свою урину (вспомните лечение нозодами). Если вы решили использовать уринового донора для стимуляции собственного организма, то подбирайте молодого, здорового, однополого человека одинаковой с вами конституции. Познакомьтесь с его образом жизни, привычками, питанием. Почувствуйте его расположение к вам. Введите его в курс дела.

Старческая урина (ввиду того что человек в этом возрасте живет как *бесполое существо*, с пониженным иммунитетом, разбалансировкой гормональных функций и т. д.) — это наиболее неподходящая урина, которую можно использовать только самому для лечения разнообразных болезней и расстройств. Другие люди ее могут применять лишь тогда, когда нужно срочно запустить мочеотделение и т. п.

ПРАКТИКА УРИНОТЕРАПИИ

Путь урины по организму человека при введении ее через рот

Поступая в ротовую полость, урина обеззараживает (для этого она должна иметь кислую реакцию) ее, подавляет гнилостные процессы, лечит миндалины. Если ею долго полоскать рот и горло (около 5 минут), то она укрепляет слизистую оболочку рта, предотвращает кариес зубов и дезинфицирует миндалины. Если полоскать минут 30, то урина будет укреплять эмаль зубов за счет перехода микроэлементов из урины в зубы. Лучше всего подобную процедуру делать вечером перед сном.

Многие люди, серьезно занимающиеся уринотерапией, используют урину вместо зубной пасты. Она не раздражает слизистую оболочку рта, укрепляет зубы и дезинфицирует ротовую полость (зубная паста или порошок сушат, раздражают).

Полоскание уриной рта вызывает оздоровление корней зубов. За счет эффекта «отсасывания» из корней зубов выходят гной и прочая инфекция, поступают минеральные вещества — подпитка для корней, что в конечном счете приводит к укреплению зубов.

По пищеводу урина поступает в желудок, при этом она очищает и укрепляет слизистую оболочку пищевода. В желудке урина долго не задерживается. За счет растворяющих и отсасывающих свойств она очищает желудок от патологической слизи, этому же способствует и горький вкус, содержащийся в ней. За счет осмоса она насасывает жидкость и тем самым промывает секреторные клетки желудка, в результате чего они лучше функционируют. Ввиду того что в ней содержатся ферменты, гормоны, противовоспалительные вещества, она способствует лечению, укреплению слизистой оболочки. Кислые свойства урины подавляют язвенные процессы в желудке, ибо язва желудка — это деструктивный (распадочный) процесс, вызванный гниением. Прием урины радикально решает все эти вопросы, чем и объясняется хороший эффект при лечении язвенной болезни желудка и 12-перстной кишки. Урина должна быть малосоленой, поэтому исключите на период лечения поваренную соль, побольше ешьте овощей, свежевыжатых соков и каш.

Из желудка частично разбавленная урина поступает в двенадцатиперстную кишку и далее в тонкий кишечник. За счет силы осмоса она продолжает насасывать воду в полость кишечника, тем самым очищая стенки двенадцатиперстной кишки. Это проявляется в улучшении аппетита, нормализации веса тела. Урина способствует нормализации микрофлоры, а это, в свою очередь, избавляет от упорнейших дисбактериозов и болезней, связанных с ними.

Дальше тонкого кишечника урина не идет, за исключением тех случаев, когда она употребляется в больших количествах. Тогда она проходит через весь желудочно-кишечный тракт, вызывая послабление (как солевое слабительное) и очищение. Но и это может наблюдаться только в первые 1–3 недели, в дальнейшем урина всасывается и эффект послабления становится менее выраженным или полностью исчезает. Стул становится естественным.

В тонком кишечнике происходит настолько сильное разбавление урины водой, что она сравнивается по своему осмотическому давлению с межтканевой жидкостью и начинает всасываться. При этом следует знать, что вредные для организма вещества и лекарства задерживаются кишечной стенкой (ведь тонкий кишечник выполняет и выделительную функцию) и выбрасываются через анус наружу. Этим объясняется эффект очищения урины при ее повторном введении, из мутной она превращается в прозрачную жидкость, которая повторно выбрасывается из организма уже не как насыщенная вредными веществами, а просто как лишняя вода. Вредные вещества выводятся через кишечник.

Всасываясь через стенку тонкого кишечника, она попадает в кровь. И здесь начинают проявляться положительные и лечебные свойства веществ, всосавшихся с ней. Отметим, что урина, принятая ранним утром натощак, всасывается малоизмененной; принятая в течение дня, она под воздействием пищеварительных ферментов подвергается изменениям.

Попав в кровь, урина разжижает ее, делает более текучей, а так как вся кровь от желудочно-кишечного тракта поступает в печень, то первое благоприятное воздействие оказывается именно на нее. Печень очищается, нормализуются ее функции, желчь делается менее вязкой. Разжижение желчи способствует тому, что плотные конгломераты, сгустки, образовавшиеся в ней, постепенно растворяются и рассасываются. Если в желчном пузыре есть камни, то они подвергаются воздействию собственными нозодами и также постепенно разрушаются и растворяются. Это одна из причин успешного лечения желтухи и желчнокаменной болезни собственной уриной.

Пройдя печень, составные части урины разносятся кровью по всему организму, оказывая на него следующее положительное воздействие: интерференционный эффект на болезнетворные очаги; гормональную регуляцию за счет обратной связи с железами внутренней секреции; наличие растворяющих факторов (фермент урокиназа и др.) способствует растворению тромбов в крови, атеросклеротических бляшек на стенках сосудов; мочевина как естественное мочегонное удаляет воду, вызвавшую отеки; являясь противораковым фактором, она вовремя подавляет микроочаги опухолей и способствует их профилактике; стимулируется деятельность сердца, почек, оказывается самое различное воздействие на организм для поддержания его в здоровом состоянии.

Пройдя таким образом через все ткани нашего организма, оставив ненужное в полости кишечника, промыв, очистив, простимулировав, урина в виде чистейшей лишней жидкости образуется в почках, очищая и оздоравливая почечную ткань. Затем в виде структурированной воды, насыщенной информацией о нашем организме, урина выбрасывается.

Если в организме человека есть воспаление, вызванное болезнью какого-либо органа, ткани, то закисляющими свойствами урина подавляет его, а наличием белковых тел способствует восстановлению разрушенного. Именно на этот эффект указывал Армстронг, говоря, что ни одно лечение не способствует восстановлению разрушенных органов, кроме уринотерапии.

Если вы будете пить урину детей, то к вышесказанному добавьте иммунный и омолаживающий эффекты.

Путь урины по организму человека при введении ее посредством клизмы

Если при использовании урины через рот мы в основном воздействуем на верхние отделы желудочно-кишечного тракта, то применение клизм позволяет влиять на толстый кишечник, не затрагивая тонкий. Питье и клизмы дают возможность полностью воздействовать на весь желудочно-кишечный тракт.

Урина, а также ее различные виды (упаренная до ½–¼ первоначального объема, детская, активированная холодом, насыщенная микроэлементами и т. д.) — самое лучшее средство для клизм. Во-первых, она отвечает главному критерию — безопасности, исключена возможность передозировки. Во-вторых, она дезинфицирует полость толстой кишки, не вызывая раздражающего эффекта на стенки. В-третьих, естественно нормализуется рН среда, подавляется патогенная микрофлора толстого кишечника, не задевая нормальную. В-четвертых, за счет осмоса она насасывает в полость кишки воду, очищая стенки толстого кишечника. В-пятых, своими противовоспалительными свойствами урина прекрасно восстанавливает слизистую оболочку, разрушенную колитом и т. д. В-шестых, изгоняет радикально, но мягко всех паразитов, обитающих в толстой кишке. В-седьмых, разгрузив толстую кишку, нормализовав ее деятельность, вы поднимаете собственную энергетику, иммунную защиту, улучшаете качество жизни.

Путь урины по организму человека при введении ее через нос

Промывание носоглотки путем втягивания урины носом и выплевывания через рот является очень сильным оздоравливающим лечебным средством. Носовая полость обильно снабжена нервными окончаниями, которые обеспечивают рефлекторную связь слизистой оболочки со всеми органами тела. Раздражение различных участков слизистой оболочки носа оказывает влияние как на функции отдельных органов и систем, так и на весь организм.

Как промывать носоглотку (совет читателя). «Сейчас я промываю носоглотку уриной (очень хорошо при насморке). Хочу поделиться советом, как промывать носоглотку маленьким детям. Берем детскую грушу (клизмочку), наклоняем ребенка над ванной (лучше это делать вдвоем) и набираем в грушу урину. Промываем сначала одну ноздрю, а чтобы содержимое из носа ребенок не проглотил, сразу прижимаем язык и полощем грушей горло. Вся слизь выходит наружу (то же самое — с другой ноздрей). А чтобы лучше промыть гайморовы пазухи, перед тем как заливать в нос урину, надо нагнуть голову ребенка в сторону и промыть. Эффект увидите сами. Мы так лечились при бронхите, все удивлялись, что мы за неделю вылечились. А чтобы вышла слизь из груди, перед тем как заливать урину, нажать ложкой на корень языка, ребенок отрыгнет слизь, а моча вытащит. Свекровь спасла таким образом от бронхиальной астмы моего мужа. Он с самого рождения болел бронхитами, а в два года у него отказало легкое. Свекровь говорит, что когда она начинала впервые чистить, то выпадали черно-зеленые сгустки. Только тогда она это делала не уриной, а солено-содовым раствором. Тогда про уринотерапию еще известно не было. Это было 18 лет назад. А подсказала ей этот способ детская медсестра».

Обонятельные рецепторы, расположенные в носовой полости, тесно связаны с гипоталамусом, который вместе с гипофизом контролирует деятельность большинства желез внутренней секреции. Когда мы втягиваем урину с содержащимися в ней веществами в носовую полость, эти вещества раздражают обонятельные клетки и слизистую оболочку. Это, в свою очередь, воздействует на гипофиз. Кроме того, вещества, содержащиеся в урине, способны проникать в мозг через решетчатую кость и оказывать свое действие напрямую. Это воздействие распространяется на весь организм по цепочке: гипоталамус — гипофиз — эндокринные клетки — железы — клетки организма. Так осуществляется удвоенная обратная связь, которая через урину способствует выравниванию и координации функций организма, его внутренней среды, то есть излечению и оздоровлению организма.

Методики использования урины посредством клизм

Для очищения толстого кишечника. Лучше всего начать клизменные процедуры с собственной уриной, подогревая ее перед употреблением, а старую — прокипятить и остудить до температуры парного молока. Ввиду эффективности подобных клизм дозировка небольшая — от 500 до 1000 мл урины за одну процедуру. Далее, через 10–15 процедур, которые выполняют через день (после опорожнения), желательно сделать столько же клизм с упаренной уриной. В зависимости от переносимости упаренной урины их можно делать с упаренной до ½ или ¼ уриной. Дозировку следует увеличивать постепенно — от 50 до 500 мл, прибавляя с каждой последующей процедурой по 50–100 мл. Дойдя до 500 мл, начинайте постепенно уменьшать дозировку. В дальнейшем подобные клизмы нужно делать в зависимости от самочувствия.

Урину можно насыщать солями и микроэлементами, например, из морской капусты. Для этого при упаривании в урину кладут столовую ложку сухой морской капусты либо добавляют травяной чай (чем разнообразнее состав трав, тем лучше). В итоге вы можете из 2 литров при упаривании до ¼ получить 500 мл упаренной урины, насыщенной микроэлементами и солями. Кстати, она лучше сохраняется и имеет другой запах.

Специфические промывания для женщин. Урина эффективно влияет на женскую половую сферу. Различного рода спринцевания и орошения влагалища уриной, тампоны из нее помогают восстановить слизистую оболочку, излечиться от многих женских болезней. Для этого надо регулярно промывать половые органы свежей и упаренной уриной посредством резиновой груши. В дальнейшем выполнять эту процедуру с целью профилактики.

Методики использования урины через кожу

Для очищения организма через кожные покровы. Для этого подходит массаж или растирание тела с упаренной до ¼ части первоначального объема уриной. Появление высыпаний на коже указывает на то, что очистительный процесс начался и шлаки выходят через кожу. Продолжайте массировать или смазывать тело до полного очищения кожи. Если высыпаний будет слишком много, то подождите 1–2 дня (можно поголодать), а затем снова приступайте к массажу. Наряду с этим видом расшлаковки организма применяйте клизмение и парные процедуры, что облегчит и ускорит очистительный процесс.

Для лечения, энергетической стимуляции и микроэлементной «подкормки» организма. Для этой цели хорошо подходят массаж, смазывание, а также ванны с добавлением урины. Продолжительность процедуры от 15 минут до 2 и более часов. Компрессы на ступни ног прекрасно стимулируют общую энергетику организма.

Для лечебных целей больше подходит активированная холодом детская и старая урина (но не более 2–3 дней выдержки).

Для рассасывания солей хорошо подходит очень старая урина, упаренная до ¼ части первоначального объема. Ее едкость (за счет образования аммиака) расширяет поры кожи, а повышенное количество солей способствует за счет осмоса «вытаскиванию» отложений из организма. Если после применении такой урины, наоборот, появятся обострения, то попробуйте просто упаренную урину. Если и это будет вызывать осложнения, которые не походят на очистительные реакции, то прекратите процедуры, ибо происходит «перетаскивание» солей из урины в пораженное место по тому же закону осмоса. В этом случае используйте другие очистительные процедуры (сокотерапию, голодание и т. д.).

Для энергетической стимуляции подойдет урина, активированная магнитным полем и упаренная до ¼ части первоначального объема. Можете упаренную урину дополнительно активировать магнитным полем.

Для целенаправленного воздействия на пораженные органы. Для этого используйте массаж по сегментам тела, а также компрессы из урины.

Методика целенаправленного воздействия на пораженные органы невероятно проста. Смачиваете шерстяную ткань в упаренной урине. Кладете ее на кожу, прикрыв сверху целлофаном или клеенкой, и закрепляете эластичным бинтом.

Чтобы кожа привыкла и не было сильных ответных реакций со стороны организма, держите компресс один час. Время постепенно увеличиваете и оставляете компресс на всю ночь. Утром ополаскиваете кожу теплой водой, и так до следующей ночи.

Дополнительная рекомендация: для целенаправленной стимуляции ослабленных и больных органов подходят смазывание кожи или компрессы с учетом времени работы органов в течение суток, лунного цикла и времени года.

Для компрессов опробуйте различные виды урины и остановитесь на наиболее подходящей для вас.

Очень хороши ножные компрессы из различных видов урины. Для этого смачивают шерстяной или хлопчатобумажный носок в урине и надевают его на ногу. На носок надевают целлофановый пакет, а сверху еще один носок. Держат в течение всей ночи.

В косметических целях лучше всего использовать свежую, активированную (холод, магнитное поле) или упаренную урину. Смажьте ею лицо, руки, шею. После высыхания повторите эту процедуру еще несколько раз и смойте теплой водой без мыла (последнее обмывание совершайте прохладной водой). Можете массировать эти участки тела с уриной, а затем смыть ее. Полезно проследить, сколько урины впитывает ваша кожа (20–30 мл вполне достаточно). В результате кожа лица, рук будет у вас в прекрасной форме.

Для роста волос лучше всего подходит старая, детская и активированная урина. Эти виды урины можно втирать в область корней волос или делать компрессы.

Как смазывать тело уриной. При смазывании применяйте легкие поглаживающие движения руками. Далее можно усилить воздействие до появления легкой боли, а затем перейти на поглаживание. Если во время голодания на воде и моче не применять смазываний уриной, то положительный эффект голодания не всегда удается реализовать из-за большой нагрузки на сердце. Но если смазывать тело уриной, то нагрузка в значительной степени снимается и голодание проходит значительно легче.

Особые рекомендации, которых необходимо придерживаться при введении урины через кожные покровы. В первой и третьей фазах лунного цикла лучше всего вводить вещества, находящиеся в урине, внутрь организма. Во второй и четвертой фазах лунного цикла организм работает на выброс, поэтому используйте урину для кожного очищения.

После массажа и других накожных процедур урину смывают как только высохнет кожа, через 2–5 минут, теплой, а затем прохладной водой, после чего нужно вытереться полотенцем.

При тяжелых заболеваниях надо делать массаж или самомассаж по 2–6 раз в день, от 15 минут до 2 часов. Тогда целительный эффект будет ярко выраженным.

Методики использования урины через глаза, нос и уши

Профилактика и лечение организма. Для этого подходит обычное промывание носоглотки 1–2 и более раз в день, в зависимости от степени поражения организма. Если урина очень концентрирована солями и раздражает носоглотку, разбавьте ее теплой водой. Для профилактики лучше использовать свежую собственную урину, детскую, активированную холодом (перед употреблением подогреть). Для лечения, кроме указанных способов, используйте упаренные виды урины ($\frac{1}{2}$, $\frac{1}{3}$, $\frac{1}{4}$) как разведенные со свежей, так и без нее.

Восстановление слуха и профилактика ушных заболеваний. Закапывайте различные виды урины в уши по 5–10 капель несколько раз в день. Вы можете опробовать все виды урины и подобрать для себя наиболее приемлемую.

Закапывание урины в глаза. Эта процедура позволяет очищать и оздоравливать глаза. Для этого необходимо закапывать из пипетки по 3–5 и более капель в каждый глаз. Процедуру повторять для профилактики раз в день, в более серьезных случаях — как можно чаще, до полного исцеления. Закапывание из пипетки заменить обычным промыванием глаз по утрам.

Методики использования урины через рот

Прежде чем использовать урину через рот, ознакомьтесь с основными правилами:

а) следует использовать среднюю порцию (струю) урины, за исключением случаев голодания. Из утренней (первой) урины всегда нужно брать только среднюю порцию;

б) урину надо пить залпом, не отрываясь;

в) наиболее ценной является утренняя урина, особенно между 3 и 6 часами;

г) выпивайте, по крайней мере, один литр жидкости (лучше — противоевой воды) в день;

д) не следует применять урину, если используется медикаментозная форма лечения; между окончанием приема лекарств и началом уринотерапии должно пройти не менее 2–4 дней;

е) диета при интенсивных формах применения урины через рот (три и более раз в день) должна исключать соль, употребляйте меньше белка. Избегайте очищенных и синтетических продуктов: сахара, муки тонкого помола, консервов, колбас, сыров. Некоторым людям рекомендуется отказаться от молочных продуктов. Пряная пища делает запах и вкус урины неприятными — откажитесь от нее.

Для санации ротовой полости и миндалин. Свежей уриной нужно полоскать ротовую полость в течение 0,5–2 минут. В случае сильного поражения слизистой ротовой полости и при гноящихся миндалинах (фолликулярная ангина) после полоскания в течение минуты свежей уриной следует полоскать упаренной до ½ и даже ¼ первоначального объема (если изменено питание и урина не так насыщена солями). Для этого заранее упаренную урину (ее можно держать в холодильнике) в количестве 50 мл подогреть до температуры парного молока и полоскать горло.

Для укрепления эмали зубов. Свежей уриной следует полоскать рот в течение 30 минут. Можно использовать и упаренную урину до ½ части первоначального объема, а также насыщенную солями морской капусты. Какая урина вам больше подойдет, решите на основании собственного опыта. Замечу, что при длительном полоскании дополнительно происходит лечение организма через активные вкусовые зоны, расположенные на языке.

Для оздоровления желудка и двенадцатиперстной кишки. Принимать свежую урину натощак и до еды 2–3 раза в день по 100 мл. Постепенно к свежей урине добавляйте упаренную до ½ части первоначального объема: например, 80 мл свежей и 20 мл упаренной; через 2 дня — 70 мл свежей и 30 мл упаренной и так далее, пока не получите необходимого сочетания или эффекта. Помимо этих видов урины можно использовать детскую, активированную холодом. Все эти виды урины особенно способствуют восстановлению слизистых оболочек и лечению язвенного процесса. Заодно полезно разобраться со своим питанием и образом жизни. Если не найти причину болезни, то эффект будет кратковременный.

Для подавления дисбактериоза в тонком кишечнике. Пить свежую (либо активированную холодом, детскую) урину 2–3 раза в день до еды по 50–100 мл. Исключить дрожжевые продукты. Не есть после 16 часов.

Для лечения желчнокаменной и печеночных болезней. Пить три раза в день до еды по 50–100 мл урины залпом.

При любых инфекционных заболеваниях. Пить залпом по 50–100 граммов в период обострения.

Для повышения иммунитета пить детскую урину один—два раза в день по 50–100 мл.

В качестве пищевой добавки и для профилактики. Пить по 100–200 граммов 2–4 раза в день. Можно с медом, сахаром.

Для быстрого очищения всего желудочно-кишечного тракта. Пить всю урину, собранную за день, в течение 2–4 дней. Желательно повторить через неделю. Используйте такой прием урины во вторую и четвертую фазы лунного цикла. Для усиления эффекта к обычной урине можно добавлять упаренную. Использовать Шанк Пракшалану.

Как мочегонное средство и при сердечных болезнях. Пить 2–3 раза в день по 100 граммов урины до получения эффекта.

Сочетание уринотерапии и голодания. Позволяет наиболее мощно из всех оздоровительных средств воздействовать на организм, стимулировать жизненную силу на восстановление.

ГОЛОДАНИЕ

ВИДЫ ГОЛОДАНИЯ И ИХ ОТЛИЧИТЕЛЬНЫЕ ОСОБЕННОСТИ

«Классическое» голодание сроком 20–30 дней проводится в большинстве лечебных учреждений нашей страны, которые лечат голоданием, и подразумевает следующие правила проведения.

1-е правило. Для лучшего входа в голод используют одноразовый прием большой дозы слабительного (магнезия или соль «Барбара» в количестве не менее 60 граммов растворяется в 300–400 мл воды и в один прием выпивается). Прием слабительного преследует следующие цели.

Во-первых, при очищении желудка и кишечника быстрее срабатывают механизмы переключения на полноценный внутренний режим питания.

Во-вторых, быстрее проходит чувство голода. У тех людей, у которых кишечник был очищен недостаточно полно, еще 2–3 дня сохраняется чувство голода.

В редких случаях слабительное может применяться повторно через 2–3 дня голодания, если голодающий замечает в испражнениях большое количество каловых камней. Повторное применение слабительных средств без особой надобности нежелательно. Это может на какое-то время нарушить ионный обмен в организме человека, вызвать тошноту, даже рвоту.

Мои рекомендации: если это вам делать не хочется, то войдите в голод с помощью нескольких (2–3) двухлитровых очистительных клизм или сделайте Шанк Пракшалану с 2–4 литрами воды.

2-е правило. Питьевой режим. Во время «классического» голода рекомендуют выпивать в течение суток не менее двух литров воды. Можно пить воду сразу же после того, как начинает действовать слабительное. Последнее вызывает повышенное удаление натрия и воды из организма человека через кишечник. Если у голодающего имеются выраженные отеки, прием воды в первые два дня можно ограничить до литра. Отеки, даже устойчивые к медикаментозному лечению, постепенно исчезают.

Целесообразно ограничить объем принимаемой воды внутрь в случае, если человек начинает голодать с повышенной температурой тела. В этом случае температура естественно, без дополнительных приемов и средств, будет снижаться примерно на 0,5 °C и за 2–3 дня, как правило, нормализуется.

При нормальной температуре питьевой режим необходим для более качественного расщепления жира. Человек на голоде может выпивать более двух литров воды в день, к примеру 5–6 литров и больше, и в этом случае не наблюдается задержки жидкости в организме. Этот человек будет всего лишь чаще обычного мочиться, и моча у него будет более светлой.

Воду обычно пьют сырую. Можно пить кипяченую воду, дистиллированную, талую, противиевую, горячую и холодную. Заметной разницы в лечебно-профилактическом эффекте при изменении состава воды не отмечено, однако многие подчеркивают, что талая вода выпивается с большим удовольствием, а дистиллированная лучше расшлаковывает организм.

С 3–4-го дня голодания людям, тяжело переносящим стадию нарастающего ацидоза, рекомендуют добавлять к питьевому режиму 0,5 литра минеральной воды.

Мои рекомендации: пейте жидкость по потребности, но не более. Пейте воду такой температуры, которая вам наиболее приятна.

3-е правило. Двигательный режим. Необходимо ходить в среднем 15–20 км в день на свежем воздухе. Предпочтительнее загородные прогулки в лесу, в горах, у водоемов и т. д. В городской черте прогулки следует проводить там, где меньше транспорта, где имеются зоны отдыха, парки, скверы, лесопарки.

Люди с низким исходным весом стараются ходить меньше, то есть не интенсифицировать двигательный режим, так как жировые запасы у них малые. Однако и им удавалось проводить по 17–20 дней голода. Очень низкий исходный вес (42–50 кг) часто обусловлен зобом и другими хроническими заболеваниями с выраженной интоксикацией организма. Лица с низким весом тела первый курс дозированного голодания переносят с определенными трудностями. Но буквально после одного-двух курсов такого лечения они набирают нормальный вес, который болезнь не позволяла им набрать в течение многих лет. Лечебно-профилактический эффект у таких людей обычно наступает значительно раньше, нежели у лиц с выраженным ожирением. Помните, что низкий вес тела далеко не всегда является противопоказанным для проведения дозированного голодания. Но двигательный режим этим людям необходимо ограничить до 5–10 км в день.

Полная обездвиженность является относительным противопоказанием для проведения голодания, так как у людей в этом случае могут образовываться каловые пробки, которые в значительной степени подавляют антитоксический эффект лечебного голодания. Голодающий при этом не чувствует себя комфортно. Отмечаются слабость, сердцебиение и другие симптомы интоксикации. Но при этом каких-либо осложнений в период физиологического срока голода все равно не наблюдается.

Прогулки в летнее жаркое время целесообразно проводить на воздухе в легкой одежде, а при возможности — в купальных костюмах. В прохладное время следует одеваться теплее обычного. Желательно ежедневно во время длительной интенсивной ходьбы добиваться состояния испарины, а лучше пропотеть. Это удается с большими трудностями, так как на голоде отмечается сухость кожных и слизистых покровов.

Мои рекомендации: соблюдайте двигательный режим по самочувствию. Каждое новое голодание вы будете проводить по-новому, и то, что было невозможно раньше, станет возможным сейчас. Если в первые голодания вы только лежали, в последующие умеренно гуляли, то в дальнейшем можете активно заниматься физическими упражнениями.

4-е правило. Водные процедуры. Для лучшей расшлаковки организма через кожу, для укрепления кожного барьера и борьбы с сухостью кожи и слизистых оболочек рекомендуется не менее одного раза в сутки принимать душ или ванну. Неплохо применять контрастный душ, чередуя теплую воду с холодной. Для тучных целесообразен душ Шарко, который одновременно и массирует туловище, конечности. Один раз в 5–7 дней рекомендуется париться в бане, сауне.

Сауна в период лечебного голодания не является противопоказанием при ишемической и ряде других болезней сердца.

Во время применения водных процедур не следует часто употреблять мыло. Достаточно пользоваться им один раз в 7–10 дней. Можно провести своеобразный массаж — растереть мочалкой каждую часть тела докрасна.

Мои рекомендации: в зависимости от индивидуальной конституции вы установите наиболее приемлемый для вас вид водных процедур. Ведь все меняется для одного и того же человека летом и зимой.

5-е правило. Очистительные клизмы. Делать клизму следует примерно через сутки после действия слабительного.

Клизмы проводят обычным образом. Кружка Эсмарха заполняется 1,5 литра кипяченой воды. Температура воды не должна превышать 36 °C. В воду добавляется 2–3 кристаллика марганцовки с таким расчетом, чтобы она была окрашена в слабо розовый цвет. Голодающий, находясь в коленно-локтевом положении, самостоятельно вводит наконечник в прямую кишку и впускает воду. В случае, если образовались каловые пробки, желательно сделать клизму повторно и с большим количеством воды. Если у больного геморрой, эрозии, полипы или язвы кишечника, то вместо марганцовки в клизму целесообразно добавить раствор ромашки или мяты, зверобоя и других трав. Обычно клизму совмещают с последующим приемом водных процедур.

Мои рекомендации: если делать клизмы, то только с уриной. Делать их или не делать — зависит от сроков голода, зашлаковки организма, индивидуальной конституции, тяжести заболевания. По крайней мере, раз в два-три дня делайте уриновую клизму и по содержимому стула решайте, следует ли ее повторить на следующий день или нет. Если шлаков отходит много, то делайте клизму дважды в день — утром и вечером. Если их мало, то через день, а то и два.

6-е правило. Массаж и самомассаж. Утром и вечером в течение 30 минут рекомендуется проводить сосудистый массаж, растирая поочередно различные части верхних и нижних конечностей, чередуя голень с плечом, бедро с предплечьем, затем круговой массаж живота. Массаж грудной клетки проводится массажистом или кем-то из окружающих. Сзади, между лопатками и ниже, в течение 10–15 минут проводится давящий массаж грудной клетки кулаками или пальцами.

Мои рекомендации: делайте массаж с упаренной уриной. Эффект будет больше.

7-е правило. Гигиена ротовой полости. Во время голода огромное количество шлаков удаляется «верхним путем» — через рот и нос. Сильно обложен язык. Появляются налеты в ротовой полости. В течение 6–7 дней и более может начаться свободный отток гноя через ротовую полость из гайморовых или лобных пазух, из зубов, пораженных пародонтозом. Очищаются от гнойного содержимого миндалины при наличии гнойных «мешков» и пробок. Для удаления этих шлаков рекомендуется полоскание ротовой полости холодной водой, отварами трав и содовым раствором, чередуя их. Полоскание применяется перед каждым приемом воды, то есть не менее 6–7 раз в день.

Мои рекомендации: полощите рот, промывайте нос, закапывайте в уши свою урину. Это самая лучшая гигиена.

8-е правило. В период проведения голодания не рекомендуется носить синтетическую одежду, которая изолирует человека от внешней среды и не дает подпитываться организму свободными электронами через кожу, а также не дает полноценно восстановиться кожному барьеру, особенно у больных, зависимых от гормональной (глюкокортикоидной) терапии.

Как только голодающий человек меняет синтетическую одежду на хлопчатобумажную или шерстяную (в холодное время года), он сразу чувствует себя значительно энергичнее и комфортнее.

Мои рекомендации: я полностью согласен с этим правилом и рекомендую вам выполнять его повседневно, а не только при голодании.

9-е правило. Не контактировать с пищей. Нарушение этого правила снижает лечебно-профилактический эффект голодания примерно на 50%.

Мои рекомендации: строго выполнять это правило.

После проведения первого курса «классического» голодания (17–20 дней) начинается питание соками, затем преимущественно растительной пищей.

1-й день питания: смешать один литр свежевыжатого сока и 0,5 литра талой или противиевой воды. Употреблять через час-полтора по стакану. Желательно приготовить морковный или яблочный соки, но можно потреблять и любой другой сок: овощной, фруктовый, ягодный. В течение пяти первых дней восстановления пищевого режима категорически запрещается потребление поваренной соли.

2-й день питания: (4–5 разовое) овощами, фруктами, ягодами до первого момента чувства насыщения. Овощи в основном потребляются в сыром виде. Войтович рекомендует в первые дни восстановительного питания с пищей обязательно употреблять большое количество чеснока (10–15 граммов), независимо от индивидуальной переносимости его до голодания. Жгучий вкус чеснока активизирует пищеварение и дезинфицирует организм (эта рекомендация больше всего подходит для лиц с индивидуальной конституцией Слизи).

Можно отварить свеклу и запечь в духовке картофель к концу второго дня возобновления пищевого питания.

3-й день питания: к овощам, фруктам, сокам добавляются сухофрукты, преимущественно размоченные в теплой воде, а также две ложки меда.

4-й день: прием пищи сокращается до 3–4 раз в день. Добавляется каша из различных круп: гречка, овес, пшено, перловка и так далее. Она приготавливается на воде и заправляется растительным маслом. К концу 4-го дня можно употреблять орехи, семечки.

5-й день: добавляются бобовые — горох, фасоль, можно в виде каши.

6-й день: добавляется хлеб, в котором содержится соль. После чего рекомендуется переходить на двухразовое питание по принципу — более однообразная пища в один прием и наибольшее разнообразие ее в течение дня, недели, месяца и т. д. Разовый прием пищи должен строиться так: вначале выпить жидкость (чай, компот, сок, кислое молоко), если испытываете жажду; затем съесть овощной салат или отварные, запеченные овощи, можно фрукты; после — хлеб или суп из проросшего зерна, кашу, картофель, мясо (мясоедам), творог орехи и т. д., но только что-то одно.

Так следует питаться в течение месяца. При этом ограничиваются молочные продукты, которые в силу сложности усвоения и повышенной аллергизации организма снижают в значительной степени последующий эффект лечебного голодания. В этот период рекомендуется реже обычного употреблять яйца, куриное мясо и другие продукты животного происхождения. Учитывая продолжение после голодания эффекта улучшения биосинтеза клетками, никаких издержек для организма не замечено при потреблении только растительной (вегетарианской) пищи.

«Уриновое» голодание в основном проводится самостоятельно. Что касается его отличия от «классического», то оно заключается в том, что правило № 2 несколько видоизменено. Рекомендуется выпивать почти всю выделяющуюся в течение дня урину. Воды пить по мере необходимости, но такое количество, чтобы урина не была чрезмерно концентрированной.

В правило № 5 — очистительные клизмы — вносится небольшое изменение. Вместо воды использовать свежую (около литра) и упаренную (от 100 до 500 граммов) урину.

Правило № 6 — массаж и самомассаж — проводить с использованием упаренной от ½ до ¼ урины в течение 1–2 часов.

Правило № 7 — гигиена ротовой полости — заменяется на полоскание рта и промывание носа свежей уриной (можно осторожно использовать и упаренную).

Преимущества уринового голодания над «классическим» заключаются в более быстром закислении организма, лучшей расшлаковке, уничтожении патогенной микрофлоры и опухолей, гомеопатическом эффекте, сокращении сроков голодания.

«Сухое» голодание бывает двух видов — полное и частичное. Проводится в основном самостоятельно. От «классического» полное и частичное «сухое» голодание отличается правилом № 2 — питьевым режимом. Он полностью отсутствует. Отсутствие жидкости способствует более быстрому расщеплению жира. Сам процесс терпения чувства жажды способствует быстрому освобождению от чувственно-полевой патологии. «Корни» болезней выворачиваются гораздо быстрее.

Правило № 4 — водные процедуры — полностью отсутствует в полном «сухом» голодании. Разрешается в частичном «сухом» голодании применять ванны, души, обливания. Это заставляет лучше расшлаковывать кожу.

Правило № 5 — очистительные клизмы — полностью отсутствует в обоих видах «сухого» голода.

Правило № 7 — гигиена ротовой полости — полностью отсутствует в полном «сухом» голоде, но применяется в частичном. При этом голодающий только полощет рот.

Правило № 9 — не контактировать с пищей — в полном «сухом» голодании дополняется еще одним: не контактировать с водой. Другими словами, этот вид голодания вообще запрещает попадание воды не только внутрь, но и на любую часть тела. Полный отказ от воды на небольшой срок.

Преимущества «сухого» вида голода над «классическим» и «уриновым» заключается в постановке организма в более жесткие рамки. Теперь организм должен перестроиться таким образом, чтобы «добывать» в самом себе не только пищевые вещества, но и воду. Ткани организма расщепляются еще быстрее, закисление происходит в сжатые сроки. Отсюда и все последующие эффекты: уничтожение всего чужеродного в организме, рост приспособительных способностей и многое другое, что было описано раньше.

ОСОБЕННОСТИ ПРОВЕДЕНИЯ ГОЛОДАНИЯ В ЗАВИСИМОСТИ ОТ БИОЛОГИЧЕСКИХ РИТМОВ, ИНДИВИДУАЛЬНОЙ КОНСТИТУЦИИ И ВОЗРАСТА ЧЕЛОВЕКА

Из моих книг читателям уже известно, что организм человека работает в соответствии с ритмами Природы. Активность органов и систем организма циклически меняется — от наивысшей активности до минимальной.

Учет сезонных циклов при проведении голодания

Голодания надо проводить с учетом биологических ритмов Природы. Если голодать произвольно, то результат от голода несколько снижается, могут возникать осложнения и последствия, которые отбивают желание к дальнейшему повторению голодания. Как же поступать, чтобы максимально эффективно использовать биоритмологические факторы для успешного голодания?

Сезоны года оказывают свое влияние на жизненные процессы человеческого организма двумя факторами: энергией, поступающей на Землю из Космоса, и климатическими условиями.

Энергетический фактор наиболее сильно проявляет себя в периоды вхождения Солнечной системы в сектор пространства стихии «Огня». Это происходит в знаках Овна, Льва и Стрельца. Кроме этого, много гравитационной энергии поступает на Землю в период зимнего солнцестояния. Голодать в эти периоды легче и эффективнее. Недаром все посты (особенно длительные — Великий и Рождественский) приурочены к этим периодам.

Климатические условия за счет холода, тепла, влажности и сухости могут способствовать очищению на голоде либо, наоборот,— затормозить. Теплая, влажная погода особенно подходит для голодания. Начало лета, приблизительно на Петров пост, когда внешняя теплота активизирует биологические реакции в организме, способствует лучшей расшлаковке и уничтожению новообразований. Зимнее время с его холодом и сухостью может «зажать» шлаки в коллоидах клеток и снижать эффект. Для того чтобы нейтрализовать это вредное воздействие, вы должны применять побольше прогреваний и влажных процедур. В этом случае все будет в норме.

Летом голодать труднее из-за расслабляющего действия солнечной теплоты, хотя очищение идет очень хорошо. Зимой голодать легче потому, что прохлада и гравитационная энергия тонизируют организм, хотя процесс очищения идет слабее.

Если принимать во внимание сезонную активность органов, то для целенаправленного очищения, оздоровления и укрепления того или иного органа необходимо голодать в период его активности. Так, согласно учению о пяти первоэлементах, с начала года, по восточному календарю, 72 дня активна печень (весна); 18 дней селезенка—поджелудочная железа; 72 дня сердце—тонкий кишечник (лето); 18 дней селезенка—поджелудочная железа; 72 дня легкие—толстый кишечник (осень); 18 дней селезенка—поджелудочная железа; 72 дня почки—мочевой пузырь (зима); 18 дней селезенка—поджелудочная железа.

Совмещение голодания с вышеуказанной биоритмологией позволяет добиваться целенаправленного оздоровительного эффекта на ослабленные болезнью или слабые от природы органы.

Начало года по восточному календарю объявляется в печати, по телевидению, поэтому вы его не пропустите.

Неплохо голодать длительные сроки и на периоды затишья, уравновешенности в Природе: весеннее и осеннее равноденствие. Именно так поступает большинство животных.

Кроме вышесказанного, можно голодать по знакам Зодиака для целенаправленного воздействия на ту или иную часть тела. Например, голодание в знаке Овен, да еще к тому же в самом начале I фазы лунного цикла, будет способствовать очищению головы; в знаке Скорпиона в конце II—начале III фазы будет очищаться низ живота и половые органы.

Учет лунного цикла при проведении голодания

Лунный цикл (месяц) накладывает наиболее сильный отпечаток на процессы, происходящие в организме человека. Он самый важный, ибо в нем имеются дни и целые периоды, когда организм сам очищается, и дни и периоды, когда этого делать нежелательно.

Движение Луны, ее фазы вызывают на Земле приливы и отливы. Отражение этого процесса наблюдается и в человеческом организме в виде двух явлений. Первое: наш организм сам состоит из воды и поэтому следует за приливами и отливами; второе — от изменяющегося гравитационного воздействия со стороны Луны наш организм становится то легче, то тяжелее. Когда он становится «легче», он «расширяется», что благоприятствует очистительному процессу голодания; когда он становится «тяжелее», он сжимается под действием гравитации Земли и собственных сил. Ткани «зажаты» и отдают шлаки с большим трудом.

Если вы действуете в согласии с лунными циклами — вам обеспечен полный успех. Итак, как использовать лунный цикл?

1. Голодание до 7 суток проводите только во II и IV фазы лунного цикла. В это время организм естественно очищается и вы лишь способствуете этому.

2. Голодание больше 7 суток планируйте таким образом, чтобы большинство дней голода приходилось на вышеуказанные фазы.

3. Голодание больше 14 дней планируйте так, чтобы выход из голода совпал с началом лунного цикла. В это время организм естественно запускает жизненные процессы, и вы без всяких затруднений войдете в ритм его работы.

Если вы уверены в себе и имеете опыт длительных сроков голодания, то начинайте входить в голод в начале лунного цикла, а выходить после его завершения. Это будет наиболее лучший вариант.

Еще раз напомню: голодание в I и III фазы лунного цикла (это справедливо до 7 суток), когда организм естественно идет на «сжатие» и коллоиды клеток «держат» шлаки — малоэффективно. А вот восстановление начинайте именно в эти фазы, когда организм идет на «связывание» и удержание в себе веществ.

Однодневные, полуторасуточные пищевые воздержания лучше всего проводить в дни экадаши: 11-й день после новолуния и 11-й — после полнолуния. Древние мудрецы подметили, что в эти дни земля становится «влажной», то есть лунная гравитация поднимает воду из глубины ближе к поверхности. Подобный процесс происходит и в нашем теле, что способствует гораздо лучшему очищению, нежели в другие дни. Кроме того, эти дни считаются энергетически сильными, и вы легко перенесете голод и прекрасно очиститесь. Если у вас есть желание предпринять «сухое» однодневное, полуторасуточное голодание, то выполняйте его на день «Трубы», он как раз перед новолунием.

Зная периоды активности органов в лунном месяце и сезоне года, мы можем целенаправленно приступать к голоданию для их очищения и укрепления.

Толстый кишечник с помощью голода (7–14 суток) лучше укреплять осенью, во время II или IV фазы Луны.

Печень и желчный пузырь с помощью голода (14–21 сутки) укрепляем весной во время II фазы Луны, лучше во время Великого поста.

Почки и мочевой пузырь с помощью голода (7–14 суток) укрепляем зимой во время II и IV фазы Луны, лучше во время Рождественского поста. Причем дробление, измельчение и рассасывание камней на голоде лучше происходит во II фазу Луны. Очищение почек и мочевого пузыря от измельченных камней и песка с помощью голода лучше всего происходит в IV фазу лунного цикла. Энергетика организма в это время направлена вниз и способствует выведению шлаков.

ПРАКТИКА ГОЛОДАНИЯ

Кому голод противопоказан

Голодание — самое эффективное средство при лечении ряда недугов. Имеются ли противопоказания для лечения голоданием? Если обратиться к медицинской практике, противопоказанием к лечению голодом служат:

1. Вторая половина беременности и период кормления грудью.
2. Далеко зашедшие формы туберкулеза, когда человек уже не встает с постели.
3. Далеко зашедшие формы злокачественных опухолей.
4. Далеко зашедшие формы злокачественных заболеваний крови.
5. Далеко зашедшие формы диффузных болезней соединительной ткани.
6. Ряд психоневрологических заболеваний в далеко зашедшей стадии со слабоумием.
7. Обширные нагноительные процессы внутренних органов (абсцессы, гангрены и некоторые другие).

Относительным противопоказанием является обездвиженность людей при любом заболевании. Но это не значит, что у таких людей не может быть положительного эффекта при проведении лечебного голодания. В случае, когда все методы и средства исчерпаны, целесообразно провести голодание даже в обездвиженном состоянии больного человека. При этом можно получить убедительный положительный лечебный эффект.

Предварительная подготовка перед голоданием

Первое, что я вам посоветую,— это с помощью различных очистительных процедур разгрузить свой организм от наиболее явных шлаков. С помощью клизм вы очистите толстый кишечник от каловых камней и прочей патологии. На голоде уже не будет происходить мощных выбросов из него, что сэкономит вам энергию для другой целительной работы в организме. Очищение печени позволит вам избежать кризисных состояний во время голода, когда могут выходить в результате мощного желчегонного эффекта камни, старая желчь и т. п. Применение парных процедур удалит большую часть токсинов, расположенных в жидкостных средах организма. Сокотерапия позволит закрепить этот успех, дополнительно промоет соединительную ткань и оздоровит почки. Рекомендую изменить питание в сторону растительной пищи. Откажитесь от искусственных (торты, пирожные, шоколад, конфеты и т. п.) и смешанных продуктов (бутерброды, пицца, шаурма, картошка с мясом и т. п.). Возьмите за правило не есть на ночь и не запивать после еды. Вот тогда выход шлаков на голоде будет не таким мощным, и вы легко перенесете голод, сразу начнете очищать свой организм на клеточном уровне.

Правильное проведение 24-, 36-, 42-часового голодания

24-часовое голодание должно начинаться после завтрака сегодняшнего дня до завтрака следующего дня и проводиться в дни экадаши. Не рекомендую голодать от ужина до ужина. Еда на ночь будет портить весь эффект голодания в связи с тем, что вы не соблюдаете биоритм работы органов пищеварения.

В период времени голодания вы воздерживаетесь от употребления любой твердой пищи и фруктов, а также от фруктовых и овощных соков.

В это время можно пить обычную, намагниченную, протиевую или дистиллированную воду Это будет «классическое» проведение голода. Если пить урину и воду или одну урину — это будет уриновый голод. Если вообще не принимать никакой жидкости — это будет «сухой» голод.

Для слабых и нерешительных лиц возможно одно исключение (и только один первый раз) в 24-часовом голодании. Можно добавить в стакан дистиллированной воды ⅓ чайной ложки натурального меда или одну чайную ложку лимонного сока. Эти добавки действуют как растворители токсичных веществ и слизи. Это делается для того, чтобы вода стала приятнее на вкус и лучше растворяла слизь и токсичные вещества.

36-часовое голодание должно начинаться с окончания ужина, продолжаться ночь день, ночь и заканчиваться завтраком.

42-часовое голодание должно начинаться с окончания ужина, продолжаться ночь, день, ночь и оканчиваться в 12 часов дня принятием пищи.

Все правила для 36- и 42-часового голодания аналогичны вышеописанным для 24-часового.

В зависимости от индивидуальной конституции, вы можете практиковать «классическое», уриновое или «сухое» 24-, 36-, 42-часовое голодание раз в две недели в дни экадаши. Можете голодать и в другие благоприятные дни лунного цикла.

Ввиду того что в эти периоды голодания сильно активизируются эмоциональные зажимы нетерпения, голода, беспокойства и т. п., важно поддерживать свой моральный дух на высоком уровне. Как это делать? Когда вас одолевают «голодные» или другие эмоции, вытесняйте их другими, положительными,— стеническими (дающими силу). Это поможет вам дисциплинировать свои чувства и тренирует волевые качества, которые ответственны за рост жизненной силы.

Постарайтесь во время голодания радоваться тому что, голодая только один день, вы очищаете свой организм и активизируете защитные силы. Мысль о том, что вы создаете нестареющее, лишенное болезней и усталости тело, способна поддерживать высокий моральный дух во время голодания. Гоните от себя жалость к самому себе, любые отрицательные эмоции. Каждый день во время голодания повторяйте:

1 В этот день я вручил свое тело Жизненной силе для внутреннего очищения и обновления.

2. Каждую минуту голодания я изгоняю шлаки и яды из физического тела. Каждый час голодания очищает мое сознание. Я становлюсь счастливее и энергичнее (можно сказать, беззаботнее и естественнее).

3. Час за часом я укрепляю свой организм.

4. При голодании я применяю тот же метод духовного, физического и умственного очищения, которым пользовались на протяжении веков Великие Учителя человечества.

5. Во время голодания я полностью контролирую свои чувства. Никакое ложное ощущение голода, жалости, дискомфорта не заставит меня прекратить голодание. Я успешно завершу свое голодание, ибо верю в Бога, струящегося из глубин моего организма.

Повторяя эти слова, вы руководите своим организмом. Управление происходит как бы через полевую форму жизни. Не допускайте кому-либо влиять отрицательно на вас, подбрасывая «эмоции-диверсанты». Не обсуждайте свою программу голодания со своими друзьями, родственниками и знакомыми! Голодание — сугубо личное дело полевой формы жизни человека с чувствами, эмоциями, зажимами и амбициями ума. Будьте **тверды и последовательны** в своих намерениях, думайте о чудесных результатах, которые достигаются голоданием. Внутренне ликуйте.

Эмоциональная возвышенность позволяет черпать из Вселенной с вакуумного уровня особый вид энергии, который лежит в основе человеческого существа. Недаром древнетибетская традиция учит что в основе человека находится «тело экстаза», которое питает возвышенная радость. Если вы все тяготы голода начнете переживать с положительной эмоциональной окраской, вы не только легко пройдете через полное голодание, но и быстро очистите полевую форму жизни.

Пусть во время голода, когда вам трудно, когда вы расслаблены, одурманены интоксикацией и считаете себя одиноким и несчастным, к вам придет мысль — а ведь я не покинут. Наоборот, Божественная Сила сразу откликнулась на мое добровольное терпение. Она трудится в моем организме, выбрасывает нечистоты, восстанавливает каждый орган, каждую клеточку моего организма. Эти мысли должны вызвать в вас бурю чувств и слезы благодарности, благоговения, любви, которые побегут очищающими душу потоками. Это основной секрет голодания и его небывалой эффективности.

Выход из 24-, 36-, 42-часового голодания

Для того чтобы убрать токсины и шлаки из ротовой полости, сделайте следующее. Корочку хлеба натрите чесноком, хорошенько прожуйте и выплюньте. Ваш язык очистится и станет розовым. Жгучий вкус чеснока стимулирует переваривающую функцию организма. Теперь вы готовы к приему пищи.

Первой пищей должен быть салат из свежих овощей: натертой моркови и нарезанной капусты (можете использовать в качестве приправы лимонный сок). Этот салат будет действовать в желудочно-кишечном тракте словно веник. Он даст работу мышцам желудочно-кишечного тракта. За салатом должно следовать блюдо из вареных овощей. Это могут быть отварная свекла, слегка тушеная капуста, свежие тушеные помидоры без хлеба.

Не следует выходить из голодания, питаясь такой пищей, как мясо, молоко, сыр, масло, рыба, а также орехи. Первый прием пищи должен состоять из салата и вареных овощей. Во второй прием пищи можно наряду с салатом из овощей (зимой овощи слегка тушить) использовать хлеб из проросшего зерна (лицам с конституцией Слизи), а можно и суп из проросшего зерна (лицам с конституцией Ветра).

Если сделать выход из голодания на морковном или яблочно-свекольном соке, то он подействует, как слабительное, и дополнительно очистит печень и желчный пузырь от старой желчи. Зимой заменителем сока будет отвар из трав с медом.

Если в течение первого-второго дня у вас нет самостоятельного стула или он твердый, в виде «орешков», и ранит анус, сделайте следующее. Смазывайте все тело, особенно область поясницы, оливковым маслом и перед позывом к стулу делайте 100-мл клизмочки из урины обычной и упаренной. Это хорошо помогает и тогда, когда имеется трещина заднего прохода или небольшой геморрой.

Правильное проведение 3-, 7- и 10-дневного голодания

Первые 3–5 голоданий продолжительностью в три дня и больше следует проводить в комфортабельных условиях. Вы должны обеспечить себе возможность отдыхать в любое время, когда почувствуете, что шлаки поступают в кровяное русло и вызывают интоксикацию в организме. Обычно в этот период вы чувствуете себя обессиленным и должны иметь возможность прилечь. В постели надо расслабиться и спокойно полежать, пока жизненная сила не восстановит ваши силы и не уберет шлаки из крови. Этот период дискомфорта пройдет, как только шлаки уйдут из вашего организма.

Вход в трех-, семи- и десятидневное голодание можно сделать по-разному.

Вариант 1. Вы с утра ничего не едите, только пьете воду. Все, что находится в вашем толстом кишечнике, со временем удалится само, через легкие и анус. Но до того как это произойдет, оттуда будут поступать в кровь вещества, которые замедлят переход организма на внутриклеточное питание и послужат интоксикацией.

Слова Поля Брэгга: «Я не верю в слабительные или клизмы во время голодания. Не верю в какое бы то ни было насилие над природой, а использование клизм, на мой взгляд, большей частью неестественно. Это же относится и к приему любых видов слабительного. У кишечника имеются свои собственные санитарные и антисептические средства, и остаток пищи, который находился в кишечнике перед началом голодания, будет нейтрализован еще до окончания голодания. Выводящая система природы совершенна, если не мешать ее естественной работе» — справедливы для лиц, имеющих здоровый пищеварительный тракт и опыт голодания не меньше года, на период голода.

Вариант 2. Утром вы принимаете слабительное, либо делаете несколько больших очистительных клизм, либо делаете Шанк Пракшалану (эта процедура совмещает в себе сильные стороны слабительного и клизмы). В результате этого вы резко прекращаете пищевую связь и быстро переходите на внутриклеточное питание. Возможная аутоинтоксикация через толстый кишечник отсутствует, и вы будете лучше себя чувствовать в процессе голодания.

В дальнейшем вы можете обойтись без клизм в течение трехдневного голодания, делать их через день в течение семи- и десятидневного. Более частое (раз в день, два раза в день) нецелесообразно по той причине, что шлаки и желчь не успевают за этот период времени скопиться в толстом кишечнике и частые клизмы не дадут того результата, который ожидается. Вот в этом случае Брэгг прав. Таким образом, клизмы во время 7–10-дневного голода через день вполне оправданны, ежедневные — утомительны и насильны, раз в три дня — недостаточны.

Постельный режим весьма желателен во время первого трехдневного голодания. Это позволит жизненной силе работать на детоксикацию и внутреннее очищение. Если вам хочется прогуляться на свежем воздухе или принять солнечные ванны, делайте это только в том случае, если чувствуете в себе достаточно сил. Не принимайте длительные солнечные ванны, потому что они стимулируют активность организма на аутолиз, который отбирает много энергии. Чрезмерная физическая активность в это время также утомит вас.

Не делайте ничего, что могло бы растратить вашу энергию! Поль Брэгг вспоминает: «В течение многих лет я рассказывал моим ученикам, что лучшие результаты при трех-, десятидневном голодании дает соблюдение постельного режима. Чем голодающий больше спит, тем лучше. Если не можете спать, то просто расслабляйтесь. Хорошо на этот период полностью отстраниться от дел. Не думайте о своих проблемах, полностью освободитесь от лишних мыслей».

Комментарий: сон лучше всего способствует укреплению полевой формы жизни. Но в дальнейшем необходимо проводить трехдневные, десятидневные голодания так, как будто вы не голодаете. В течение этих 3–10 дней жизнь идет так же, только вы не едите, а утром и вечером выполняете соответствующие процедуры. Если так не поступать, то весьма трудно выбрать специальное время для регулярных голоданий раз в месяц (трехдневное) или раз в квартал (7–10-дневное). Из-за этого вся система голоданий будет неосуществима. Из своего опыта скажу — голод не такая уж весомая причина, чтобы только ему посвящать 7–10 дней в квартал, а один раз в год и более 20 суток. Это ваша жизнь, живите и голодайте. Делайте свои повседневные дела еще в большем объеме, чем раньше. Труд, творчество отвлекают вас от мыслей о пище, и вы делаете за день голода больше, чем за два-три дня обычного пищевого режима. Но такое возможно только тогда, когда вы предварительно очистили свой организм, регулярно голодали раз в две недели по 24—42 часа около полугода и правильно питались между голоданиями.

Выход из трехдневного голодания примерно такой, как описан для 24—42-часового голода.

Выход из 7—10-дневного голодания

Во время семидневного голодания ваш желудок и весь кишечный тракт уменьшаются, а пищеварение частично «ушло» на уровень клеток. Теперь его надо постепенно запустить. На седьмой день голодания, примерно в шестнадцать часов, вы можете поступить следующим образом. Взять корочку хлеба, натереть ее чесноком, тщательно прожевать и выплюнуть. Эта процедура позволит вам очистить ротовую полость от шлаков и токсинов. Минут через 15—20 можно начать восстановительное питание по одному из нижеуказанных вариантов.

1. Выпейте стакан (200 граммов) кислого молока. Кислый вкус энергетически стимулирует функцию пищеварения. Он ее запускает с квантового уровня. Кислая среда и микроорганизмы сразу создают соответствующую обстановку в желудочно-кишечном тракте, что запускает правильное пищеварение, правильную бактериальную микрофлору и стимулирует переваривающие функции организма.

2. Выпейте стакан свежевыжатого морковного сока. Цвет морковного сока стимулирует переваривающие способности и этим дает импульс к включению пищеварительной функции. Обилие каротина укрепляюще действует на слизистую оболочку желудочно-кишечного тракта. Морковный сок обладает мощными фитонцидными свойствами, а за счет обилия естественных сахаров быстро переваривается и используется организмом. Дополнительно он очищает печень. Этот выход рекомендуется многими специалистами по лечебному голоданию.

3. Возьмите четыре-пять помидоров среднего размера. Снимите с них кожицу и разрежьте. Затем положите в кипящую воду на несколько секунд и сразу снимите с огня. Затем остудите и съешьте. Помидоры обладают кислым вкусом и красным цветом. Оба эти фактора стимулируют пищеварительную функцию. Этот выход рекомендует использовать Поль Брэгг.

Ваша задача из вышеописанных трех вариантов подобрать для себя наиболее приемлемый. Можно и так поступать: летом делать выход на помидорах, осенью и весной — на моркови, зимой — на кислом молоке. Можете поэкспериментировать и подобрать какой-либо другой выход.

Больше в этот день вы ничего не потребляете, кроме противоевой воды.

На утро восьмого дня приготовьте салат из тертой моркови и капусты, выжмите примерно половину апельсина (можно обойтись без него). После этого можно съесть густой суп из проросшего зерна. В течение дня можно пить противиевую воду по желанию.

На обед можете съесть салат из тертой моркови, нарезанного сельдерея и капусты, приправленный яблочным соком. За салатом могут последовать два овощных блюда — отварные свекла или морковь, печеная тыква. К этому хорошо добавить лепешку из проросшего хлеба, который не содержит крахмала (крахмал превращается в солодовый сахар).

Утром девятого дня можно съесть любой свежий фрукт или овощ по сезону (яблоко, банан, морковь или огурец). К этому можно добавить лепешку из проросшей пшеницы, подсластив ее медом (но не более одной столовой ложки). Днем можно съесть салат из тертой моркови, капусты и сельдерея, одно горячее овощное блюдо и одну лепешку из проросшего зерна. Вечером можно съесть ужин в виде салата из моркови и листьев капусты, в холодное время года свежеотваренные или свежезапеченные овощи в теплом виде (свекла, тыква). Начиная с десятого дня можно к овощам и свежевыжатым сокам добавлять кашу из цельного зерна — пшенную, гречневую, пшеничную (без масла). В течение последующих 3–4 дней придерживайтесь такого питания, а затем можете добавлять в пищу орехи, немного топленого масла.

Между семи- и десятидневным голоданием разница небольшая. На десятый день около шестнадцати часов сделайте выход по любому из трех вариантов, а затем следуйте предложенной схеме питания.

Запомните одно из основных правил выхода из голода: не ешьте больше, чем вам хочется. Голодание от семи до десяти дней является прерванным, и вам необходимо процессы очищения в организме повернуть вспять. Требуется время, чтобы организм перешел от программы детоксикации к программе насыщения.

Напоминаем вам, что во время длительного голодания не следует распространяться о том, что вы голодаете, так как чужие отрицательные эмоции могут нарушить ваш возвышенный настрой и мысли о Божественном чуде, происходящем в вашем организме во время голодания. Жизненная энергия избавляет вас от всего лишнего: от слизи, токсинов и других чужеродных веществ в вашем организме.

Поль Брэгг пишет: «Голодание является для меня столь личным делом, что много лет назад в Калифорнии, в горах Санта-Моники, неподалеку от каньона Топанга я построил небольшую хижину. В этом добровольном изгнании я часто проводил свои голодания. Если у вас есть возможность удалиться в какое-либо уединенное место и проводить голодание на свежем воздухе и в одиночестве, вы получите прекрасные результаты».

Когда подойдет время очередного поста, вы можете сделать 10-дневное голодание. На следующий год, если вы будете голодать 24–36 часов в дни экадаши, раз в квартал 5–7 дней, вы сможете на Великий, Рождественский или Петров пост проголодать 14 дней. Через год — 21 день и более. Вот так, постепенно, вы сможете развить жизненную силу и пройти полное голодание.

Советую опять прислушаться к рекомендациям Поля Брэгга: «Я не хочу ограничивать срок вашего голодания десятью днями. Но я не советую голодать более десяти дней, пока вы не испытаете как минимум шести десятидневных голоданий с трехмесячными интервалами. С таким багажом вы сможете успешно голодать 15 дней. С помощью такого голодания вы проведете великолепную чистку организма. Вы уже знаете, чего следует тут ожидать. А если вы затем захотите попробовать 21–30-дневное голодание, то вы уже будете знать, как его проводить... Позвольте мне еще раз подчеркнуть, что голодание — это наука. Поэтому не принуждайте себя к длительным голоданиям только потому, что вы ждете от этого чудес... Ваши 24–36-часовые еженедельные голодания, трех-, четырехдневные ежемесячные голодания и семи-, десятидневные ежеквартальные голодания обогатят вас таким опытом, который позволит подготовиться к более длительным срокам голодания».

Особые рекомендации во время выхода из голодания и восстановительного питания

Если организм человека сильно поражен, то здесь возможны различные варианты. Например, при язвенной болезни желудка или 12-перстной кишки можно начинать восстановление не с сока, а с жидкого процеженного слизистого отвара овсянки, «геркулеса» или гречки, постепенно, день за днем, повышая концентрацию (густоту) каши. Иногда восстановление можно начинать с сыворотки из-под свежей простокваши. Такое изменение применимо к людям, страдающим аллергическими заболеваниями — бронхиальной астмой, экземой, сахарным диабетом, и зависит от тяжести заболевания.

Растительное масло следует осторожно употреблять больным гастритом с повышенной или пониженной кислотностью, а также страдающим язвенным колитом. Почти при всех заболеваниях желательно придерживаться диеты с максимальным содержанием натуральных растительных продуктов. Животные белки, в том числе молочные, можно вводить в рацион со второй недели.

Поваренная соль полностью исключается из рациона на весь восстановительный период, так как в это время она может вызвать нарушение обмена и отечность. Совершенно недопустимо употребление мяса, мясных продуктов, грибов, яиц. Абсолютно запрещены алкоголь и курение, крепкий чай и кофе. Следует избегать жареного. Хрустящие корочки коричневого цвета (жареное мясо, рыба, картофель и т. п.) бывают вкусны, но их очень трудно усвоить и еще труднее выделить. Они по своей твердости напоминают пластмассу, в природе подобных питательных веществ нет, это — изобретение «цивилизованного» человека. В результате злоупотребления жареным возникают закупорки капилляров, а затем артериальных сосудов и вен, приводящие к тромбофлебиту.

Все, что вредно в обычных условиях для организма, еще более вредно в первые месяцы после длительного голода. Поэтому я приведу общие диетические рекомендации, как вам более правильно питаться в эти первые три месяца.

Программа питания для хорошего пищеварения

После голода можно легко и быстро наладить правильное пищеварение. Возьмите себе за правило не есть после 16 часов. Если вы этому последуете, то у вас будет хороший сон. Утром вы будете чувствовать себя отдохнувшими. У вас естественно будет происходить самоочищение организма и нормализуется жировая прослойка.

Завтрак делайте с 9 до 10 утра (можно и раньше). Ешьте салат из свежих овощей на основе моркови, капусты и зелени (зимой — тушеные овощи). Вторым блюдом у вас будет хлеб из проросшего зерна с медом или морской капустой или цельная каша с небольшим количеством масла. Вместе с капустой, морковью и зеленью они будут хорошим стимулятором для работы пищеварительного тракта, выращивания правильной микрофлоры, восстановят за счет обратных связей работу эндокринной системы организма.

Начинайте с салата. Это активизирует целый ряд процессов, которые лежат в основе нормальной работы организма. Например, стимулируется выделение пищеварительных соков, ведь сырые овощи богаты натуральными стимуляторами. После нескольких лет такого питания вы почувствуете, что ваш организм не воспринимает иного начала еды. В результате вы сможете довести потребление свежих овощей и фруктов до 60 процентов рациона.

Свежие овощи, фрукты и соки на их основе — это пища, богатая жизненными силами. Их ткани богаты энергией, поддерживающей структуру тканей организма, упругость кожи.

Идеальная диета на 50 процентов состоит из сырых фруктов и овощей. Клетчатка и пектин, содержащиеся в большинстве продуктов растительного происхождения, называются «балластными веществами», так как они не усваиваются организмом. Эти вещества выполняют важную роль в процессе пищеварения: настраивают кишечную гормональную систему, а через нее весь организм; являются регуляторами двигательной функции кишечника; создают благоприятную микрофлору в желудочно-кишечном тракте, которая частично используется организмом в качестве полноценного живого белка.

10 процентов рациона приходится на белковую пищу. Этот белок может быть в виде мяса, рыбы, яиц, натурального сыра или в растительном виде, например в орехах и семечках. Пивные дрожжи, хлеб и суп из проросшей пшеницы также являются важной частью белкового питания. Особенно незаменимы они как поставщики витаминов группы B, E и D.

Оставшиеся проценты делятся на три части. Одна треть (30 %) — это натуральный крахмал, получаемый из каш и бобовых. Другая треть (не менее 5 %) — натуральные сахара, содержащиеся в сухофруктах, меде, свежевыжатых соках. Последняя треть (не более 5 %) состоит из натуральных жиров, таких как подсолнечное, кукурузное, оливковое масло, свиной жир, сливочное и топленое масло.

Люди, склонные к ожирению, должны избегать сахара, хлеба, крупяных изделий. Или же есть их в минимальных количествах, причем каши должны быть свежесваренными. Тщательно пережевывать их — совершенно необходимо. При быстрой еде человек поглощает каши в 3–5 раз больше, чем нужно. Это и приводит к ожирению. Если же употребить небольшое ее количество, разжевывая до состояния молока, то при этом исчезают запоры, улучшается перистальтика кишечника (в момент жевания перистальтика ускоряется в четыре раза), устраняются застойные явления в желудочно-кишечном тракте.

Восстановительный период продолжается столько же, сколько длилось голодание. Постарайтесь хотя бы в этот период питаться правильно.

Распорядок дня в период восстановления остается примерно тем же (прогулки, физиотерапевтические процедуры, трудотерапия, активный отдых), но худощавым людям можно добавить специальные процедуры — масляный массаж всего тела (особенно поясницы), горячие ванны. Лицам с избыточным весом — сауну, массаж тела упаренной уриной. Лицам с конституцией Желчи — плавание в теплой воде.

Следуя такой разумной программе голодания, вы будете наполняться жизненной силой и голодание станет необходимой частью вашей жизни. День за днем, наблюдая чудо обновления, происходящее в вашем сознании и организме, вы будете наслаждаться тем, что пришли к правильной жизни, которая с каждым днем делает вас все более совершенным и здоровым.

ОЗДОРОВИТЕЛЬНЫЕ СИСТЕМЫ И ПРАКТИКИ

Тибетская постельная гимнастика

1. Лежа в постели после пробуждения, положите руки ладонями на уши так, чтобы большие пальцы были за ушами. Сжатыми ладонями двигайте по уху сильно вверх-вниз, но так, чтобы указательные пальцы двигались вдоль ушной раковины. Делайте сосредоточенно, глаза закрыты.

Повторить 20 раз.

Считается, что подобное действие предохраняет лицо от появления морщин, оказывает воздействие на работу лицевого нерва, улучшает зрение, укрепляет зубы, усиливает циркуляцию крови в височной части головы.

2. Ладонь правой руки положите на лоб, левую ладонь на правую и двигайте по лобной части вправо-влево по 20 раз так, чтобы мизинцы двигались над бровью.

Такое упражнение увеличивает циркуляцию крови, лечит головную боль, головокружение.

Оба упражнения активизируют янские энергетические качалы, расположенные в области лица и головы.

3. Наружной стороной больших согнутых пальцев массируйте глазные яблоки 15–25 раз.

Считается, что подобное действие предохраняет от заболевания глаза, улучшает зрение, успокаивает нервную систему.

4. Согнутыми ладонями обеих рук массируйте щитовидную железу сверху вниз 30 раз.

Это улучшает регуляцию обменных процессов и работу внутренних органов, повышает иммунитет.

5. Массаж живота. Лежа на спине, ноги сгибаете в коленях так, чтобы живот расслабился. Правую ладонь кладете на голый живот, левую ладонь — на правую и производите круговые движения по часовой стрелке 30–50 раз, но так, чтобы живот перемещался то вверх, то вниз. Это достигается поворотом ладони.

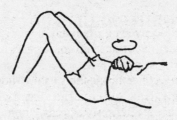

Это очень полезная процедура для органов брюшной полости. Она предотвращает многие неприятные и вредные расстройства желчного пузыря, печени, поджелудочной железы, почек, мочевого пузыря, мужских и женских половых органов, тонизирует толстый кишечник, способствует лучшему отходу его содержимого и предотвращает образование каловых камней. В результате этого улучшаются процессы переваривания пищи, перистальтика кишечника, укрепляется мускулатура живота и предотвращается опускание органов брюшной полости, значительно улучшается работа вышеперечисленных органов, что в целом оздоравливает организм.

6. Лежа на животе, втягивайте живот к позвоночнику, а затем выпячивайте, и так 20–40 раз. Это желательно делать и днем 2–3 раза перед едой.

Это внутренний, естественный массаж, который активизирует энергетику организма (особенно трех нижних чакр). Но от себя замечу, что он не заменяет массаж живота руками, а прекрасно его дополняет.

Считается, что подобное действие помогает тем, у кого болят печень, почки, желудочно-кишечный тракт. Внутреннему массажу подвергаются органы брюшной полости, особенно печень и почки, они улучшают свою работу. Массаж ликвидирует застойные явления желчи (одно это улучшает качество пи-

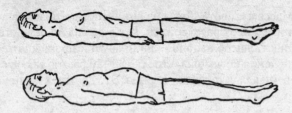

щеварения и способствует нормальной перистальтике) и крови, улучшает движение лимфы, помогает избавляться от лишнего жира в области живота.

7. Лежа на спине, сбросив одеяло, делайте поочередные сгибания ног в коленях. При этом плотно подтягивайте согнутую ногу к груди так, чтобы легкому массажу подвергались внутренние органы. Сделайте 30–40 сгибаний по 15–20 раз каждой ногой.

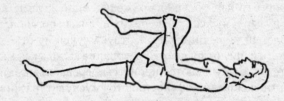

Это очень важное упражнение, которое массажирует не только внутренние органы грудной клетки, желудка, кишечника, но и железы внутренней секреции, расположенные в этих областях,— половые, надпочечники, поджелудочную железу. Одновременно идет «растапливание» жира и укрепляется мускулатура.

Как показывает практика, мягкое продавливание брюшной полости весьма благоприятно сказывается на работе органов, расположенных в ней.

8. Сидя на кровати, левую ногу положите на правую и ладонью правой руки массируйте выемку стопы до тех пор, пока она не станет теплой.

Считается, что подобное действие оказывает лечебный эффект на ревматиков, подагриков, при воспалении суставов ног,

Оздоровительные системы и практики

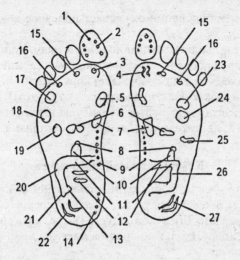

Активные точки подошвы (цифрами указаны точки, связанные с различными органами):
1—гипофиз; 2—лобные пазухи; 3—шея; 4—горло; 5—щитовидная железа; 6—поджелудочная железа; 7—желудок; 8—надпочечник; 9—спинные позвонки; 10—почки; 11—поперечная ободочная кишка; 12—тонкие кишки; 13—слепая кишка; 14—поясница; 15—глаза; 16—уши; 17—правое легкое; 18—печень; 19—желчный пузырь; 20—восходящая кишка; 21—аппендикс; 22—правое колено; 23—левое легкое; 24—сердце; 25—селезенка; 26—толстая нисходящая кишка; 27—левое колено

регулирует работу сердца. Это объясняется тем, что вышеперечисленные болезни являются результатом неправильного питания и шлаки под действием силы тяжести в первую очередь оседают в суставах ног в виде различных отложений солей. Кроме того, на подошву выходят рефлексогенные зоны, связанные со всем организмом, и массаж их благотворно сказывается на общем здоровье человека и отдельных его органов.

9. Сидя сделайте «замок» из пальцев рук, охватите затылок, откиньте назад шеи и массируйте затылок в каждую сторону по 20 раз.

Благодаря этому улучшается кровообращение головы и больших кровеносных сосудов, движение спинномозговой жидкости. Упражнение оказывает полезное воздействие на шею, грудь.

10. Сидя, ладони плотно прижмите к ушам. Кончиками пальцев обеих рук поочередно «барабаньте» по затылку.

Подобное действие возбуждает кору головного мозга, помогает при шумах в ушах, предохраняет от глухоты, лечит головную боль и возбуждает затылочный участок коры мозга, ответственный за двигательную активность организма.

Комплекс китайского массажа

Данный массаж на постели — прекрасное оздоровительное и профилактическое средство для людей среднего, пожилого и старого возраста. Его рекомендуется выполнять сразу же после пробуждения. Отдельные приемы массажа можно выполнять и в течение дня.

Эффект массажа значительно увеличится, если растирания кожи выполнять с упаренной уриной. Для этого придется заранее подстелить на кровать покрывало. Упаренной урины использовать столько, чтобы слегка смочить руки и работать ими так, будто они сухие. После массажа принять теплый душ без мыла. Можно использовать контрастный душ — тепло, прохладно, тепло.

Советую начать без упаренной урины, а когда привыкнете, попробуйте с упаренной. Изредка, особенно в холодную сухую погоду, применяйте оливковое масло.

Первая серия упражнений — растирание

Растирание кистей рук

Разогрейте кисти рук взаимным растиранием, поочередно обхватывая и массируя с силой левой кистью тыльную сторону правой и наоборот; выполнить 10 и более массирующих движений каждой рукой.

На кистях рук происходит переключение трех инских каналов на три янских. Три канала Ян кистей рук проходят от кистей к голове, три канала Инь кистей — от груди к кистям. Растирание начинают с кистей, так как в них находятся начальные (или конечные) точки каналов.

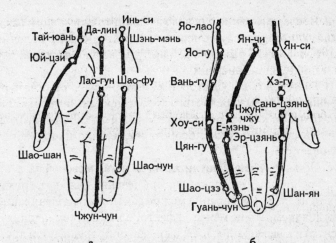

Кисть с расположением «важных точек»:

а — меридиан легких: Шао-шан («небольшая сделка»), Юй-цзи («граница ворот»), Тай-юань («большой источник») — тонизирующая точка. Меридиан перикарда: Чжун-чун («средняя точка приложения сил») — тонизирующая точка, Лао-гун («дворец усилий»), Да-лин («большой холм») — тормозящая точка. Меридиан сердца: Шао-чун («точка малого наступления») — тонизирующая точка, Шао-фу («малая область») — тормозящая точка, Шэнь-мэнь («божественные ворота»), Инь-си («граница инь»);

б — меридиан тонкого кишечника: Шао-цзэ («малый пруд»), Цян-гу («передняя линия»), Хоу-си («заднее ущелье») — тонизирующая точка, Вань-гу («кость лучезапястного сустава»), Ян-гу («солнечная долина»), Ян-лао («забота старости»).

Меридиан «Трех обогревателей»: Гуань-чун («пограничная точка нападения»), Е-мэнь («ворота жидкости»), Чжун-чжу («средний остров») — тонизирующая точка, Ян-чи («Ян пруд»).

Меридиан толстого кишечника: Шан-ян («советник ян»), Эр-цзянь («вторая фаланга пальца»), Сань-цзянь («третья фаланга пальца») — тонизирующая точка, Хэ-гу («встреча в долине»), Ян-си («солнечное ущелье»).

1. Правильное и тщательное растирание кистей рук помогает при спазмах периферийных сосудов в кистях и пальцах (ощущение холода в конечностях), содействует восстановлению двигательной способности кистей после паралича.

2. После потирания рук надо выполнить сжимание и разжимание кистей, чередуя энергичное сжатие с расслаблением. Повторить 15–25 раз. Волевой импульс во время сжатия улучшает циркуляцию энергии.

3. Растерев тыльные стороны кистей, можно разогреть растиранием ладони, а после этого промассировать несколько важных точек на кистях рук (например, Ян-лао, Лао-гун, Шэнь-мэн, Хэ-гу и др.), что способствует снятию напряжения и улучшает сон.

4. При чрезмерной потливости, наличии мозолей на кистях рук или повышенной сонливости в течение дня кисти рук потирать не надо. Растирание можно заменить поколачиванием, разминанием, что не менее эффективно. Эта рекомендация относится и к растиранию плеч и предплечий, груди, ног и других частей тела.

Растирание плеч и предплечий.

Кистью правой руки обхватить запястье левой с внутренней стороны и с умеренной силой выполнить растирающее движение вверх к плечу по внутренней стороне руки; затем обвести плечо и по внешней стороне руки выполнить такое же движение вниз до тыльной стороны кисти. Выполнить движение вверх и вниз 10–20 и более (в случае необходимости) раз, после чего проделать то же самое другой рукой.

Подобное растирание способствует увеличению подвижности суставов рук, предупреждает их воспаление, улучшает проходимость энергии по меридианам, а крови — по сосудам. Именно застой энергии создает ломоту в руках и плечах, а благодаря этому растиранию она будет исчезать.

Страдающим замерзанием конечностей, заболеваниями рук рекомендуется выполнять растирание и разминание более интенсивно, увеличив количество повторений до нескольких десятков и даже сотен раз. После этого вы должны почувствовать теплоту в руках и мягкость тканей.

Людям с воспалительными заболеваниями кожи и мягких тканей, а также суставов, сопровождающимися повышением температуры, выполнять это упражнение не следует.

Растирание головы

Кисти рук положите ладонями на лоб; слегка применяя силу, ведите кистями к нижней челюсти (минуя нос), затем к задней части головы, к области над ушами, легко (без нажима) проведите руки через макушку и верните их ко лбу. Выполнить 10–20 и более (в случае необходимости) раз.

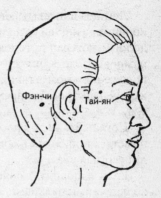

Расположение точек Тай-ян и Фэн-чи

Далее подушечками пальцев или кончиками ногтей легкими движениями по кругу размять волосистую область головы 10–20 раз (направление строго не фиксировано). Затем, слегка надавливая, большими пальцами рук погладить голову от области точки Тай-ян к волосистой части, остальные пальцы производят легкое поглаживающее движение; проведя пальцы до макушки, вести их вниз, до шеи.

Показания: боли в передневисочной области головы, мигрень, острый и хронический конъюнктивит, невралгия и неврит тройничного и лицевого нервов, тик и контрактура мимических мышц.

Необходимо следить за тем, чтобы от начала до конца нажим выполнялся большими пальцами, а остальные только сопровождали их движение. Выполнить 10 и более раз. Это упражнение способствует снижению кровяного давления. При повышенном давлении можно выполнять его от 30 до 70 раз.

Растирание кожи головы способствует активизации и гармонизации шести янских энергетических каналов, а через них — всех функций организма. Растирание кожи лица и головы способствует сохранению свежего цвета лица, препятствует образованию морщин и сохраняет волосы.

Легкое разминание волосистой части головы регулирует ее кровоснабжение, а также улучшает кровоснабжение головного мозга, мозговых нервных центров, что стимулирует их деятельность.

Легкие «поклевывающие» движения и точечное нажимание кончиками ногтей на волосистую часть головы действует наподобие иглотерапии головы. Регулярное выполнение этого упражнения благоприятствует лечению заболеваний, вызванных поражением мозга, таких как парезы, потеря координации движений, расстройства зрения, речи, похолодание конечностей и т. п.

Поглаживание с силой большими пальцами точки Тай-ян помогает при болях в боковых областях головы, при параличе лицевого нерва и т. д.

Если выполнять с силой поглаживающие движения не только большими пальцами, но и остальными, массируются точки Фэн-чи и область шеи (см. рис.). Массаж точек Фэн-чи помогает снизить давление при болях в задней части головы. Разминание внешней стороны шеи (особенно точек пульсации артерий) помогает улучшить кровоснабжение мозга, полезно при лечении высокого кровяного давления.

Если выполнение упражнений вызывает неблагоприятные реакции типа головокружения и т. п., их следует прекратить.

Растирание груди
При выполнении упражнения в положении лежа сначала положить кисть правой руки на левый сосок, пальцы направить слегка вверх и с силой вести руку к основанию правого бедра. Затем проделать то же самое левой рукой. Выполнить каждой рукой 10–20 и более (в случае необходимости) раз.

1. В дополнение к основным упражнениям можно двумя-тремя пальцами ущипнуть кожу над точкой Тянь-ту (в самом центре впадины над грудной костью), приподняв и затем отпустив кожу. Проделав так 10–20 раз, указательным пальцем потереть данную точку 10–20 раз.

2. Можно основанием ладони или краем мышечного бугра на первой пястной кости потереть точку Тань-чжун (в центре линии, соединяющей соски) 30 и более (до 40) раз, до локального разогревания кожи. Вначале растирать медленно, а затем быстрее; нельзя растирать поврежденную кожу.

Точки Тянь-ту и Тань-чжун являются точками переднего срединного канала на грудном отрезке, воздействие на них спо-

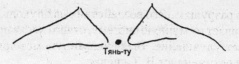

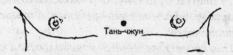

Точки Тянь-ту («небесная тропа»)
и Тань-чжун («середина груди»)

собствует нормализации функций дыхательной и сердечно-сосудистой систем. «Защипывание» точки Тянь-ту и растирание точки Тань-чжун помогает при лечении астмы, кашля и хронического воспаления дыхательных путей.

Стимулирование этих точек и прилегающих к ним зон улучшает перистальтику пищевода, оказывает лечебный эффект при его спазмах.

Пощипывание точки Тянь-ту снижает гиперфункцию щитовидной железы и понижает основной обмен веществ.

Потирание точки Тань-чжун активизирует локальное кровообращение, улучшает кровоснабжение грудных желез и циркуляцию лимфы, в период кормления помогает образованию и выделению молока (на заметку кормящим матерям).

3. Можно выполнить следующее растирание: правую кисть с силой вести от верхней внешней области груди к нижней границе левой дуги ребер; то же самое проделать левой кистью. Выполнить 10–20 раз.

4. Если нельзя растирать грудную область, ее можно массировать точечно кончиками пальцев, особенно больные (затвердевшие) места, или ладонью либо кулаком постукивать по грудной клетке (это способствует отхождению слизи из бронхов и альвеол).

5. Прилежное и регулярное выполнение этих растираний способствует выравниванию и регулированию дыхания, помо-

гает предупредить воспаление дыхательных путей, поддерживать в здоровом состоянии сердце и легкие; они эффективны при простуде и нервном возбуждении.

Растирание бедер и голеней
Обхватить руками с двух сторон основание бедра и с силой вести руки к щиколотке (при растирании голени большие пальцы рук должны находиться на боковых границах большой берцовой кости, кончики остальных пальцев — на противоположной стороне), затем вернуть руки к основанию бедра. Проделать эти движения вверх и вниз 10–20 и более раз. Способ растирания одинаков для обеих ног. Можно растирать бедра и голени отдельно.

Это растирание способствует улучшению циркуляции энергии по меридианам, увеличивает подвижность суставов, укрепляет мышцы ног, помогает предупредить заболевания ног, повышает способность ходить пешком.

Растирание бедер и голеней активизирует циркуляцию энергии и крови в нижних конечностях, крове- и лимфоток, помогает предотвратить расширение вен в начальной стадии и отеки ног, вызванные сердечно-сосудистой недостаточностью, атрофию мышц.

Растирание можно заменить поколачиванием или разминанием.

Растирание коленей
Ладонями обеих рук плотно обхватить коленные чашечки, сначала выполнить круговые растирающие движения 10 и более раз к внешней стороне, затем — 10 с лишним раз к внутренней стороне так, чтобы колени разогрелись и покраснели. Если в них возникают неприятные ощущения, можно сначала обеими руками размять левое колено несколько десятков раз, а затем правое. Разминать надо осторожно, постепенно увеличивая силу.

Регулярное выполнение этих приемов улучшает состояние коленных суставов, помогает предупредить их воспаление, тугоподвижность и другие неприятные заболевания.

Если растирание коленей противопоказано, можно поколачивать точку Цзу-сань-ли («три расстояния», которая считает-

Оздоровительные системы и практики

ся точкой долголетия), а также подушечками пальцев или кончиками ногтей надавливать на нее. Это оказывает общеукрепляющее воздействие на организм, способствует нормализации функции желудка. Можно, выпрямив ноги, кончиками пальцев с силой разминать, пощипывать, глубоко нажимать в углубления под коленной чашечкой с обеих ее сторон, а также на другие места коленных суставов с тем, чтобы разогреть их до красноты. Это помогает предотвратить заболевания коленных суставов. Данные приемы полезно выполнять до и после принятия ванны.

Описанные способы и места растираний можно применять избирательно или комплексно, исходя из индивидуальных ощущений.

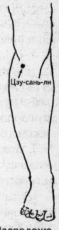

Расположение точки Цзу-сань-ли

Вторая серия упражнений — для ушей

1. Ладонями обеих рук с силой надавливать на ушные отверстия (кончики пальцев направлены к затылку), тремя средними пальцами обеих рук легко постукивать — «барабанить» по затылочной кости (область мозжечка). Выполнить 10 и более раз.

2. Теперь надо усилить давление ладоней на уши, пальцы при этом с силой нажимают на затылочную кость, но не двигаются. Под конец упражнения надо резко оторвать ладони от ушных раковин, затем снова прижать. Проделать это упражнение 10 и более раз.

3. Средние или указательные пальцы обеих рук вложить в ушные отверстия, покрутить 3 раза и быстро вынуть. Выполнить 3–5 раз.

Согласно традиционной китайской медицине, на затылочной кости соединяются все каналы Ян. Легкое постукивание по ней способствует активизации умственной деятельности, укреплению памяти. Рекомендуется тем, кто недосыпает или переутомлен.

Поскольку слуховые нервы в ушных отверстиях соединены со спинным мозгом, а при закрывании и открывании ушных отверстий колеблется барабанная перепонка, данные упражнения способствуют улучшению слуха, предотвращению заболеваний ушей.

4. Обеими руками одновременно осторожно разминать и растирать ушные раковины (или сгибать их вперед и назад) 30–40 раз до появления в них теплоты.

5. Подушечками указательных пальцев обеих рук одновременно разминать и надавливать на «ладьи» обеих ушных раковин (выемка в верхней части ножки ушного завитка) 10–20 раз.

6. Большим и указательным пальцами обеих рук одновременно потянуть вниз мочки ушей 20–30 раз, можно также размять завитки ушей несколько десятков раз.

7. Большим и указательным пальцами обеих рук одновременно потянуть завитки ушей вверх, вниз и во внешнюю сторону, в каждом направлении по 3–5 раз.

Описанные упражнения можно выполнять избирательно или в комплексе.

Массаж ушных раковин стимулирует нервную деятельность, регулирует жизнедеятельность всего организма, а также способствует лечению ушных заболеваний. Массаж «ладьи» ушной раковины и ушной полости помогает восстановлению функций внутренних органов. Оттягивание мочек помогает предупреждать головокружение, головную боль, обмороки, а также зубную боль и заболевания органов зрения. Это очень эффективные приемы самооздоровления организма.

Третья серия упражнений — для глаз

«Вращение глазами»

Сесть ровно, взгляд зафиксировать на одной точке напротив себя, голова и поясница на одной вертикальной линии. Теперь выполнить вращательные движения глазными яблоками 5–6 раз против часовой стрелки, затем некоторое время смотреть сосредоточенно на точку перед собой. После этого выполнить вращательные движения глазными яблоками 5–6 раз по часовой стрелке и некоторое время смотреть вперед на точку перед собой.

Это упражнение рекомендуется выполнять 2 раза в день, утром и вечером.

«Умывание глаз»

1. Кисти рук слегка сжать в кулаки, большие пальцы согнуты; тыльной стороной фаланг больших пальцев потереть кожу верхних век 10 и более раз. После этого фалангами больших пальцев нажимать на точки Тай-ян с обеих сторон вращательными, разминающими движениями около 10 раз, затем столько же раз в обратном направлении. Большим и указательным пальцами правой руки ущипнуть кожу в точке между бровями до 10 и более раз. Одновременно левой рукой выполнять поглаживающее движение от задней границы волос вниз по шее 10 и более раз; повторить, поменяв руки. Данное упражнение можно выполнять с закрытыми или открытыми глазами.

В организме человека все взаимосвязано. Глаза «связаны» с печенью, и если печень, желчный пузырь больны, наблюдается помутнение зрачков. «Умывание глаз» способствует циркуляции энергии и крови в глазных яблоках и окружающих тканях, тонизирует глазные мышцы, замедляет «провисание» век, предупреждает появление близорукости и дальнозоркости, а также благотворно влияет на деятельность печени и желчного пузыря.

Точка Тай-ян относится к внеканальным точкам, разминание ее может стимулировать каналы и артерии, служить средством профилактики и лечения простудных заболеваний. После ее разминания улучшается самочувствие, исчезают головные боли и головокружения.

Пощипывание кожи в точке между бровями «отводит из глаз жар» (т. е. уменьшает воспаление), предотвращает глазные болезни и оздоравливающе действует на печень и желчный пузырь.

2. Слегка прикрыть глаза, подушечками указательного и среднего пальцев обеих рук одновременно сделать 10 вращательных массирующих (потирающих) движений в одну сторону на нижних границах глазных впадин, затем 10 движений в противоположную сторону.

3. Подушечками указательных пальцев обеих рук 20–30 раз разминать вращательными движениями внутренние уголки глаз, после этого 20–30 раз — внешние уголки глаз. Можно также добавить разминание области под глазами («мешочки»).

4. Продолжительное смотрение вдаль, на линию горизонта в течение 15 минут дает отдых мышцам хрусталика глаза, предупреждает близорукость и другие глазные заболевания.

Описанные выше упражнения можно выполнять избирательно и в комплексе.

«Вращение глазами» тренирует внешние мышцы глаза, стимулирует циркуляцию жидкости в глазнице, предупреждает косоглазие, ослабление зрения, появление близорукости и дальнозоркости, улучшает циркуляцию крови во внутренних тканях глазницы, укрепляет зрительные нервы, стимулирует функции глазных нервов и мышц, препятствует возникновению глазных болезней.

Четвертая серия упражнений — для зубов

«Постукивание зубами»

Успокоиться, расслабиться, добиться полной неподвижности, слегка прикрыть рот и затем легко постучать верхними и нижними зубами друг о друга 30 и более раз.

Согласно традиционным представлениям китайской медицины, зубы тесно связаны с деятельностью желудка, селезенки и некоторыми другими пищеварительными органами. Регулярное выполнение данного упражнения укрепляет зубы и желудок с селезенкой.

«Надувание и полоскание рта»

Закрыть рот, сомкнуть зубы, как будто во рту держите какой-то предмет; щеками и языком проделать «прополаскивающие» движения 30 и более раз. Во время «полоскания» выделяется слюна; когда она наполнит весь рот, следует медленно, в три приема проглотить ее, мысленно направляя в энергетический центр под пупком. В первое время может выделяться немного слюны, после долгой тренировки ее количество увеличивается.

Это упражнение вызывает обильное слюноотделение, что способствует очищению крови от токсинов, улучшает пищеварение, способствует повышению иммунитета организма. Однако главная его цель — выработать побольше энергии (за счет «прополаскивающих» движений рта), связать ее со слюной (энергия «осаждается» на жидкости) и ввести в организм, предотвращая рассеивание.

Данные упражнения улучшают состояние носоглотки, воздействуют на барабанные перепонки, несколько стимулируют деятельность мозга, улучшают слух, предупреждают заболевания ушей, стимулируют деятельность центральной и периферической нервной системы.

Пятая серия упражнений — для носа

1. Слегка согнуть большие пальцы обеих рук, остальные сжать в кулак; тыльной стороной больших пальцев с силой выполнить потирающие движения вдоль носовой кости вверх (до уровня нижних век) и вниз (до ноздрей) 10 раз; зимой или в холодную погоду можно увеличить количество потирающих движений до 30 и более. Выполнять движения можно обеими руками в одном направлении или в противоположных.

Кончиками большого и указательного пальцев обеих рук или одной руки можно защемить находящиеся по бокам носа точки Ин-сян (между центром внешних границ крыльев носа и носогубными складками), затем сделать 10–20 разминающе-надавливающих движений.

Точка Ин-сян находится на ответвлениях лицевых артерий и вен, рядом с ней расположено пересечение лицевого и подглазного нервов, поэтому массаж этой точки улучшает кровоснабжение данного участка, предупреждает заболевания носа, помогает при параличе лицевого нерва.

2. Потирание с силой области носа стимулирует кровообращение в слизистой оболочке носа, способствует нормальным выведениям из него (они содержат лизоцим, секреторные иммунные тельца, а также другие антимикробные вещества), приводит в движение волоски в носу, которые обильно смачиваются выделяемой слизистой оболочкой носа жидкостью, что улучшает фильтрацию пыли, микроорганизмов и прочего.

Такое потирание увеличивает сопротивляемость слизистой оболочки носа различным заболеваниям, предупреждает грипп и насморк, очищает полость носа, способствует поддержанию в

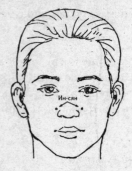 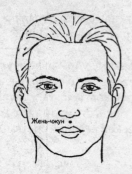

Расположение точки Ин-сян   Расположение точки Жень-чжун

носовых ходах оптимальной температуры, уменьшает воздействие холодного воздуха на легкие, повышает устойчивость организма к холоду. Потирание носа улучшает обоняние и рефлекторную деятельность легких и толстого кишечника.

3. Кончиком пальца защемить точку Жэнь-чжун (на границе верхней трети и нижних двух третей канавки верхней губы), затем выполнить вращательное разминающее движение 50 раз по часовой стрелке и 50 раз против часовой стрелки. После этого подушечкой пальца сделать 20 нажимов на точку в направлении вниз.

Стимулирование точки Жэнь-чжун повышает тонус органов дыхания, снижает повышенное давление, обладает антишоковым действием, ускоряет кровоток, улучшает кровоснабжение мозга и всех систем организма. Защемление точки Жэнь-чжун возбуждает деятельность коры головного мозга, повышает тонус и улучшает общее эмоциональное состояние.

Шестая серия упражнений — растирание поясницы

1. Разогрев руки потиранием друг о друга, плотно положить их ладонями на точки Яо-ян (находятся в углублениях на расстоянии, примерно, в кулак влево и вправо от выступа третьего поясничного позвонка), некоторое время держать их неподвижно, затем с силой провести руку до уровня копчика, а затем — в обратном направлении, сгибая руку до предела; выполнить 30 и более раз.

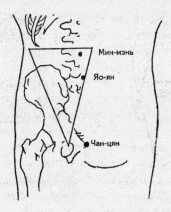

Точки Мин-мэнь, Яо-ян, Чан-цян

Массаж и растирание выполнять от точек Мин-мэнь («ворота жизни») до Чан-цян («рост силы»). Прорабатывать надо указанную на рисунке площадь треугольника.

Яо-ян находится в центре опоясывающей артерии (артерии, идущей вокруг талии), а также в области почек; эти точки «любят тепло, боятся холода». Потирание поясницы не только разогревает ее, но и благоприятствует деятельности почек, прочищает опоясывающую артерию.

Применение этого упражнения в течение длительного времени предупреждает боли в пояснице. Если же у вас уже болит поясница, то следует выполнять описанное растирающее движение по нескольку сотен раз, до появления пота.

2. Слегка сжать руки в кулаки и их боковыми или тыльными сторонами помассировать круговыми вращательными движениями или постукиванием поясницу; можно также применять технику пощипывания. Количество повторений - по самочувствию, до небольшого разогрева.

Массаж вращательными движениями поясницы дает прекрасный оздоровительный эффект.

Массаж поясницы в районе точек Яо-ян, ее центра и ножного канала Ян мочевого пузыря, а также крестца и копчика лечит ревматизм, разогревает мышцы, очищает энергетические каналы и кровеносные сосуды, нормализует и улучшает цир куляцию энергии и крови в этой части тела, стимулирует умственную деятельность, функции органов слуха и зрения, благоприятно действует на почки («питает изначальную энергию», что приводит к укреплении психического состоянии человека), укрепляет поясничный отдел позвоночника, стимулирует функцию вегетативного нервного сплетения в области поясницы («врат жизни»), препятствует преждевременному старению организма.

Массаж поясницы расширяет капилляры в коже, что стимулирует кровообращение, улучшает обменные процессы, ускоряет вывод из организма продуктов обмена, стимулирует чувствительность нервных отростков, оказывает стимулирующее воздействие на периферическую нервную систему. Это, в свою очередь, способствует восстановлению ранее пораженных систем организма, повышает работоспособность и выносливость поясничных мышц, препятствует их ослаблению, предупреждает боли в пояснице, особенно при остеохондрозе и перенапряжении мышц поясницы. Хорошо помогает при невралгии седалищного нерва, смещении межпозвоночных дисков, предупреждает импотенцию у мужчин, нерегулярность менструаций у женщин.

Предостережение. Массаж нельзя делать при болях в пояснице вследствие туберкулеза позвоночника, опухолей, переломов костей и инфекционных заболеваний, что может вызвать их обострение и повлечь разнообразные осложнения.

Седьмая серия упражнений — массаж живота

1. Лежа на кровати, согнуть ноги в коленях, в результате чего колени поднимаются вверх, а живот расслабляется. Левую руку завести за спину или положить на основание левого бедра (в положении лежа положение руки не фиксировано); правой рукой массировать, начиная от солнечного сплетения к пупку по направлению влево, от пупка к нижней части живота по направлению вправо, затем возвратить руку в исходное положение; выполнить 30 и более раз. После этого проделать те же движения, но в противоположном направлении левой рукой. Разминать живот следует с небольшим усилием, особенно там,

где ощущается боль. Желательно осторожно массажировать и разминать болевой участок до тех пор, пока боль не исчезнет или значительно не уменьшится.

Это невероятно полезное разминание и массаж живота рекомендую тщательно выполнять всем людям, особенно страдающим запорами, в пожилом и старческом возрасте. Длительное и регулярное применение его усиливает эвакуаторную функцию толстого кишечника, освобождение желчного пузыря, улучшает пищеварительную функцию желудочно-кишечного тракта, способствует излечению различных желудочно-кишечных заболеваний. Благотворное действие этого массажа сказывается на усилении функций всего организма.

2. Если по каким-либо причинам нельзя разминать живот, то можно применить точечное надавливание: лечь навзничь, большим пальцем одной руки или тремя средними пальцами локально давить на живот, другая рука легко поддерживает первую, помогая ей; сила надавливания — до небольшой боли; нажав, задержать руку на некоторое время, затем медленно отпустить. Так поступать до тех пор, пока боль не исчезнет или значительно не уменьшится. Нажимать в 7–8 местах на переднем срединном канале и по обе стороны его. Это активизирует циркуляцию крови в области живота, способствует лечению желудочно-кишечных заболеваний, а также вызывает сонливость.

Кому нельзя применять точечное надавливание, могут легко постукивать по животу обоими кулаками.

Женщинам следует делать более легкий массаж, в основном в положении лежа, ноги согнуты в коленях. Верхнюю часть живота желательно массажировать с несколько большим усилием, чем нижнюю. В дни месячных этот массаж прекращать.

Разминание живота напрямую массирует внутренние органы (особенно желудок, тонкий и толстый кишечник, желчный пузырь, печень и селезенку, почки и мочевой пузырь, а у женщин — матку и придатки), что стимулирует кровообращение в них. Одновременно стимулируется выделение секретов желудка, желчного пузыря, поджелудочной железы и тонкой кишки, что усиливает пищеварительные функции желудка и кишечника.

Массаж живота усиливает кровоснабжение внутренних органов, стимулирует вывод из организма продуктов обмена, способствует улучшению лимфооттока, стимулирует образование и выделение кишечником иммунных веществ, что повышает сопротивляемость кишечника заболеваниям, предотвращает его гиперфункцию и таким образом оказывает терапевтическое действие при хроническом гепатите и энтерите. Такой массаж может значительно уменьшить застой крови в полости живота и его внутренних органах, стимулирует отток крови.

3. Легкое поколачивание или разминание по средней линии нижней части живота и груди, а также нажимание и разминание области мочевого пузыря не только исцеляет заболевания кишечника, увеличивает силу брюшных мышц, но и, согласно теории китайской медицины, поддерживает функции мужских половых органов и улучшает поддерживающий аппарат матки, регулирует циркуляцию энергии и крови. Кроме этого, данный массаж благоприятно действует на почки и «первоначальную энергию» (цзин), укрепляет организм, регулирует деятельность мочеполовой системы.

Регулярное выполнение массажа в течение длительного времени содействует излечению опущения желудка, матки, прямой кишки, недержания мочи, импотенции, а также оказывает определенный терапевтический эффект при нерегулярности менструаций, функциональном кровотечении из матки.

Разминание живота лучше всего выполнять утром, после опорожнения кишечника и мочевого пузыря. При опущении внутренних органов следует легко разминать живот в положении лежа, при увеличении размеров печени и селезенки следует легко массировать соответствующие места.

Предостережение. Разминание строго противопоказано при злокачественных опухолях в области живота, прободении стенок желудка и кишечника, кровоизлияниях во внутренних органах, аппендиците, перитоните и других острых заболеваниях. Не рекомендуется выполнять после еды.

Во время разминания живота или после него вследствие усиления перистальтики желудка, кишечника и других изменений, вызванных массажем, могут наблюдаться метеоризм отрыжка, булькание, ощущение тепла в животе или голода и жажды, а также желание опорожнить кишечник и мочевой пузырь. Эти явления вполне нормальны и указывают на благотворные изменения.

Восьмая серия упражнений — массаж стопы

1. Разогреть руки потиранием друг о друга, затем растереть каждую стопу поверхностью или ребром ладони до появления в ней теплоты.

Ступня относится к ножному каналу Инь почек (берет начало на ступне и заканчивается в верхней части груди) и является «местом опускания вниз мутной энергии». Растирание стопы «управляет жаром» почек и «опусканием мутной энергии» из верхней части тела, а также улучшает работу печени и зрение. Эффект от растирания больше, если оно выполняется после мытья ног. И еще более увеличивается, если растирание выполнять с упаренной уриной.

Растирание стоп рефлекторно воздействует на слизистые оболочки верхних дыхательных путей, эффективно очищая пазухи носа. При этом надо соблюдать правила питания, чтобы в организме не образовывалась слизь.

2. Растирание стоп до сильного разогрева в сочетании с растиранием поясницы и массажем мошонки круговыми движениями предупреждает старческое недержание мочи во сне и другие неприятные расстройства.

Регулярное растирание стоп усиливает кровоснабжение, отток лимфы и крови, предупреждает спазмы периферийных сосудов ног, эффективно противодействует ощущению холода во всем организме.

Растирание стоп возбуждает деятельность мозга, укрепляет физическое состояние организма после родов, поддерживает физиологические функции систем и органов. А если производить его с применением упаренной урины, то к указанным эффектам присоединяются сильная энергетизация организма, улучшение, а в отдельных случаях и омоложение кожи на стопах ног, рассасывание отложений солей и другие полезные эффекты.

ТРАВОЛЕЧЕНИЕ

СПОСОБЫ ИСПОЛЬЗОВАНИЯ ЛЕКАРСТВЕННЫХ РАСТЕНИЙ

Целебные свойства растений ценились во все века весьма высоко. Растения применяются для лечения в трех видах: живыми, мертвыми и воскрешенными.

Живое растение употребляется для изменения среды, окружающей больного. Особенно хороши для этого благовонные растения: их аромат способствует оздоровлению воспаленных оболочек дыхательных путей. Так, например, больным с заболеванием легких полезен запах сосны, лаванды, розмарина, базилика, мяты.

Сорванное (мертвое) растение используют следующим образом: в виде сока, порошка, настоя, отвара (растение вываривают в воде и получают медикамент более активный, чем настой), порошка, получаемого в виде осадка, спиртовой вытяжки, квинтэссенции.

Напутствие тому, кто готовит лекарство из растений. Известно, что растительный медикамент всегда лучше действует, если он приготовлен человеком с крепким здоровьем и притом искренне желающим помочь больному. В этом кроется одна из причин успеха применения растительных лекарств.

Способы введения лекарственного начала, извлеченного из растения, различны.

Внутрь вводятся лекарственные начала в виде выжатого из растения сока; отвара; напара; вытяжек из корней, коры, семян и плодов с помощью воды, вина, водки, спирта; порошка из высушенных частей растений.

Наружно — в виде ванн; обертываний в простыню, смоченную в отваре из лекарственных растений; в виде примочек, компрессов, прикладываний частей растения и пасты из них; мазей.

Перенесение болезней на растения. Болезнь может быть перенесена с человека на любое другое живое существо. Для этого нужно взять у больного человека какую-нибудь жидкость: кровь, мокроту, мочу (что-то одно), полить этой жидкостью землю, заключенную в горшок, посадить в эту землю семя, отмеченное тем же знаком, что и болезнь. Когда растение взойдет, его следует бросить в реку, если речь идет о лихорадке или инфекционной болезни, или сжечь — при воспалениях с отделением влаги. Прежде чем сжечь растение, нужно подержать его некоторое время в соприкосновении с больным местом.

При язвах или ранах употребляют горчак, живокость. При зубной боли нужно до крови натереть десны корнем крестовника обыкновенного, а потом посадить его на место, где он рос. При легочной чахотке помогают дуб или вишня.

Специфическое действие растений

1. Противовоспалительные и растительные антибиотики. Это растения, содержащие, в первую очередь, фитонциды — угнетающие и даже уничтожающие патогенную флору: лук (все виды), чеснок, лист шелковицы, лист ежевики, лист инжира (смоковницы), лист ореха, кориандр, чабрец, зеленые побеги сосны, ели, кедра, пихты, чистотела большого, эвкалипта голубого, цвет и молодые листья березы, мать-и-мачехи.

2. Растительные антисептики: багульник, береза, зверобой, календула, лук, можжевельник, мята, ромашка, подорожник, сосна (почки, хвоя), туя, чабрец, черная редька, чистотел, чеснок, шалфей, эвкалипт.

3. Антиаллергены: аир, береза (сок, лист), ромашка, солодка, череда.

4. Биостимуляторы: аир, девясил, золотой корень, корень лопуха, лимон, левзея.

5. Отхаркивающие: аир, анис, девясил (корень), коровяк (цвет), лук, мать-и-мачеха, медуница, редька черная, солодка, чабрец.

6. Жаропонижающие: береза, бузина черная, василек полевой, клюква, малина (лист, ягоды), лепестки розы (светлые тона), ромашка, хвощ полевой, солодка, череда, цикорий.

Применение при различных заболеваниях:

• *При поносе и воспалении кишечника* используют растения, обладающие вяжущими и противовоспалительными свойствами. Понос — это сильнейшее расстройство энергетики (сильное ее убыстрение, возбуждение Ветра) организма. Поэтому для приведения ее в норму надо в организм подать вещества, ее угнетающие и сковывающие. Воспаление — это расстройство теплообразующей энергетики (возбуждение Желчи) организма. Значит, для ее угнетения важно подать такие растения, которые содержат противоположную энергетику (охлаждающие и уменьшающие движение). Естественно, что наилучшим образом с этим справятся растения, обладающие вяжущими свойствами: аир, гранат, конский щавель, кора дуба, калина (кора, цвет, плоды), орех грецкий (лист), соплодия ольхи; а также охлаждающими и менее вяжущими: горец птичий, зверобой, крапива, календула, лапчатка прямостоячая, подорожник, ромашка, тысячелистник.

• *При болезнях слизистой оболочки желудочно-кишечного тракта* (язвы и т. п.) используют растения, обладающие обволакивающими свойствами. Нарушение целостности слизистой оболочки указывает на преобладание энергии разрушения, распада (это происходит тогда, когда имеется недостаток энергии «времени и пространства», не хватает жизненного принципа Слизи). Для того, чтобы ее нейтрализовать, надо применять растения, содержащие противоположную энергетику с большим потенциалом энергии «времени и пространства», то есть имеющие переизбыток Слизи. Это, как правило, растения, выделяющие много слизи: корень алтея, крахмал, овес, рис, черника, черемуха.

• *При болезнях, связанных с развитием несвойственной микрофлоры* (дисбактериозы) в желудочно-кишечном тракте, применяют растения, обладающие антибактериальными свойствами: аир, барбарис, зверобой, календула, лапчатка, лук, подорожник, полынь, репешок, рябина черная, эвкалипт, чистотел.

• *При расстройствах и болезнях, связанных со слабой секреторной и переваривающей деятельностью желудочно-кишечного тракта* (мало в организме энергии движения и теплоты), применяют растения, в которых ее избыток: золототысячник (горечь — стимулирует движение), капустный сок (кислый вкус — стимулирует теплообразование), корень одуванчика (горечь), подорожник (усиливает движение), тысячелистник (горечь).

• *При избытке газов, жидком стуле* (перевозбуждении жизненного принципа Ветра) следует применять противоположную энергетику — растения, способствующие образованию в организме теплоты, и вяжущие (угнетающие, сковывающие движение). Подобными свойствами обладают: морковь (возбуждает тепло благодаря оранжевому цвету, сладкий вкус — стимулирует Слизь, антагонист Ветра), 10–15%-ный раствор корицы (способствует стимуляции теплотворных сил организма), отвар овсяной соломы (вяжет), а также гвоздика (разогревает), лапчатка, лавровый лист (сильно вяжет), мякоть абрикоса (сладкий вкус — антагонист Ветра), тысячелистник (разогревает).

• *Если необходимо просто закрепить стул* (особенно это касается полных людей и детей), можно применять в качестве закрепляющего гранат, дубовую кору, змеевик, орех, подорожник.

• *При гастритах*, связанных с нарушением слизистой, можно принимать для ее восстановления: алоэ, подорожник, одуванчик (лист). Для стимуляции пищеварения и снятия тошноты при гастрите принимают: вахту трехлистную (снимает тошноту при нулевой и низкой кислотности), душицу, золототысячник, полынь, тысячелистник (все остальные растения способствуют секреции и активации пищеварительных соков и рекомендуются тогда, когда слизистая оболочка желудочно-кишечного тракта цела, но слаба).

Из вышеуказанных трав готовят специальные салаты, которые подают пожилым людям для усиления пищеварительных способностей организма. Применение таких салатов позволяет продлевать людям жизнь, ибо с возрастом уменьшается «огонь» пищеварения.

• Особое внимание занимают растения, улучшающие состояние главного органа – печени. С помощью трав можно стимулировать:

желчеобразование: бессмертник, березовые почки, виноград, зверобой, календула, льнянка, мята, можжевельник, овес, одуванчик (корень), пижма, редька, спорыш, тысячелистник, тмин, шиповник, чистотел, череда, ягоды земляники, укроп;

поддерживать нормальное состояние и функционирование в печени: березовые почки, зверобой, золототысячник, капуста, калина, календула, крапива, морковь, петрушка (отвар семян), ромашка, тысячелистник, укроп.

• *При заболеваниях легких,* связанных с застоем энергии и накоплением слизи, применять растения, в которых находится энергетика, стимулирующая процесс отхаркивания (направления энергии организма вверх). Для этой цели применяют: алтей лекарственный, айву обыкновенную, анис, акацию белую, будру плющевидную, девясил, душицу, копытень, коровяк, мать-и-мачеху, пырей ползучий, сосну лесную, тимьян ползучий, фиалку трехцветную, редьку черную.

• *Заболевания сердечно-сосудистой системы* связаны с расстройством энергии движения. В некоторых случаях она сильно убыстрена, а в других — наоборот. Соответствующие растения помогают как уменьшить, так и усилить ее.

При заболеваниях сердечно-сосудистой системы: гипертоническая болезнь и систолическая гипертония, гипотония, ишемическая болезнь сердца, врожденный и приобретенный пороки сердца, кардиопатия и кардиосклероз, нейроциркуляторная дистония, неврозы сердца и нарушения ритма и проводимости, сердечно-сосудистая недостаточность, а также отдельные сердечные симптомы — одышка с затрудненным вдохом; различные боли в области сердца, сердцебиение и перебои, учащенный ритм сердца, замедленный пульс, непроизвольные вздохи; синюшность лица, губ, кончика носа, отеки лодыжек и голеней ног, усиленная, ощущаемая пульсация сосудов в теле и т. д. можно применять такие растения: алтей, бессмертник, боярышник, барвинок малый, багульник, валериана, дыня сушеная, гречиха, горицвет весенний (адонис весенний), девясил, желтушник, зверобой, ива, калина, копытень, клубника, лаванда, липа, лук, морковь, мать-и-мачеха, малина, омела, пустырник, полынь, петрушка, паслен черный, пихта, рябина черноплодная, сухоцвет болотный, стальник колючий, укроп, хвощ полевой.

• *Заболевания почек, мочевыводящих путей и мочевого пузыря* также связаны с угнетением энергетики организма. Ее можно стимулировать с помощью соответствующих растений, которые действуют как мочегонное, дробящее и камневыводящее: бессмертник песчаный, береза, земляника лесная, крапива, кукурузные рыльца, лист грецкого ореха, мята перечная, марена красильная, пырей, спорыш, толокнянка, тысячелистник, щавель, фасоль.

• *При сахарном диабете* для нормализации энергетических процессов в области 12-перстной кишки, желудка и поджелудочной железы, а также почек рекомендуется применять валериану (успокоение энергетических процессов способствует нормальному усвоению сахара, задержке его в крови), ежевику (кислый вкус стимулирует нормальное расщепление пищи), гречку посевную (замедляет чрезмерную энергетику движения), цветы каштана (вяжут энергетику), крапиву (стимулирует переваривающие свойства организма), одуванчик, ромашку, солодку, спорыш, чабрец, лист шелковицы, створки фасоли (все эти растения вяжут энергетику в организме, что способствует удержанию почками сахара в крови).

• *При онкологических болезнях* рекомендуется использовать такие растения, которые бы ядовито воздействовали на опухолевые клетки, убыстряли энергию распада либо тормозили энергию роста в опухолях, поднимали бы защитные силы организма. Астрагал, бессмертник, болиголов, змеевик едкий, лук, очиток едкий, петрушка кудрявая, чеснок, чистотел, хрен, чага, щавель конский будут ядовито воздействовать на опухолевые клетки и стимулировать в них энергию распада. Тормозят рост опухолей аир, багульник, валериана, горец, морковь, просо, пшеница мягкая, спорыш, шалфей, шафран, ячмень.

• *Повышают устойчивость организма в тяжелых экологических условиях*, а также улучшают кроветворение и функции кровеносной системы, тонизируют сердечную мышцу, регулируют витаминный обмен и улучшают сон следующие травы: алтей лекарственный, буквица лекарственная, барвинок (трава), грецкий орех (лист), донник лекарственный, крапива жгучая, корень валерианы, липа (цветы), ландыш (цветы и листья), мать-и-мачеха, материнка (листья, цветы), ромашка, шиповник.

• *Для акклиматизации, при смене сезонов года, для повышения аппетита и переваривающей способности организма* в январе следует принимать: алтей, мяту холодную (лист), ромашку (цвет), тысячелистник, тмин (цвет), укроп (семя).

• *Для повышения общего тонуса организма, после заболеваний, в старости* рекомендуется принимать корень аира, апилак (биостимулятор), девясил, ель (пыльца), сосну (пыльца), пихту (пыльца), женьшень, заманиху, лимонник китайский (семена), любисток, пион уклоняющийся (марьин корень), прополис, пергу.

Комбинирование лечения растениями

Встает вопрос о том, применять одну траву от той или иной болезни или смесь трав, которые в той или иной степени так же действуют против этой же болезни? Народная медицина подметила, что действие одного растения менее эффективно, чем при соединении нескольких растений, действующих на эту болезнь. Это особенно справедливо в случаях с упорным и продолжительным заболеванием. Как правило, это основное заболевание сопровождают различные осложнения, на которые и действует смесь растений. К тому же каждое растение обладает своими действующими началами, которые активизируются от присутствия действующих начал или веществ другого растения.

Чтобы произошло качественное излечение, особенно в тяжелых случаях, принимать растительное лекарственное сырье необходимо в течение нескольких месяцев, делая через каждые два месяца перерыв по 15 дней, либо голодая по 7 суток (что еще лучше). Подобный подход к лечению не позволит организму привыкнуть к действующему началу растений и ослабить свою ответную реакцию. Чем длительнее подобное лечение, тем лучше и стабильнее результат.

Дозировка лекарственного сырья

Практика показывает, что наиболее часто встречающаяся и, можно считать, самая подходящая доза для применения внутрь — одна столовая ложка с верхом мелко изрезанного растения или смеси растений на стакан кипятка или четыре столовые ложки с верхом на литр кипятка.

В первую неделю лечения травами при приеме внутрь дозировку уменьшают вдвое по сравнению с указанной. Это делается для того, чтобы организм привык к определенному лекарству. Со второй недели, если организм хорошо переносит данное лекарственное средство, переходят на полную дозировку. В первые дни при приеме внутрь сборов, настоев и настоек из лекарственных трав у некоторых больных происходит небольшое обострение болезни. Этого бояться не надо, так как происходит оздоровительный кризис в организме в связи с действием лечебных препаратов. Но если растительное средство или сбор явно не помогают, следует прекратить курс и применять другие методы и рецепты лечения.

Заваривать травы для детей следует так же, как и для взрослых. Детям от 1 до 3 лет дозировку необходимо уменьшить в 3–5 раз, от 3 до 7 лет — в 2–3 раза, от 7 до 14 лет — в 1,5–2 раза.

Младенцам при боли в животе полезно давать по чайной ложке несколько раз в день отвар ромашки, можно сделать из него клизму (30 — 50 г). При сильном кашле можно давать отвар травы мать-и-мачехи, липового цвета с малиной. При излишней возбудимости, плохом сне — настой мяты с листьями или корнями земляники, листьями черной смородины. Всем детям очень полезно, особенно осенью, зимой и весной, пить настой шиповника. Когда больны внутренние органы, то детям следует давать также те же травы, отвары из них, что и взрослым при таких болезнях, только значительно меньшими порциями — чайными и десертными ложками. Нервные болезни систематические головные боли прекрасно излечиваются у детей ваннами из хвои, сенной трухи, листьев ореха.

В связи с лечением травами, надо знать возможные противопоказания в приеме трав, в дозировке, сроках их употребления и симптомы передозировки или неправильного употребления.

Приготовление отваров, настоев и напаров

Отвар. Растительное сырье кладут в холодную воду и доводят до кипения, после чего могут кипятить некоторое время, а могут снять с огня.

Само слово «отвар» говорит о том, что способ приготовления подразумевает варку, кипячение растительного сырья.

Настой. Растительное сырье помещают в холодную или горячую воду и оставляют в ней на определенный срок.

Таким образом, настой можно приготовить холодным и горячим способом. Второй (горячий) способ указывает на то, что растительное сырье, помещенное в кипяток, снимают с огня и оно постепенно остывает — настаивается.

Напар. Растительное сырье помещают в холодную или горячую воду. Затем все это ставят в горячую духовку на определенное время.

Само слово «напар» говорит о том, что растительное сырье находится некоторое время в высокотемпературных условиях, что способствует более качественному выходу действующих начал.

В народной практике чаще всего пользуются комбинированными методами извлечения действующих начал из растительного сырья. Например, отвар — настой, отвар — напар, напар — настой. Подобное комбинирование позволяет лучше извлекать действующие начала из растительного сырья. Вот пример такого настоя — отвара — напара. Четыре столовые ложки смеси, каждая ложка с верхом, насыпают в 1,5-литровую посуду (лучше всего глиняную, а не металлическую — это важно во избежание реакции с металлом), заливают литром сырой воды, размешивают, накрывают крышкой и оставляют на ночь при комнатной температуре, чтобы трава намокла. Делают это с вечера. Утром смесь ставят на огонь и после закипания продолжают кипятить под крышкой 5–7 минут. Снимают с огня, оставляют накрытой на полчаса, затем процеживают через чистую марлю и отжимают. Зелье выбрасывают, а отвар, если охладится, подогревают и пьют. Натощак горячим выпивают целый стакан, а остальное выпивают в течение дня в четыре приема, каждый прием за полчаса до еды (в некоторых случаях можно пить через 1–2 часа после еды). Так поступают во все время лечения, ежедневно готовя свежий отвар. Летом готовят меньшие порции отвара, примерно на два приема, чтобы не прокис.

Когда делать отвары, а когда настои?

Если смесь лекарственного сырья содержит кору, корни, клубни, семена, ягоды, древесину и листья толокнянки, тогда в большинстве случаев готовят отвары и отвары-напары. Корни окопника и ягоды шиповника не подлежат отвару, поэтому, готовя смесь для отвара, нельзя в нее класть указанные компоненты. Действующие вещества, заключенные в корне окопника, и витамины в ягодах шиповника разрушаются при кипячении. Настои готовят преимущественно из цветков, листьев и трав.

Разница в горячем и холодном приготовлении объясняется тем, что при горячем приготовлении растительного сырья некоторые лекарственные начала могут разрушиться. Поэтому надо применять холодный способ приготовления отвара или настоя.

При холодном способе растительное сырье измельчают, помещают в эмалированный или стеклянный сосуд, заливают необходимым количеством холодной талой или противиевой воды и настаивают от 4 до 24 часов. После чего фильтруют и используют.

Настои обычно готовят из расчета 1:200 мл (1 ст. ложка сухого измельченного растения на стакан холодной воды или кипятка). В некоторых случаях, если действующее начало слабо, настои готовят в соотношении 1:30, а для группы растений, содержащих сильнодействующие вещества, это соотношение составляет 1:400.

Для приготовления отвара лекарственное растение заливают холодной водой на 1–2 часа, а затем кипятят на медленном огне в течение 20–30 минут, постоянно помешивая. Отвары готовят в соотношении 1:10, для групп растений, содержащих сильнодействующие вещества — 1:400, 1:500.

Настои и отвары относятся к скоропортящимся лекарственным формам, поэтому желательно готовить их ежедневно. Допускается хранение отваров и настоев не более 2–3 суток в прохладном месте.

Запомните:

• Не используйте травы, которые пролежали у вас несколько лет.

• Не соединяйте в одной посуде сразу очень много трав.

• Не кипятите траву в алюминиевых, медных, жестяных емкостях.

• Лучше всего настаивать в фаянсовой, стеклянной посуде.

• Не готовьте сразу большое количество отвара. Рассчитайте, сколько его нужно будет на протяжении суток. На следующий день заварите новый.

• Когда готовите настой, залейте травы кипятком и дайте постоять в плотно закрытой посудине на 2–3 часа.

• Не нужно вымачивать траву в воде по 2–3 дня, прежде чем приготовить отвар, настой или напар.

• Когда завариваете траву, не кипятите ее долго. Лучше дайте настояться после короткого кипения до охлаждения. Процедите.

• Не пейте отвары, настои и напары очень холодными. Теплыми они дают больший эффект.

Ингаляционные смеси готовят на основе отваров, настоев и напаров с последующим разведением их кипяченой водой до необходимой лечебной концентрации ингаляционной смеси в целом (обычно 1:2 и 1:3). Растворы для примочек, спринцевания, местных ванночек готовят аналогичным способом, однако в случае необходимости получения более концентрированных водных вытяжек исходные настои и отвары следует готовить из расчета 1:5 и 1:3 и принимать их без разбавления.

Лечебные ванны. Для приготовления лечебных ванн отвары, настои и напары используют из расчета 1–2 литра на ванну.

Соки лекарственных растений естественнее воздействуют на организм, используется без изменений вся их целебная ценность. В свежем растении в неизмененной форме содержатся лекарственные вещества, созданные самой природой. При этом, находясь в едином комплексе, они действуют совершенно иначе, чем очищенный препарат. Применяют от 1 чайной до 2 столовых ложек, то есть от 5 до 30 мл соков. В некоторых случаях дозировка может быть значительно большей.

Извлекают соки с помощью растирания и выжимания. Для этой цели можно использовать мясорубку, электросоковыжималку. Последняя подходит в тех случаях, когда требуется большее количество сока.

Спиртовые вытяжки. Наиболее сильное действие имеют настойки из лекарственных растений, представляющие собой спиртовые или спиртово-водочные извлечения.

Готовят их следующим образом: измельченные лекарственные растения заливают 70%-ным этиловым спиртом (или водкой) и настаивают в темном месте в течение 10–20 дней, периодически помешивая, после чего фильтруют. Для приготовления спиртовых настоек лекарственное растительное сырье берут в соотношении 1:5, для растений, содержащих сильнодействующие вещества,— 1:10. Полученные настойки должны быть прозрачными. Обычно они имеют вкус и запах исходного растения. Срок хранения настоек 1–3 года.

Масляные вытяжки. Масляные вытяжки готовят как и спиртовые вытяжки, только вместо алкоголя растительное сырье заливают оливковым или другим растительным маслом. Срок настаивания — от 1 до 6 и более месяцев. Соотношение компонентов (сырья и масла) несколько иное — 1:2–1:5. Обычно масляная настойка имеет цвет и запах исходного растительного сырья. Срок хранения — от 2 до 5 лет.

Мази чаще всего готовят на вазелине и ланолине. Иногда в качестве основы используют свиной внутренний жир (смалец) или топленое сливочное масло. В разогретую основу вводят, тщательно размешивая, лекарственное сырье в виде порошка из высушенного растения, экстракт, настойку или свежий сок. Мази готовят обычно в соотношении 1:4 (1 часть лекарственного растения на 4 части жира или масла).

ПРАКТИКА ТРАВОЛЕЧЕНИЯ

АИР

О т в а р. Чайную ложку измельченного корневища аира заливают стаканом холодной воды, настаивают 5 часов, кипятят 20 минут, процеживают. Используют по 50 мл для полоскания полости рта *при стоматите, ларингите, хроническом тонзиллите, ангине.*

С б о р. Измельченные корни алтея и солодки голой (по 1 чайной ложке) заливают стаканом холодной воды, настаивают 2 часа, кипятят 10 минут, процеживают. Используют теплый отвар за 2–3 раза *при бронхите, пневмонии.*

• Отвар корней алтея, солодки голой, травы тимьяна и листьев мать-и-мачехи. Измельченные корни, траву и листья (по

1 чайной ложке) заливают двумя стаканами холодной воды, настаивают 2 часа, кипятят 10 минут, процеживают. Используют теплый отвар 2–3 раза в день *при бронхите, пневмонии*.

• Отвар корневища аира, корня валерианы, травы золототысячника и листьев мяты. Столовую ложку измельченной смеси из равных частей компонентов заливают стаканом кипятка, кипятят 10 минут, дают отстояться. Выпивают за 30 минут перед обедом при *хроническом гастрите с недостаточной кислотностью*.

• Отвар корневища аира, корня дягиля лекарственного, кожуры апельсина и травы золототысячника. Десертную ложку измельченной смеси (в соотношении 1:1:0,5:0,25) заливают стаканом кипятка, настаивают 2 часа, затем кипятят 10 минут, процеживают. Пьют после обеда в теплом виде *при гипосекреторном гастрите, сниженном аппетите, колите*.

В а н н а. Корневища аира, предварительно высушенные, мелко нарезают. Две столовые ложки корневищ заливают литром кипятка и кипятят 20 минут, настаивают 30 минут, процеживают.

Ванну (35–36 °С) принимают днем или перед сном *при ревматизме, подагре, экземе, аллергических изменениях кожи, выпадении волос*. Курс лечения — 10–12 ванн.

Противопоказания. При повышенной секреции желудочного сока корни не применять.

АЛОЭ

При применении внутрь алоэ возбуждает аппетит, повышает защитные силы организма против инфекцией, усиливает процессы рассасывания и восстановления тканей.

Для лечения легочного туберкулеза алоэ применяют в смеси с медом и красным вином.

С о к. Измельчают на мясорубке 1,5 кг алоэ (3–5-летнего возраста), добавляют 2,5 кг меда и 850 мл кагора. Все тщательно перемешивают, помещают в стеклянную банку, закрывают и ставят в темное место на 7 дней. Принимают по 1 чайной ложке 3 раза в день.

• Способ применения алоэ *для лечения легочного и костного туберкулеза*: 15 г свежего сока смешивают со 100 г меда, 100 г свиного смальца и 50 г какао. Принимают по 1 столовой ложке на стакан горячего молока 3 раза в день. Курс лечения 1,5–2 месяца.

Для лечения *бронхиальной астмы*:
- Овес — 2 кг (зерно), алоэ — 200 г (свежие листья), коньяк — 200 г, мед — 200 мл, вода — 5 л. Состав поставить в духовку с температурой как для выпечки хлеба на три часа. Процедить, отжать, добавить еще по 200 г алоэ и меда. Снова поставить в духовку и довести до кипения. При закипании состава вынуть его, процедить, отжать и держать в прохладном месте.
- Из трех литров молока получить сыворотку, добавить к ней 1 стакан меда и 100 г измельченного корня девясила. Поставить в духовку на 4 часа, после остывания процедить. Держать в прохладном месте.

Оба состава принимать по 1 столовой ложке 2–3 раза в день в течение 2–3 месяцев. Желательно при этом пить «Боржоми».

В гинекологической практике алоэ применяют в виде сока, сабура и экстракта.
- Сабур (сок листьев алоэ, выпаренный досуха) часто применяется в сочетании с настойками корней ревеня, горечавки и шафрана (все в равных долях) под названием «эликсир долгой жизни» по 20–25 капель на прием три раза в день.
- *При эрозии шейки матки* во влагалище вводят тампоны, смоченные соком алоэ.
- Сок алоэ используют *при лечении дисплазий шейки матки, при запорах у беременных и атонии кишечника в климактерическом периоде*. Пить по 1 столовой ложке три раза в день после еды.
- *При раке матки:* алоэ — 375 г (растение должно быть 5-летней давности, до среза не поливать в течение 9 дней), мед майский — 625 г, вино крепкое красное — 0,5 л. Алоэ измельчить в мясорубке и хорошо перемешать с медом и вином. Поставить в темное прохладное место на 5 дней. Принимать первые 5 дней по 1 чайной ложке 3 раза в день, а в последующие — по 1 столовой ложке 3 раза в день. Срок лечения 2–3 месяца.
- Сок алоэ рекомендуется принимать *при гастритах и язвенной болезни желудка* по 2 чайные ложки 3 раза в день за

30 минут до еды. Можно принимать по 1 чайной ложке сока алоэ с медом 1:1 три раза в день.

• *При дифтерии* сок алоэ принимают по 1–2 чайные ложки 3–4 раза в день.

• *При хронических запорах* сок алоэ пьют по 1–2 чайные ложки три раза в день за 30 минут до еды. Курс лечения 1–2 месяца.

• Сок из листьев алоэ разводят кипяченой водой и протирают глаза или делают примочки, если глаза устали или покраснели.

Противопоказания. Применение препаратов алоэ вызывает прилив крови к тазовым органам. Эти препараты противопоказаны при заболеваниях печени и желчного пузыря, при маточных кровотечениях, геморрое, циститах и беременности.

АЛТЕЙ ЛЕКАРСТВЕННЫЙ

Препараты, приготовленные из корня алтея (настои, отвары), широко используют *при заболеваниях легких и верхних дыхательных путей*, сопровождающихся сильным мучительным кашлем. Применяется как средство против *катаров желудка и кишечника*.

В домашних условиях для приготовления водного настоя 2 столовые ложки измельченного корня заливают 300 мл холодной кипяченой воды и настаивают при комнатной температуре 30 минут, периодически помешивая. Затем жидкость сливают (не выжимая остатка), процеживают и добавляют холодной кипяченой воды 200 мл. Принимают по 1 столовой ложке три раза в день за 20 минут до еды.

Кроме того, настой на холодной воде помогает против *воспалений почек и мочевого пузыря*. Для этого его пьют не подслащенным, небольшими глотками, разделив на части с интервалом в 1–2 часа, по возможности натощак.

• Рекомендуется отвар алтейного корня *при воспалении седалищного нерва, камнях в мочевом пузыре, затрудненном мочеиспускании*.

• *При воспалении десен, миндалин, зева* употребляют в виде горячего настоя для полоскания.

• 4 чайные ложки корней алтея настаивать 8–10 часов в 400 мл холодной кипяченой воды. Процедить. Принимать по 100 мл 3–4 раза в день за 10–30 мин до еды.

• 1 десертную ложку цветков алтея настаивать 1–2 часа в 200 мл кипятка. Принимать по 2 столовые ложки 3 раза в день до еды в теплом виде.

• 1 столовую ложку измельченных листьев настаивать 1 час в 200 мл кипятка, процедить. Принимать по 50 мл в теплом виде медленно глотками 3–4 раза в день.

• 2 столовые ложки корней, цветков или листьев отварить в полулитре воды (4–5 минут), настоять 2 часа, процедить, использовать для полосканий, компрессов, припарок, клизм *при воспалительных процессах в кишечнике*.

С о к алтея отжимают в июне — июле. Принимают *при кашле* по одной столовой ложке сока и меда 3 раза в день после еды.

Наружно применяют в сборах как противовоспалительное и мягчительное в виде припарок (длительно удерживает тепло на месте приложения).

• Для наружного применения измельченный корень отваривают в воде или молоке и прикладывают как пластырь, что служит прекрасным средством для вскрытия *застарелых и глубокосидящих фурункулов*. Помогает это и при *ожогах и воспалениях век (ячменях)*.

БЕССМЕРТНИК ПЕСЧАНЫЙ
(цмин песчаный)

Чаще всего цмин песчаный пьют в виде отвара — столовую ложку сухих цветков заливают двумя стаканами холодной воды, а затем кипятят (принимают по полстакана три раза в день). Но больший лечебный эффект получите, если будете употреблять капли сгущенной вытяжки из тех же цветков. Из цветков этой травы получают желтый горьковатый порошок — фламин, который подобно жидким препаратам изменяет химический состав желчи и благотворен для желудочно-кишечного тракта.

О т в а р. Отвар из трав и цветков бессмертника применяют для лечения различных *заболеваний печени (как желчегонное), мочевого пузыря и мочевыводящих путей — как мочегонное, а также используют при заболеваниях желудочно-кишечного тракта*. Кроме указанного, бессмертник используется в качестве *противоглистного средства* (аскариды) и как кровоостанавливающее. Отвар из цветков и спиртовой экстракт из травы употребляют наружно при лечении некоторых *кожных заболеваний*.

• Отвар бессмертника — 10 г измельченных цветков бессмертника заливают 200 мл воды комнатной температуры, закрывают крышкой и нагревают на кипящей водяной бане при частом помешивании в течение 30 мин, охлаждают 10 мин, процеживают, отжимают и добавляют кипяченой воды до первоначального объема. Принимают по 1–2 столовые ложки 3–4 раза в день за 10–15 мин до еды.

• 1 столовая ложка на 200 мл воды. Кипятить 10 минут, процедить. Полезен *при ишиасе и онемении ног, при почечнокаменной болезни, болезнях мочевого пузыря, водянке и затрудненном болезненном мочеиспускании*.

Н а с т о й. Одну столовую ложку высушенных цветков заливают стаканом кипятка в эмалированной посуде, закрывают крышкой. Нагревают, периодически помешивая, на кипящей водяной бане в течение 15 минут, затем настаивают 30 минут, процеживают и принимают по ½ стакана 2–3 раза в день за полчаса до еды.

Ч а й ж е л ч е г о н н ы й. Цветки бессмертника — 4 части, листья трифоли — 2 части. Одну столовую ложку смеси заварить 2 стаканами кипятка, настоять 1 час, процедить. Принимать три раза в день за полчаса до еды.

В виде одного настоя и отвара препараты бессмертника применяют *при заболеваниях мочеполовых органов*.

При белях настой бессмертника используют как в чистом виде, так и в смеси с травой манжетки (1:1) для спринцеваний (1 часть бессмертника, 1 часть манжетки, 10 частей воды).

С б о р ы. Часто цветки бессмертника применяют в сборах:
• Бессмертник — 10 г, кукурузные столбики с рыльцами — 10 г, ромашка аптечная (цветки) — 10 г, одуванчик лекарственный — 10 г, фенхель обыкновенный (плоды) — 10 г, полынь горькая — 10 г, календула лекарственная (цветки) — 10 г, пижма обыкновенная (цветки) — 10 г, мята перечная (трава) — 10 г, чистотел большой (трава) — 10 г.

Столовую ложку смеси заварить стаканом кипятка, настоять 1 час, процедить. Принимать по ½ стакана за 30 минут до еды 3 раза в день при *заболеваниях желчевыводящих путей и желчнокаменной болезни*.

• Бессмертник песчаный (цветки) — 40 г, вахта трехлистная (листья) — 30 г, мята перечная (листья) — 20 г, кориандр посевной (плоды) —10 г.

Столовую ложку смеси залить 200 мл кипятка, варить на медленном огне 15 минут, настоять 40 минут, процедить. Принимать по ½ стакана 3 раза в день в качестве желчегонного средства *при желтухе*.

Противопоказания. Препараты бессмертника малотоксичны. Однако при длительном их применении могут вызывать застойные явления в печени, повышать кровяное давление, поэтому больным гипертонией принимать их не рекомендуется.

БОЛИГОЛОВ КРАПЧАТЫЙ (сильно ядовитое растение)
Пользуются настойкой *при сильных нестерпимых болях в желудке и кишечнике, а также при запорах, задержании мочи, остановке месячных, при малокровии, при судорожном кашле, при поллюциях*.

Болиголов — единственное ядовитое растение, которое снимает боли при раке, действует как сильное болеутоляющее средство. Он сильно стимулирует работу кроветворных органов, поэтому эффективен *при лейкозах*. Ввиду ядовитости принимать его надо постепенно. При этом здоровые клетки к нему приспосабливаются, а опухолевые гибнут.

Готовят противораковую вытяжку следующим образом: собрать свежие соцветия болиголова (время цветения — начало июня, запах — своеобразный, мышиный, одуряющий), измельчить и положить в емкость (литровую, двухлитровую). Залить водкой доверху, под самую крышку. Плотно закрыть и поставить в холодное темное место недели на 2–3. Затем часть отлить в бутылку и поставить в холодильник.

Принимать раз в сутки, утром, за час до еды, начиная с одной капли настоя (на полстакана воды). Затем ежедневно прибавлять по одной капле так, чтобы на сороковой день вы выпили 40 капель. Потом ежедневно снижать дозу, также по капле, чтобы вновь выйти на одну каплю в день. Так сделать 2–3 цикла без перерыва.

Помимо разрушающего воздействия на опухоль, болиголов восстанавливает иммунную систему, отчего после первого цикла наступает улучшение. Вышеуказанную методику приема болиголова рекомендует В. Тищенко.

БУЗИНА ЧЕРНАЯ

Чаще всего цветки бузины употребляют в качестве слегка *потогонного и жаропонижающего средства, а также мочегонного и кровоочищающего*.

Н а п а р. *При простудах, хрипах в груди и сухом кашле* пьют (по 3 стакана в день) напар цветков бузины в дозе примерно 20 г на 1 л воды. При этом рекомендуют лежать в постели. Этот же чай-напар пьют как *кровоочистительное средство*, а также *при ревматизме, подагре и артритах*.

Н а с т о й. Настой из плодов бузины, приготовленный холодным способом: ½ чайной ложки плодов с вечера заливают холодной кипяченой водой, утром полученный настой пьют в подогретом виде.

О т в а р. Отвар корней и коры (по 15 г того и другого на 1 л воды, кипятят 20 минут) принимают *при болезнях почек, водянке и диабете*. Но во всех этих случаях более эффективной считается бузина травянистая.

Кора и молодые побеги бузины в виде отвара используют *при диабете*, а также в качестве *мочегонного средства при отеках различного происхождения*. Для этого 30 г сырья отваривают в 1 л воды в течение 3 мин.

С б о р ы.

• *При воспалительных заболеваниях почек и мочевыводящих путей* рекомендуется следующий сбор: цветки бузины черной, трава зверобоя продырявленного, цветки ромашки аптечной. Взять всего поровну, одну столовую ложку смеси залить стаканом кипятка, настоять 1 час. Процедить. Пить по 1–2 стакана на ночь.

• *При артритах* различной этиологии рекомендуется такой сбор: цветки бузины, лист крапивы двудомной, корень петрушки, кора ивы — всего поровну. Столовую ложку измельченного сбора заварить стаканом кипятка, кипятить 5 минут на слабом огне, охладить, процедить. Принимать по 2 стакана в день.

• При *болях в ухе, ревматических болях и подагрических опухолях* делают горячие обклады из маленьких мешочков, наполненных поровну смесью цветков бузины черной и ромашки, залитых кипятком.

• Берут чистые двухлетние побеги бузины черной, удаляют с них (соскабливают) ножом верхний серый слой коры, выбрасывают его, потом соскабливают всю остальную часть коры до самой древесины. Собранный зеленый слой ветвей бузины обливают горячим «конопляным молоком», и все это осторожно на салфетке прикладывают к рожистым воспалениям. Если засохнет, то кусочком ваты, намоченным в том же «молоке», легонько удаляют присохшее и снова прикладывают указанную пасту, пока не пройдет *рожистое воспаление.*

Примечание. Конопляное молоко готовят так. Хорошо растертое конопляное семя заливают кипящей водой (на 2 части семени 1 часть кипятка). Все это выжимают под прессом. Полученная жидкость и есть «конопляное молоко».

• Молодые листья бузины, слегка отваренные в молоке, прикладывают на *опрелые, обожженные и воспаленные места,* а также на *геморроидальные шишки.*

Процеженным и охлажденным настоем цветков бузины черной пользуются 1–2 раза в день при поверхностных ожогах кожи. Салфетки из нескольких слоев марли или полотна смочить настоем, отжать и положить на пораженные места. Процедуру повторять 5–6 раз в течение часа.

• Смесь цветков бузины, лепестков васильков, растертой травы очанки, взятых по 1 чайной ложечке каждого, заливают стаканом кипятка. Несколько раз процеживают через чистое полотно. В процеженный напар вливают 15–20 капель спиртовой настойки семян дурмана. Этой жидкостью промывают глаза, запускают ее по несколько капель в глаза и делают компрессы *на глаза при их воспалении, нагноениях и при надвигающемся бельме,* особенно у золотушных больных.

ВАЛЕРИАНА

Валериана применяется в виде настоя из корня или корневища (1:30), настоек (спиртовых и эфирных) и экстрактов. Корни и корневища валерианы входят в состав различных сборов (ветрогонного, желчегонного, общеуспокаивающего действия).

Ч а й. Ее можно пить в виде чая: 8–10 г измельченного корня следует с вечера заварить крутым кипятком. Чтобы не улетучились эфирные масла, надо закрыть стакан блюдцем так, чтобы донышко окунулось в настой (для достижения герметичности). Содержимое стакана должно быть выпито в течение следующего дня.

Благоприятным лечебным действием валериана обладает при лечении *заболеваний с повышенной функцией щитовидной железы.*

В о д н а я н а с т о й к а. Водную настойку из растертых валериановых корней (заливают теплой водой на 5 часов) в дневной дозе 5–15 г на 180,0 мл воды считают хорошим успокоительным средством *при болях в животе, нервных потрясениях, спазмах в матке, при бессоннице* и т. п.

Н а с т о й корней валерианы. Чайную ложку измельченных корней заливают стаканом воды, настаивают 8–10 часов, кипятят 10 минут, дают отстояться, процеживают. Пьют перед сном в несколько приемов *при сердцебиениях, болях в области сердца.*

Младенцам при боли в животе дают по чайной ложечке ежечасно водной настойки валерианового корня. Это гонит газы и немного слабит.

С п и р т о в а я н а с т о й к а. Спиртовую настойку (валериановые капли) готовят так: 1 часть мелко порезанных корней валерианы заливают 5 частями 70°-ного спирта (крепкой водкой) и в теплом (до 25 °C) месте настаивают неделю. Жидкость сливают, в нее отжимают остаток, дают отстояться и процеживают. Принимают от 15 капель до 3 мл настойки в день.

Э ф и р н а я н а с т о й к а. Эфирную настойку делают так: 1 часть мелко порезанного (в крупный порошок) валерианового корня настаивают 4 суток в 4 частях 90°-ного спирта, потом доливают 2 части эфира и еще настаивают 3 суток. Жидкость сливают, в нее отжимают остаток, дают отстояться и процеживают. Получается прозрачная желтоватая жидкость. Принимают от 15 капель до 3 мл настойки в день.

С о к валерианы. Отжимать в сентябре—октябре из свежих орней. *Улучшает сон, снимает умственное и нервное напряже-*

ние, *применяется при желудочно-кишечных заболеваниях и головных болях.* Принимать по одной чайной ложке сока и меда 3 раза в день (третий раз обязательно на ночь).

• Детям при нервном потрясении (испуге) с конвульсиями дают 3–5 раз в день по 7–10 капель валерианы в чайной ложке воды. Помимо капель внутрь, купают ребенка в теплом отваре корней валерианы: горсть на 1 л воды. Ванну делают через день в течение 15 минут (перед сном).

Противопоказания. Следует избегать больших доз и продолжительного употребления валерианы. В таких случаях валериана действует угнетающе на органы пищеварения, вызывает головную боль, тошноту, возбужденное состояние и нарушает деятельность сердца.

ГОРЕЧАВКА

Применение корней горечавки многообразно. Часто из них готовят чай, но употребляют и спиртовую настойку, и настой на холодной воде, а кроме того, делают вино из перебродивших корней.

О т в а р. Отвар корневищ и корней горечавки (15–20 г на литр воды) применяют внутрь *при вялом пищеварении, запорах, отсутствии аппетита, при бледной немочи, подагре, артритах и наружно — для лечения старых гноящихся ран.*

Ввиду того что водный отвар или напар корневищ с корнями горечавки скоро портится, его изготовляют небольшими порциями.

• *Гноящиеся раны* посыпают мелким порошком корней горечавки, смешанным поровну с порошком цветов ромашки аптечной.

• Народным средством против *зловонного потения ног* является ежедневное (перед отходом ко сну) вымачивание ног в горячем крепком отваре из смеси дубовой коры и корневищ горечавки, взятых в пропорции: 3 части коры и 1 часть горечавки.

• *Изжога* проходит, если перед обедом ежедневно выпивать рюмку вина, в котором в течение 21 дня настаивались мелко порезанные корни с корневищем горечавки.

• *При подагре* хорошо действует следующий отвар: 3 чайные ложечки мелко порезанного корня горечавки заливают 3 стаканами сырой воды и варят в течение 7–10 минут. Отвар выпивают в течение дня.

Противопоказания. Не следует употреблять ее при повышенной кислотности желудка.

ДУШИЦА

Применяется как *антиспазматическое, противопростудное и ветрогонное средство.* Душица усиливает секрецию пищеварительных, бронхиальных и потовых желез, перистальтику кишечника и оказывает некоторое обезболивающее и дезодорирующее действие.

Траву душицы заваривают для чаев, употребляемых *при простудах, желудочных и кишечных коликах и вздутиях.*

Н а с т о й. 2 чайные ложки сбора залить стаканом кипятка, настоять в течение 20 минут, процедить и пить по ½ стакана 3–4 раза в день.

Настои травы душицы, приготовленные из расчета 30 г листьев на 1 литр кипятка, пьют *при вялой перистальтике кишечника, нарушении моторной функции желудка.*

Настои и отвары душицы можно приготовить также из расчета 1:10 и 1:15 и принимать по 1 столовой ложке 3 раза в день *при бессоннице, депрессивном состоянии, простудных заболеваниях, болезнях горла,* а *при стоматитах, острых фарингитах* применять в виде полосканий.

При лечении *эпилепсии* принимать настой душицы по 100 мл 3 раза в день за 15 минут до еды.

В гинекологии настой травы душицы применяют при *задержке менструации, аменорее.* Настой пьют по 2 столовые ложки три раза в день.

В сочетании с ромашкой и шалфеем из душицы получают надежное средство для полоскания при воспалениях горла и десен.

М а с л о   д у ш и ц ы. 3–4 столовые ложки лекарственного сырья залить ½ л оливкового масла. Настаивать 2 недели в теплом месте. Полученный настой употребляют для втирания *при ревматических болях, для растирания груди при кашле и высокой температуре.* В маленьких дозах это масло принимают и внутрь, а слегка подогретым его закапывают *при болях в ухе.*

Масло душицы — прекрасное средство *от зубной боли*. Хорошо действует как растирание *при заболеваниях суставов, при миозитах и миалгии*.

Противопоказания. Ввиду того что препараты душицы усиливают сокращения матки (т. е. являются абортивным средством), их нельзя применять при беременности.

ДЕВЯСИЛ ВЫСОКИЙ

Наиболее популярно использование корня девясила *для улучшения пищеварения и обмена веществ*. Среди ряда так называемых «желудочных растений» девясил стоит в числе первых после полыни и аира.

Н а с т о й. *При лечении язвенной болезни желудка и двенадцатиперстной кишки* используют настой девясила из расчета: 2 столовые ложки измельченного корня на 0,5 л кипятка, применять по 2 столовые ложки 3–4 раза в день.

При пониженной кислотности желудочного содержимого и воспалении желудка, а также язвенной болезни принимают по ½ стакана настоя из 30 г корня на 1 л кипятка 3 раза в день. Используют настойку на вине (10–15 г на 0,5 л). В результате получается девясиловое вино, которое считается одним из лучших средств *при гастритах и язве желудка*.

О т в а р. *При диатезе и детской экземе* положительное действие оказывает отвар следующего состава: два стакана отвара корневища девясила, травы горечавки и травы тысячелистника, каждой по 5 г на 0,5 л воды. Смесь кипятят 10 мин и настаивают 30 мин. Принимают по столовой ложке 3–4 раза в день после еды в течение 1 месяца.

• Столовую ложку измельченных корневищ с корнями варить в 200 мл воды на слабом огне 10 минут. Процедить. Принимать по ⅓–¼ стакана 4 раза в день за полчаса до еды как *отхаркивающее и желудочное средство*.

• В гинекологии девясил в виде отвара применяют *при болезненных месячных, при опущении матки*.

Д е в я с и л о в о е в и н о. 100 г измельченных корней залить 1 л красного вина, настаивать 14 дней, процедить. Принимать по ¼–⅓ стакана при упадке сил, истощении.

Вино из девясила считают хорошим домашним средством *при утрате аппетита и общей слабости*.

С б о р. 1 чайная ложка корня девясила, 1 чайная ложка чабреца, заваривать как чай. Принимать детям *при коклюше* по 1—2 чайные ложки через каждые два часа.

• Корневище девясила — 10 г, корневище лопуха — 10 г. Сырье измельчить, залить 300 мл воды, кипятить 10 минут. Процедить, пить по ¼ стакана три раза в день *при ревматизме*.

• Полезен корень и *при заболеваниях дыхательных путей* в виде отвара. Препарат готовят в виде сбора с корнями алтея, солодки, взятых поровну. 2 чайные ложки смеси корней настаивают в двух стаканах холодной воды в течение 8 часов и принимают по ½ стакана 3 раза в день.

• Дерматологи применяют девясил наружно в виде мази *при экземе и зуде кожи*.

М а з ь. 1 столовая ложка корней девясила и 1 столовая ложка щавеля конского, 1 столовая ложка смальца. Перемешать.

• Корень девясила в виде припарки применяется *для лечения радикулита и при болезненности в суставах*.

50 г корня варить 20 минут в 200 мл воды, процедить. Использовать для полосканий, обмываний.

Противопоказания. Настой и отвар из девясила противопоказаны при беременности.

ДОННИК ЛЕКАРСТВЕННЫЙ

В первую очередь донник лечит поврежденные стенки сосудов. Поэтому его с большим успехом используют против *расширения вен и геморроя*. Для этого готовят чаи или вытяжки, а также мази. Для чая берут 2 чайные ложки мелко измельченного растительного сырья на ¼ л горячей воды и настаивают 10 минут.

Мазь составляют из растительного масла или свиного смальца с добавлением растительного сырья. Рекомендуют также пользоваться травяными подушками с донником *при воспалениях суставов* в качестве болеутоляющего средства. Его же применяют и при не совсем открывшихся *гнойниках* или *язвах*. Травяные подушки с донником, заложенные между бельем, служат хорошим средством от моли

Цветки и листья этого растения когда-то применяли *при простудах и лихорадке*, а мазями, приготовленными в смеси с топленым коровьим маслом, залечивали *порезы*.

Цветки донника, смешанные поровну с травой центаврии и цветами мать-и-мачехи, лечат больные *яичники*. Прием по ⅓ стакана напара (столовую ложку смеси на стакан воды) 6 раз в день в течение 3–4 недель. При этом на период лечения рекомендуется полное воздержание от половой жизни.

Противопоказания. При длительном употреблении и передозировке он вызывает головокружение, головные боли, тошноту, рвоту, сонливое состояние, иногда — поражение печени, кровоизлияния (под кожу, в мышцы, внутренние органы) и даже паралич центральной нервной системы.

ЗЕМЛЯНИКА ЛЕСНАЯ (обыкновенная)

Научная медицина рекомендует употреблять ягоды земляники и питаться ими при болезнях почек, камнях почек, при недомоганиях печени и желчных путей, а также при всех видах катаров желудка и при болезнях селезенки.

• Напар листьев земляники 50 г на 1 л воды употребляют *для очищения крови, при сыпях, прыщах, лишаях, при рахите, золотухе, подагре, гастритах, болезнях печени и селезенки, катаре толстых кишок, геморрое, желтухе*.

Земляничный сезон обыкновенно продолжается от 3 до 4 недель. Если его правильно использовать несколько лет подряд, мы бы реже нуждались в лечении.

Если бы все подагрики, язвенники, больные катарами, с камнями желчных путей и почек, с больным мочевым пузырем и селезенкой, собираясь на курорт, могли сначала провести у себя дома правильное лечение земляникой, они бы в большей степени подготовили успех курортного лечения.

Чтобы изгнать *солитера*, следует есть селедку с луком и много земляники (ежедневно до 3 килограммов). Солитер выходит с головкой; круглые глисты, власоглавы и острицы тоже не переносят земляники и изгоняются.

При склерозе, чрезмерном давлении крови (гипертония), запорах, кишечных недомоганиях и поносах земляника — эффективное средство.

Многие формы старых, запущенных *экзем* (экзем с нагноениями, с трещинами, струпьями, нередко со зловонными язвами), которые не излечивались различными дорогими средствами, успешно вылечивались земляникой. Для этого берут спелую землянику, растирают и толстым слоем накладывают на льняную чистую салфетку и прикладывают к пораженным экземой местам: Трех-четырехдневное прикладывание земляники в таком виде на пораженные экземой места очищает их от струпьев, устраняет сочение жидкости, уничтожает зловоние и открывает больное место для последующего этапа лечения — примочками, которые должны вытянуть жар, и для лечения мазями как окончательной фазе лечения экземы.

При лечении земляникой едят ее сырою, но не вареною или сушеною. Едят одну или с молоком, сливками, свежей сметаной, с сахаром (иногда и с вином).

ЗВЕРОБОЙ

Зверобой целебен в свежем и сухом виде. Трава зверобоя обладает многосторонними фармакологическими свойствами: вяжущим, антимикробным, противовоспалительным, обезболивающим, антисептическим, ранозаживляющим, мочегонным, желчегонным и стимулирующим, спазмолитическим.

Его с пользой применяют *при ожогах, чирьях, нагноениях, как ранозаживляющее*. Отварами из него чаще всего исцеляют *заболевания пищеварительного тракта и печени*. Это великолепное вяжущее и возбуждающее аппетит средство, к тому же улучшает отправления кишечника и применимо как мочегонное. Им широко пользовались от *чахотки, при подагре и суставном ревматизме*, залечивали *язву желудка*.

Трава зверобоя известна как *глистогонное средство*. Корни же растения находят применение *при дизентерии и туберкулезе костей*. Трава зверобоя применяется при *опухолях печени и желудка и злокачественных поражениях кожи*.

Настой травы зверобоя в виде полоскания полости и одновременного приема внутрь способствует устранению *неприятного запаха изо рта*.

Применяют зверобой для приготовления горьких настоек, как приправу к рыбным блюдам, как заменитель чайного листа. Кстати, чай из зверобоя является хорошим лекарством от *депрессий, повышенной нервозности и мигрени*.

Н а с т о й. 10 г сухой травы зверобоя залить стаканом кипятка, настоять. Принимать по 1 столовой ложке 2–4 раза в день после еды.

• 3 столовые ложки травы зверобоя залить 1,5 стакана кипятка, настаивать в течение двух часов, процедить. Принимать по ⅓ стакана 3 раза в день до еды. Курс лечения 1–2 месяца.

Отвар и настой травы зверобоя издавна применяют в народной медицине для лечения *рака печени и желудка*.

Чай из травы зверобоя можно пить как тонизирующее средство (1:10).

С п и р т о в а я н а с т о й к а. 15–20 г травы настоять в 0,5 л спирта или водки. Принимать по 30 капель с водой 3 раза в день после еды.

• 20–30 капель спиртовой настойки травы зверобоя добавить в ½ стакана воды. Употреблять для полосканий *при дурном запахе изо рта*.

М а з ь. Свежие листья зверобоя и шалфея дикого (взять поровну) растереть со свежим свиным жиром, выжать через марлю. Хранить в закупоренной банке. Употреблять как мазь *для заживления ран*.

• 20%-ную спиртовую настойку травы зверобоя принимают по 1 чайной ложке 3 раза в день *при энтероколите*.

Спиртовую настойку травы применяют и в виде примочек при уплотнении молочных желез, а также при *злокачественных новообразованиях различной локализации*.

З в е р о б о й н о е м а с л о. *1-й вариант.* 25 г цветущей травы разминают с ½ л оливкового масла и оставляют на неделю бродить в теплом месте. Затем смесь герметично закрывают и ставят на солнце. Постепенно масло краснеет, и когда оно покраснело достаточно (в среднем через 6 недель), его считают готовым. Тогда его сливают и хранят также герметично закрытым. Зверобойное масло применяют в виде компрессов *при лечении ран, язв и ожогов*. Оно считается одним из самых лучших средств *при маститах, трещинах сосков, при лечении трудно заживающих язв*.

2-й вариант. При лечении *язвенной болезни желудка и 12-перстной кишки* принимают внутрь масло зверобоя, которое готовят следующим образом: 500 г свежей травы заливают 0,5 л белого вина и 1 л растительного масла. Настаивают состав в течение 3 дней, затем выпаривают вино на слабом огне в течение 2 часов. После этого состав настаивают в темном месте 14 дней, фильтруют. Принимают по 1–2 столовые ложки три раза в день. (Применяется и наружно *при ожогах, ранах, язвах*.)

• Стакан чая из травы зверобоя, принятый перед сном, хранит ребенка *от непроизвольного мочеиспускания во сне*.

Противопоказания. При длительном применении вызывает сужение кровеносных сосудов и повышает кровяное давление. Поэтому делайте перерывы на 2–3 недели после 2 месяцев приема лекарственных средств из зверобоя.

ЗОЛОТОТЫСЯЧНИК МАЛЫЙ

Золототысячник применяется при лечении метеоризма, при заболеваниях печени, желчного пузыря, почек. В гинекологии он применяется для прекращения кровотечений после абортов, для ускорения сокращения матки в послеродовом периоде, а также при воспалительных заболеваниях женских половых органов.

О т в а р. *Как противоглистное средство*, в климактерическом периоде со склонностью к гипертонии и дисменорее золототысячник применяется в виде отвара или настоя в обычной дозировке.

При власоглавах рекомендуется принимать густой отвар из смеси равного количества травы золототысячника, цветков бессмертника и пижмы.

При хроническом гепатите, сахарном диабете применяют по 1 стакану настоя из 20 г травы на 1 литр воды в теплом виде за 1 час до еды.

Н а с т о й к а. 10 г сухой травы залить 200 мл водки. Настаивать 14 дней в теплом и темном месте. Процедить. Принимать по 20 капель 2–3 раза в день до еды.

Н а с т о й. 10 г сухой травы на 200 мл кипятка. Настоять 1 час, процедить. Принимать по ½ стакана в теплом виде 2–3 раза в день за 30 минут до еды.

Н а с т о й к а   н а   м а с л е. 10 г сухой измельченной травы заливают 100 мл подсолнечного или оливкового масла, добавляют 100 мл белого вина. Выпаривают на медленном огне 15–20 минут (до полного выпаривания вина). После кипячения настаивают в теплом месте 7 дней, периодически взбалтывая. Процеживают через марлю. Используют для лечения *долго не заживающих ран и язв*.

П о р о ш о к. *При метеоризме, диспепсии, болезнях печени и почек* золототысячник можно применять в виде порошка сухой травы — по 1,5 г три раза в день за час до еды.

Отвар травы золототысячника применяют наружно *при раке молочной железы, губ, языка*.

С б о р ы.

• *При хроническом холецистите* рекомендуют следующий сбор: корень аира — 2 г, цветки бессмертника песчаного — 2 г, трава золототысячника — 2 г. Смесь залить 2 стаканами воды, настоять ночь. Утром прокипятить 5 минут, процедить. Принимать по ½ стакана 3–4 раза в день через час после еды.

• *При гастритах с пониженной секрецией*: кожура апельсина, листья вахты, трава полыни горькой, трава волчеца, трава золототысячника. Взять всего по 20 г, залить 1 литром кипятка. Настаивать 4 часа, процедить. Принимать по 1 стакану 3 раза в день перед едой.

• *При язвенной болезни желудка и 12-перстной кишки*: трава золототысячника — 20 г, листья мяты перечной — 80 г. 2 чайные ложки смеси залить 1 стаканом кипятка, настоять 1 час, процедить. Пить по 1 стакану три раза в день за 30 минут до еды.

• *При хроническом гепатите:* плоды фенхеля — 10 г, плоды тмина — 10 г, кора крушины — 10 г, листья мяты перечной — 10 г, трава тысячелистника — 20 г, трава золототысячника — 20 г. Столовую ложку смеси залить 1 литром кипятка, настаивать 2 часа в теплом месте, процедить. Пить по ¼ стакана три раза в день перед едой.

• При хронических холециститах и болезнях печени можно применять следующий сбор: трава зверобоя — 40 г, корень одуванчика — 40 г, цветки бессмертника — 15 г, трава лапчатки гусиной — 10 г, трава вахты трилистной — 10 г, цветки ромашки аптечной — 10 г, трава золототысячника — 10 г. Чайную ложку смеси залить стаканом кипятка, настоять 1 час. Принимать утром и вечером по 200 мл перед едой.

КАЛИНА ОБЫКНОВЕННАЯ

Сок и ягоды с медом рекомендуются как противокашлевое и вяжущее средство, при бронхиальной астме и гипертонической болезни. Из коры калины получают кровоостанавливающие препараты. Цветки калины в настое используют при кашле и хрипоте, воспалении верхних дыхательных путей, а также при желчнокаменной и почечнокаменной болезнях. Сок считается противоопухолевым препаратом, сахароснижающим средством.

В а н н а из корней калины. Сухие измельченные корни калины заливают холодной водой (30:1000) на 2 часа, кипятят 20 минут, процеживают. Ванну (36–37 °C) принимают перед сном при аллергии, истерии, бессоннице, ревматизме. Курс лечения — 14–18 ванн.

КОПЫТЕНЬ ЕВРОПЕЙСКИЙ

Это растение ядовитое и им нельзя злоупотреблять.

Народная медицина пользуется этим растением как мочегонным. Для этого корневища копытня варят на козьем молоке или пользуются водным отваром. Чай из копытня облегчает месячные у женщин, послабляет кишечник, способствует пищеварению, применяется *при гастритах, болезнях печени, желтухе*. Доза: 3–5 г сухого растения на стакан жидкости. Лучшим способом применения считают прием его на молоке.

Порошок из корневищ или листьев употребляется в народной медицине главным образом для того, чтобы вызвать рвоту, а когда нужно и чиханье.

• Водный напар из травы копытня, смешанной в равных частях с цветами бессмертника песчаного, считается полезным при *желтухе*. Доза: одна столовая ложка смеси на стакан кипятка.

• Выделение менструальных кровей усиливают употреблением порошка из зелья копытня, взятого на кончике ножа и внесенного в рюмку молока. Пьют натощак одну рюмку в день.

• Копытень в смеси с другими отхаркивающими лекарственными растениями употребляется в виде отвара *при бронхитах* в следующей смеси: копытня — 2 г, будры — 3 г и репейника — 2 г.

Две столовые ложки этой смеси кипятят в 0,5 литра воды 10 минут, затем настаивают 20 минут, процеживают и пьют глотками не больше двух чашек в день.

В народе существует способ заставить пьяницу прекратить пьянство. На некоторых пьяниц этот способ действует. Состоит он в том, что в стакан водки вливают столовую ложку отвара корневища копытня. Пьяница об этом не должен знать. Такая смесь водки вызывает рвоту и сильное отвращение к алкоголю.

КУВШИНКА

• *При хронических сердечных заболеваниях* готовят смесь цветков кувшинки с цветками боярышника кроваво-красного. Берут по 2 столовые ложки каждого, заливают стаканом кипятка, настаивают 1 час, процеживают. Пьют по 1 столовой ложке через каждые два часа.

• Настой цветков используют как снотворное, успокаивающее при *бессоннице*.

• Корни, отваренные в сусле, дают пить *туберкулезным больным*, а также кормящим женщинам *для увеличения количества молока*.

• Настойку из листьев употребляют *при мочекаменной болезни*.

• Отваром корней в пиве моют голову *от выпадения волос*.

• 2–3 столовые ложки свежих или сухих цветков залить кипятком, завернуть в марлю. Горячие подушечки прикладывать к больным местам в качестве *болеутоляющего средства*.

• 2 столовые ложки свежих лепестков цветков кувшинки белой положить в 0,5 л кипятка, кипятить 15 минут, настаивать 4 часа, процедить, употреблять как *косметическое средство*.

• Две столовые ложки свежих цветков залить 1 стаканом кипятка, настоять 1 час, процедить. Принимать по ⅓ стакана три раза в день при *бессоннице* или в качестве *жаропонижающего средства*.

Противопоказания. Применение внутрь препаратов кувшинки белой, как ядовитого растения, требует особой осторожности.

КРАПИВА

Крапива способствует нормальной деятельности желудка и кишечника, обладает желчегонным и мочегонным эффектом, влияет на кроветворение. Применяется *при лечении цистита, пиелонефрита, гломерулонефрита, при заболеваниях верхних дыхательных путей, бессоннице*. Препараты крапивы останавливают маточные, геморроидальные и другие виды кровотечений, месячные.

Наружно отвары и настои крапивы применяют *при лечении фурункулов, язв, ангин, при трещинах кожи и в виде спринцеваний при белях*.

Растение входит в состав многих желудочных, слабительных и витаминных чаев. Используют его и в готовых формах; крапива входит в состав аллохола (применяют при гепатитах, холециститах, болезнях печени).

Препараты листьев крапивы применяют также при эпилепсии, истерии, хронических бронхитах, заболеваниях печени и желчевыводящих путей, поносах. Находят применение и корневища, их назначают в качестве отхаркивающего средства.

Н а с т о й. 15 г листьев залить стаканом кипятка, настаивать в течение часа, процедить. Принимать по 1 столовой ложке 3–4 раза в день.

• *При сахарном диабете* рекомендуется пить настой крапивы по ¼ стакана 3–4 раза в день (крапива содержит секретин, который стимулирует образование инсулина).

• *При слабом выделении мочи* пьют настой из 50 г крапивы на 1 литр кипятка по 200 мл три раза в день.

О т в а р. 20 г листьев крапивы залить 200 мл кипятка, кипятить 3 минуты, охлаждать 45 минут, процедить и пить по 2 столовые ложки три раза в день перед едой.

Н а с т о й к а. 200 г майской крапивы залить 0,5 л водки или 70-градусного спирта. Горло бутылки завязать марлей или салфеткой. Первые сутки настойку держать на окне, остальные 8 суток — в темном шкафу. Процедить, отжать, отфильтровать, хранить в темной склянке.

Принимать по 1 чайной ложке натощак за 30 минут до еды и 1 чайную ложку на ночь перед сном.

Свежий сок крапивы. Отжимать в апреле—мае из свежесрезанных растений. Способствует кровообразованию. Стимулирует обмен веществ, поэтому является хорошим средством для похудания. Рекомендуется *при ревматических заболеваниях*. Принимать по ⅓–½ стакана сока со столовой ложкой меда 3 раза в день за полчаса до еды.

Сок крапивы пьют по 1 столовой ложке *при фурункулезе, угрях, различных сыпях*.

Сок крапивы, смешанный с солью, рекомендуют применять *для смазывания раковых язв*.

Для усиления полового влечения смешивают 1 чайную ложку истолченной крапивы с яичным желтком и репчатым луком. Съедать по 1 чайной ложке три раза в день.

Наружное применение:

• При *миозитах, невралгических болях, суставном ревматизме* жалят свежей крапивой больные места.

• *Для укрепления волос, при облысении* полощут волосы после мытья головы отваром листьев крапивы.

ЛАВАНДА ГРЕЧЕСКАЯ

Лаванду используют как противосудорожное, мочегонное и тонизирующее центральную нервную систему средство. Лавандовый спирт является хорошим антисептиком. Лаванда используется в медицине в виде настоя и настоек.

Н а с т о й. Три чайные ложки измельченных цветков залить 2 стаканами кипятка, настоять 1 час. Процедить. Принимать по ½ стакана 3–4 раза в день. *При сердечном неврозе с сильным сердцебиением* принимать настой по ½ стакана 2–3 раза в день.

Для стимуляции пищеварения и как спазмолитическое средство *при гастритах, болях в области печени* принимают настой лаванды по 1 стакану 1–2 раза в день.

Эфирное масло лаванды применяется как растирание *при невралгических болях, миозитах, ревматизме*.

Масло лаванды, разведенное спиртом, применяют *при мигрени, неврозах*.

В а н н ы. Ванны с добавлением отвара травы лаванды применяют 1–2 раза в неделю как успокаивающее и общеукрепляющее средство.

Противопоказания. Препараты лаванды относятся к числу сильнодействующих, поэтому пользоваться ими необходимо очень осторожно.

ЛЬНЯНКА ОБЫКНОВЕННАЯ

Довольно часто льнянку используют в виде мази, настоев и отваров на воде и молоке для обмываний, компрессов, примочек, ванночек и сидячих ванн *при геморрое, различных кожных высыпаниях, ранах, экземе, лишаях, дерматитах, бородавках, полипах, а также моют голову при зуде, перхоти и выпадении волос*. При геморрое применяют мазь из свежего сока зеленой травы на ланолине.

Проваренная в масле или смальце, льнянка дает весьма действенную мазь, применяемую *при воспалениях и расширении вен* и прежде всего *при зудящем геморрое*.

Из высушенной травы готовят чай: берут чайную ложку с верхом растительного сырья на ¼ л воды, доводят до кипения и настаивают 10 минут. Этим чаем успешно лечат *желтуху, задержание мочи, запоры и заболевания селезенки*.

Льнянка лекарственная считается хорошим средством от повреждений кожи, пигментации (пятен на коже) и вообще нечистой кожи. Для этого выжимают сок из сорванной травы и смазывают им кожу или втирают в нее сок.

Отваром промывают больные глаза, полощут горло при ангине, настоем травы на теплой воде делают примочки при грибковых заболеваниях, от лишаев, для лучшего роста волос. В отваре купают детей, страдающих диатезом.

Н а с т о й. Столовую ложку сухой измельченной травы льнянки залить 2 стаканами кипятка, настоять 2 часа, процедить, принимать по ½ стакана 3 раза в день до еды. Как наружное средство этот же настой использовать для обмываний и компрессов *при сыпях, угрях, гнойниках, язвах, фурункулах*.

О т в а р. 20 г травы льнянки отварить в 0,5 л молока. Полученную кашицу применять для компрессов *при геморрое*.

Для лечения геморроя используют компрессы из отвара 20 г травы в 0,5 л молока. При этом быстро уменьшаются боли и воспалительные процессы.

Противопоказания. Растение ядовито, прием его внутрь в больших дозах может вызвать отравление.

ЛОПУХ ПАУТИНИСТЫЙ

Отвар корня лопуха (50,0–60,0 г на 1 л воды) употребляют внутрь при *лечении разных кожных заболеваний, при чирьях, фурункулезе, сыпях, при золотухе, рахите как кровоочистительное средство*. Кроме того, этот отвар принимают при разных болезнях мочеполовых органов, в том числе и венерических, как *мочегонное, очищающее почки и мочеточники средство*. Пьют этот отвар и *при хронических запорах*.

• *При сахарной болезни* пьют отвар корней лопуха или следующей смеси: створки фасоли, корни лопуха и листья черники в равных дозах. 50–60 г смеси заливают 1 л воды, настаивают ночь, утром кипятят 5–7 минут, еще немного настаивают, процеживают, легко отжимая остаток, и весь отвар выпивают за день в 6 приемов.

• *При подагре* пьют чай из следующей смеси: корней лопуха — 25 г, корневищ пырея — 20 г, травы череды — 20 г, травы трехцветной фиалки — 30 г и вероники лекарственной — 20 г. 40 г этой смеси заливают 1 л воды и кипятят на медленном огне 15 минут. Процеживают. Пьют по 3 стакана в день (первый раз — натощак).

• Долго не заживающие раны лечат мазью, которую готовят следующим образом: 75 г измельченного свежего корня лопуха настаивают сутки в теплом месте в 200 г подсолнечного масла, потом варят 15 минут на медленном огне и процеживают.

• *При выпадении волос и при болезнях кожи* головы 2 раза в неделю моют голову в отваре корня лопуха и цветков ноготков (лопуха — 20 г, ноготков — 10 г на 1 л воды). Можно к этим компонентам добавить еще 15 г шишек хмеля.

МЕЛИССА ЛЕКАРСТВЕННАЯ

Мелиссу применяют при неврозах, истерии, бессоннице, повышенной половой возбудимости, атеросклерозе, шуме в ушах. Рекомендуют принимать настои и отвары из нее при болях в желудке и кишечнике, малокровии, запорах, метеоризме и гипертонической болезни.

Н а с т о й. Две столовые ложки измельченного сырья заливают 2 стаканами кипятка, настаивают 1 час. Процедить. Выпить в течение дня в 4 приема.

• *При сердцебиении, токсикозах беременности и в климактерический период* настой мелиссы принимают по ½ стакана три раза в день.

Настой мелиссы полезен людям пожилого возраста для уменьшения *спазматических явлений в кишечнике, для усиления секреции пищеварительных желез и улучшения аппетита.* Дозировка обычная.

При метеоризме, плохой деятельности желудочно-кишечного тракта, невралгиях, одышке настой мелиссы принимают по ⅔ стакана три раза в день до еды.

При истерических припадках и обмороках на нервной почве мелиссу принимают в виде настоя (½ стакана на прием) или порошка — 4 г измельченной травы на 100 мл воды (однократная доза).

В этих же дозировках препараты мелиссы лекарственной можно принимать *при болезненных менструациях, для стимуляции месячных и в качестве лактогонного средства.*

Н а с т о й (для наружного применения). 4 столовые ложки травы заливают 0,5 л кипятка, настаивают 1 час. Кашицу из листьев применяют наружно *при ушибах, отеках, нарывах.*

Противопоказания. Следует соблюдать осторожность, употребляя настой из мелиссы. При наружном применении он безвреден, но если его выпить, может создаться впечатление, что это был крепкий напиток.

МАК-САМОСЕЙКА

В народе лепестки дикого мака применяют преимущественно в смесях с другими лекарственными растениями *как отхаркивающее и успокаивающее приступы кашля.*

• Смесь, *успокаивающая (временно) кашель:* лепестков дикого мака — 10 г, корня бедренца — 5 г; заливают 2 стаканами кипятка на ночь, утром процеживают. Пьют в течение дня по большому глотку ежечасно.

• Смесь, *облегчающая отхаркивание:* лепестков дикого мака — 30 г, цветков бузины черной — 20 г, цветков липы — 20 г, цветков коровяка — 30 г, цветков мальвы лесной — 30 г, цветков мать-и-мачехи — 20 г, цветков гречихи — 20 г, травы легочницы — 30 г. 40 г этой смеси заливают 1 л кипятка на ночь. Утром процеживают. Пьют ежечасно по ¼ стакана (по винной рюмке). Эту смесь особенно рекомендуют при сильном простудном кашле, причем считается необходимым постельный режим, так как смесь действует сильно потогонно.

• Смесь, *ускоряющая выделение мокроты* при обильном ее образовании: цветков мальвы лесной — 30 г, травы вероники лекарственной — 20 г, листьев мать-и-мачехи — 20 г и лепестков дикого мака — 30 г. 40 г смеси заливают 1 л кипятка на ночь, утром процеживают. Пьют по 1 столовой ложке 3 раза в день.

Ч а й, с и р о п. Из цветков мака-самосейки готовят чай и сироп. Для чая берут столовую ложку с верхом сухих цветков и заваривают стаканом кипятка. Через 10 минут цветки отцеживают и пьют чай еще теплым, подсластив медом. Маковый чай дают детям от кашля и грудным детям при беспокойстве. Рекомендуется такой чай при *болях в груди, осиплости, при ослизнении легких как отхаркивающее*.

• С и р о п из цветков мака, сваренных с водой и сахаром, дают детям *при коклюше*.

Противопоказания. Высокие дозы ядовиты.

МАТЬ-И-МАЧЕХА

Мать-и-мачеху применяют от всех видов простудных болезней и воспалений в области груди и горла. Собирают полностью распустившиеся цветки в марте—апреле и только появившиеся после них листья — до июня. Листья и цветочные головки хорошо просушивают в тени и для употребления смешивают.

Ч а й. Чай из мать-и-мачехи действует как *противовоспалительное, отхаркивающее и кровоочистительное средство*. Этот чай можно применять и наружно при ожогах, воспалениях, нарывах, расширении вен.

Листья, сок. Прикладывать ко лбу свежие листья растения *при головной боли*, а сок из листьев закапывать *при воспалении среднего уха*.

Отварами и настоями лечат многие болезни: золотуху, водянку, туберкулез легких, катар желудка. Дымом из сухих листьев унимали *зубную боль* и приступы *астмы*.

Н а с т о й. *При простудном кашле* хорошо помогает настой травы. Для этого полную столовую ложку сухих измельченных листьев заливают стаканом кипятка, настой выдерживают с полчаса, после чего процеживают, остужают и пьют по две чайные ложки до шести раз в день. Можно от кашля готовить и отвар (порции те же), принимаемый 3–4 раза в день по столовой ложке. Иногда используют смесь из цветков и листьев, подобная заварка целебна и *для лечения верхних дыхательных путей*.

3 столовые ложки цветков или листьев заливают 400 мл кипятка, настаивают 3–4 часа в теплом месте. Принимают по ½–⅔ стакана 3 раза в день за полчаса до еды.

При воспалительных заболеваниях желудка и кишечника пьют настой из 30 г листьев на литр кипятка (по 1 стакану 2–3 раза в день за полчаса до еды).

О т в а р. Крепкий отвар из мать-и-мачехи и листьев жгучей крапивы прекращает *выпадение волос, уменьшает перхоть и зуд*. Отваром моют голову, а затем волосы полощут в травяном настое. Для этого две столовые ложки сухих листьев камчужной травы и крапивы заваривают в стакане кипятка. Отвар настаивают, процеживают, а остаток отжимают в настой. Пользуются настоем еще для примочек и компрессов при раздражении кожи и нарывах.

• Отвар из листьев мать-и-мачехи применяют *при воспалительных заболеваниях почек и мочевого пузыря*.

15 г листьев заливают стаканом горячей воды, кипятят на медленном огне 10 минут, настаивают 1 час. Процедить. Принимать по 1 столовой ложке 4 раза в день за полчаса до еды.

• *Для возбуждения аппетита* принимают по ½ стакана отвара мать-и-мачехи три раза в день перед едой.

С б о р ы. *При болезненных и нерегулярных месячных* пьют настой из листьев лапчатки гусиной и мать-и-мачехи. Компоненты берут поровну.

• *При заболеваниях мочевого пузыря* смешивают в равных количествах сухие листья мать-и-мачехи, толокнянки и брусники. Заваривают и пьют как чай.

• Как *мочегонное и потогонное средство* мать-и-мачеха применяется в сборах: лист мать-и-мачехи — 40 г, измельченные плоды малины — 40 г, трава душицы — 20 г.

2 столовые ложки смеси заливают 200 мл кипятка, настаивают (хорошо укутав) два часа в теплом месте. Принимают по 1 стакану настоя на ночь в горячем виде.

• *При легочных заболеваниях, хронических бронхитах, простуде* полезно пить настой из следующих трав: плоды аниса, лист брусники, лист мать-и-мачехи, плоды малины, цветки липы.

ОДУВАНЧИК ЛЕКАРСТВЕННЫЙ

Отвары и экстракты из корней одуванчика лекарственного возбуждают аппетит, стимулируют желчеобразовательную функцию печени и способствуют желчеотделению, активизируют секрецию пищеварительных соков в желудке и кишечнике, обладают мочегонным действием. Препараты из одуванчика уменьшают уровень сахара в крови.

С б о р. Отвар корней одуванчика, стальника, любистка и крушины. Столовую ложку смеси из равных частей компонентов заливают 400 мл холодной воды и настаивают 2 часа, кипятят 15 минут, процеживают. Пьют в день по 2 стакана *при ожирении и запорах*.

• Настой корней одуванчика, стальника колючего, корневищ аира и листьев мяты перечной. Столовую ложку измельченной смеси заливают стаканом кипятка, настаивают 3 часа, процеживают. Выпивают в течение дня *при холецистите или гепатите*.

• Отвар корней марены красильной, одуванчика, горечавки желтой и листьев мяты лимонной. Столовую ложку смеси заливают 300 мл холодной воды, настаивают 2 часа, кипятят 10 минут, процеживают. Пьют утром и вечером по две трети стакана при *желчнокаменной болезни*.

• Еще один сбор от желчнокаменной болезни. Отвар корневища касатика, корней одуванчика, цикория обыкновенного и девясила высокого, листьев мяты перечной. Столовую ложку смеси заливают стаканом кипятка и настаивают 1,5 часа, кипятят 10 минут, процеживают. Пьют через день по 1½–2 стакана.

ПОЛЫНЬ ГОРЬКАЯ

С о к п о л ы н и г о р ь к о й. Отжимать в августе из зелени (накануне цветения). Регулирует работу желудка, повышенную или пониженную кислотность. Снимает вздутие живота и катаральные явления в желудке. Принимать по одной столовой ложке сока и меда 3 раза в день до еды. Кроме этого свежий сок полыни способствует остановке наружных кровотечений. Применяется в виде повязок, смоченных соком.

Ч а й. Чайную ложку сухой травы заваривают 250 мл кипятка и настаивают 10 минут. Ежедневно пьют 3 раза в день по чашке этого горьковатого напитка, помогающего *при вялости пищеварения, чувстве переполненности желудка, вздутиях и газах, желчнокаменной болезни, недостаточном выделении желчи, при желтухе и камнях и песке в почках.* Кроме того, чай из полыни активизирует кровообращение и улучшает обмен веществ. Поэтому его рекомендуют *при ожирении и других нарушениях обмена веществ.*

Н а с т о й. *При метеоризме, запорах* пьют настой полыни горькой по 1–2 столовые ложки три раза в день за 30 минут до еды.

• *При похудении*, после тяжелых болезней больным дают пить настой или отвар полыни в обычной дозировке.

• Полынь издавна считалась женской травой. Она имеет большое применение в акушерстве и гинекологии: *при аменорее, дисменорее* принимают настой полыни по 1 столовой ложке 3 раза в день.

• *Для усиления родовых схваток*, а также для снятия болей при трудных родах полынь применяют в той же дозировке.

С и р о п. *При болезнях печени, желудка, мочевыводящих путей и почек* применяют сироп полыни горькой. Делают его следующим образом: 100 г травы вымачивают в колодезной воде 24 часа, затем варят в течение получаса на медленном огне в плотно закрытой посуде. Добавляют 400 г сахара или меда и варят еще 15–20 минут. Принимают сироп по 1 десертной ложке три — четыре раза в день за полчаса до еды.

В а н н а из корней полыни. Измельченные корни полыни обыкновенной заливают водой, настаивают 2 часа, кипятят 10 минут, процеживают. Ванну (36–37 °C) принимают на ночь *при подагре, неврозах, климаксе.* Курс лечения — 12–14 ванн.

С б о р. *При печеночных коликах* народная медицина рекомендует принимать по три стакана отвара из следующего сбора: листья шалфея, ягоды можжевельника, трава полыни. Все берут поровну. 2 столовые ложки смеси заливаются 500 мл воды. Кипятят 10 минут на медленном огне, процеживают, доливают кипяченой воды до 500 мл.

• *При колитах и других заболеваниях кишечника* пьют 4–5 раз в день настой из листьев полыни и шалфея, взятых в равных частях.

Две столовые ложки смеси залить стаканом кипятка, настоять 2 часа. Принимать по 1 столовой ложке 4–5 раз в день. Во время лечения пить жидкий отвар из риса вместо чая.

• *Для удаления неприятного запаха изо рта* готовят настой из полыни горькой, листьев мяты и шалфея в равных частях. 1 столовую ложку сбора заливают 200 мл кипятка. Настаивают 1 час, процеживают.

• Упаренный спиртовой настой полыни в народной медицине применяют *как противоопухолевое средство при раке матки и желудка*. Пьют с водой по 20–25 капель три раза в день перед едой.

Противопоказания. Ядовитое растение. Применение полыни горькой при беременности противопоказано. Нельзя применять при язвенной болезни. Полынью не следует злоупотреблять, особенно при малокровии. Продолжительное, чрезмерное применение полыни, даже в невысоких дозах, может повлечь за собой судороги и конвульсии, галлюцинации, а то и явления помешательства.

ПУСТЫРНИК

Применяют пустырник для лечения гипертонии, стенокардии, сердечно-сосудистых неврозов, а также при пороках сердца и базедовой болезни. Отвары из этой травы успокаивают центральную нервную систему, усиливают сокращение сердечной мышцы, снимают одышку и заметно понижают артериальное давление. Как сердечное лекарство настойка травы пустырника совершенно безвредна — никаких нежелательных последствий она не вызывает.

О т в а р. 15 г мелко порезанной сухой травы заливают стаканом воды и недолго кипятят. Остуженный отвар процеживают и пьют по 1–2 столовые ложки три раза в день за полчаса до еды.

• *При нарушениях менструального цикла, при фибромиомах матки* настой пустырника пьют по ⅓ стакана три раза в день.

• *При маточных кровотечениях* траву пустырника заваривают и пьют как чай.

При беременности на протяжении всего срока пьют чай из травы пустырника для улучшения общего состояния, кровообращения, сна.

С о к. *При базедовой болезни* пользуются свежим соком пустырника: 30–40 капель на ложку воды. Чтобы и зимой не переводился свежий сок, о нем заботятся заранее: добытый из летней травы сок смешивают со спиртом один к одному, смесь закупоривают в стеклянной посуде. Консервированный сок принимают из расчета 20–30 капель три раза в день.

Н а с т о й к а. Готовится на 70%-ном спирте из расчета 1:5. Настаивают 7 дней в темном месте, процеживают. Пьют по 30–50 капель три раза в день.

Наружно. В качестве наружного средства трава пустырника чаще применяется в сборах: трава пустырника — 2 части, лист подорожника большого — 2 части, шалфей лекарственный — 2 части, корень солодки голой — 1 часть, цветки ромашки — 1 часть. 2 столовые ложки смеси залить 300 мл кипятка, настаивать 1 час, процедить. Применять в виде примочек и компрессов при *ожогах, травмах, пролежнях.*

С б о р. *При гипертонической болезни* 1–2 степени трава пустырника чаще используется в сборах: цветы боярышника, трава омелы, трава пустырника, трава сушеницы. Всего берут по 1 столовой ложке, перемешивают. 1 столовую ложку смеси заваривают стаканом кипятка, настаивают 2 часа, процеживают, пьют по 100–150 мл три раза в день.

• *При нервном возбуждении, истерии, климактерических неврозах* народная медицина предлагает следующий сбор: лист мяты — 30 г, трава пустырника — 30 г, корень валерианы — 20 г, шишки хмеля — 20 г. 2 столовые ложки сбора заливают 200 мл кипятка, настаивают 1 час, процеживают. Пьют по ⅓ стакана три раза в день.

Противопоказания. Не рекомендуется использовать препараты пустырника при пониженном давлении и замедлении сердечного ритма. В слишком больших дозировках пустырник опасен. В день нельзя принимать более 2 стаканов чая.

ПОДОРОЖНИК (большой и средний)

О т в а р. *При гастритах* может применяться отвар, приготовленный из семян из расчета 20 г на 200 мл воды, по 2 столовые ложки 3 раза в день.

10 г высушенного сырья (листья) на 200 мл кипятка. Кипятить 5–7 минут, процедить. Принимать по ½ стакана три раза в день.

Н а с т о й. 1 столовую ложку высушенных и измельченных листьев заливают в эмалированной посуде стаканом кипятка, закрывают крышкой и настаивают на водяной бане 30 минут, процеживают. Пьют по ½–⅓ стакана три раза в день.

При раке желудка, легких, при поносах и воспалении мочевого пузыря настой подорожника принимают три раза в день по ½ стакана перед едой.

При поносах и болях в кишечнике пьют настой или отвар листьев подорожника по ½ стакана 3–4 раза в день.

В акушерстве и гинекологии настой и отвар листьев подорожника применяют при *воспалении матки и придатков*. Пьют по ½ стакана три раза в день.

С о к. Сок из листьев подорожника. Отжимать в июне—июле из свежих листьев. Хорошо отжимается сок из предварительно замоченных на 1–2 часа листьев. Сок можно при желании профильтровать через полотняный мешочек. Используют по 30–50 мл (можно со столовой ложкой меда, разведенной в ½ стакана противой воды) 3 раза в день до еды 2–4 недели, особенно весной и осенью. Хорошо помогает как противовоспалительное средство *при катарах дыхательных путей, при пониженной кислотности желудка*.

• *При энтеритах, а также при острых и хронических колитах* можно применять сок подорожника внутрь по 1 столовой ложке 3 раза в день за 15 минут до еды. Курс лечения 30 дней.

• Если впускать каплями выжатый сок листьев подорожника *при боли в ушах* — боль успокаивается, а от жевания корня, его стебля или от полоскания их отваром проходит *зубная боль*.

Н а с т о й к а. 20 г сухих измельченных листьев подорожника заливают 200 мл водки или 70%-ного спирта и настаивают 14 дней в темном месте. Процеживают. Пьют по 30 капель три раза в день. Снижается артериальное давление.

С и р о п. Молодые листья нарезать и аккуратно уложить в банку. Каждый сантиметровый слой обильно залить медом (можно засыпать сахаром). Уминая массу, заполнить всю банку. Подорожник настаивать на меду (сахаре) около 10 дней, затем полученный сироп слить. Применять *при воспалении верхних дыхательных путей, кашле, для отхаркивания, а также при желудочных и кишечных заболеваниях.*

В а н н а из корней подорожника большого. Измельченные корни подорожника большого заливают кипятком (50:1000), кипятят 20 минут, настаивают полчаса. Ванну (36–37 °C) принимают в течение дня *при гнойничковых поражениях кожи, экземе.* Курс лечения — 12–14 ванн.

РЯСКА

Настойку ряски принимают в качестве желчегонного, противоглистного и жаропонижающего средства по 20 капель три раза в день.

- *Как общеукрепляющее средство* пьют настойку ряски малой по 25 капель три раза в день.
- *При аллергических заболеваниях* применяют порошок и настой ряски малой в обычной дозировке. Курс лечения — 1 месяц.

Препараты из ряски малой можно применять *при злокачественных новообразованиях* любой локализации. При этом доза препарата должна быть увеличена в полтора раза против обычной.

Н а с т о й т р а в ы. 1 столовую ложку сухой измельченной травы заливают 200 мл кипятка. Настаивают 1 час, плотно закрыв. Процеживают. Пьют по ⅓ стакана 3 раза в день.

Наружно ряску применяют в виде припарок *при ревматизме, подагре.* Для этого ее насыпают в марлевый мешочек, опускают в кипящую воду на 3–5 секунд, дают немного остыть и прикладывают к больному суставу на 1–2 часа (зафиксировав повязкой).

СОЛОДКА (ЛАКРИЧНИК)

Ч а й. Корень солодки входит как составная часть во многие лечебные чаи, прежде всего в кровоочистительные, стимулирующие обмен веществ, действующие против кашля и легочных заболеваний.

Н а с т о й. Настой корня солодки (1 столовую ложку корня солодки заливают в термосе 1 стаканом кипятка, настаивают 3–5 часов) пьют по 1 столовой ложке 3–4 раза в день как отхаркивающее, обволакивающее, противовоспалительное, противоаллергическое средство.

• Как противоаллергическое средство корень солодки пьют в виде настоя по ½ стакана три раза в день.

• Для омоложения организма. Заварить 1 чайную ложку на стакан кипятка, принимать по 1 столовой ложке 3 раза в день.

• *При лечении язвенной болезни желудка и 12-перстной кишки* необходимо пить настой корня солодки в течение месяца. Сделать перерыв 15 дней. Затем курс повторить. Язвенная болезнь после такого лечения обычно не возвращается.

О т в а р   к о р н я. При использовании отвара корня солодки (10 г на 200 мл кипятка) по ½ стакана 3 раза в день в течение 3–4 недель у больных исчезают боль, тошнота, улучшается аппетит, нормализуется кислотность желудочного сока, постепенно исчезает язвенный дефект слизистой желудка.

В о д о ч н а я   н а с т о й к а   и з   к о р н я   с о л о д к и. Готовят в соотношении 1:5. Принимают настойку по 30–40 капель три раза в день *при злокачественных новообразованиях, понижении функции яичников и в климактерическом периоде.*

П о р о ш о к. Корень солодки может быть применен в виде порошка. Принимают его по 2 г три раза в день за 15 минут до еды. Порошок корня можно применять во всех случаях, когда показано применение препаратов солодки.

При опрелостях, пролежнях порошок корня солодки используют в качестве присыпки.

С и р о п   с о л о д к о в о г о   к о р н я. 4 г густого экстракта солодкового корня смешивают с 86 г сахарного сиропа и к полученной смеси добавляют 10 г спирта. Сироп используют как противовоспалительное, отхаркивающее и смягчающее средство.

При хроническом алкоголизме делают состав: хвощ полевой — 1 часть, корень солодки — 1 часть. 100 г смеси заливают 3 литрами кипятка, кипятят 10 минут на медленном огне, настаивают 1 час, процеживают. Пьют по 1 стакану три раза в день за 15 минут до еды.

С б о р. *При лечении простудных заболеваний* готовят следующий состав: измельченный корень солодки — 40 г, цветки липы — 60 г. 2 столовые ложки смеси заварить стаканом кипятка, кипятить на водяной бане 15 минут, процедить, отжать, долить кипяченой воды до первоначального объема. Принимать по 1 стакану 2–3 раза в день.

- Отвар корней первоцвета лекарственного, солодки голой, фиалки душистой и семян тмина. Десертную ложку смеси измельченных корней и чайную ложку семян тмина заливают 300 мл холодной воды, настаивают 1 час, кипятят 15 минут, через 5–7 минут процеживают. Пьют по 2 столовые ложки 3–4 раза в день *при бронхите, астме, коклюше*.

- Отвар корней окопника лекарственного, алтея, солодки голой и листьев мяты лимонной. Столовую ложку смеси из равных частей компонентов заливают стаканом холодной воды и настаивают 1,5 часа, кипятят 10 минут, процеживают. Выпивают в два приема перед едой *при язве желудка и 12-перстной кишки*.

Противопоказания. При продолжительном приеме солодки и особенно часто после применения карбенокселона наблюдаются повышение артериального давления, задержка жидкостей вплоть до появления отеков, нарушения в половой сфере — ослабление либидо, развитие гинекомастии, ограничение или исчезновение оволосения и др.

ТМИН ОБЫКНОВЕННЫЙ

- Семена тмина употребляют при вялом пищеварении, для возбуждения деятельности желудка и кишечника, как ветрогонное и как освежающее средство.

- В детской практике применяют отвар семян тмина на воде (ложка семян на стакан воды). Кипятят пять минут в закрытом сосуде и подслащивают сахаром (столовая ложка на стакан отвара). Дают ребенку 5–6 раз в день по чайной ложечке. Средство дают как ветрогонное, особенно в тех случаях, когда ребенок плачет и трет ножкой об ножку («молотит животик»). Такой же отвар, но без сахара, применяют для клизм при вздутии живота как у детей, так и у взрослых.

• Бывает, что ухо затечет ушными выделениями, по-народному называемыми «вощиной», причем притупляется слух (без боли). В таких случаях поступают так: в головке луковицы, в верхней ее части, вырезают кубик и ножом углубляют и расширяют отверстие. В это углубление насыпают чайную ложечку семян тмина и закрывают вынутым из луковицы кубиком. Фаршированную таким образом луковицу пекут. Из этой, еще горячей луковицы, выжимают сок. Несколько капель такого, еще теплого, сока впускают в канал уха и закрывают ваткой. Процедуру повторяют 2 раза в день до исчезновения недомогания. В народе существует убеждение, что от этого средства улучшается слух не только при вощине, но и при шуме и дерганье в ухе.

• Хорошо растертые семена тмина и листья перечной мяты запаривают кипятком, всыпают ржаной муки, замешивают и этим очень теплым тестом обкладывают грудь кормящей женщины при образовании нарыва. Лечение длится несколько дней подряд.

ЧЕРЕДА ТРЕХРАЗДЕЛЬНАЯ

В народной медицине широко применяется при кожных болезнях, при рахите, золотухе, артритах, подагре; кроме того, как легкое потогонное и мочегонное средство.

Внутрь употребляют напар (а некоторые и отвар — 10 минут) 4 столовых ложек порезанной травы на 1 л кипятка. Напар настаивают целую ночь, а с утра начинают принимать по полстакана 3–4 раза в день.

Вот очень хороший кровоочистительный сбор, употребляемый *при кожных заболеваниях*, а также *при золотухе и рахите*: череды — 10 г, листьев грецкого ореха — 5 г, травы трехцветной фиалки — 20 г, корня лопуха — 15 г, цветов глухой белой крапивы — 10 г, цветов тысячелистника — 10 г, листьев черной смородины — 10 г и листьев земляники — 15 г. Все смешивают, берут 20 г смеси, заливают 1 л противой воды и кипятят на слабом огне 10 минут. Пьют ежечасно по винной рюмке (30 г), а детям дают по 1 столовой ложке.

Эту же смесь с добавлением листьев толокнянки 30 г и березовых почек 15 г, таким же способом приготовленную и применяемую, употребляют *при хронических болезнях почек*.

ЧИСТОТЕЛ БОЛЬШОЙ

В его отваре по деревням купали детишек для снятия чесотки и золотухи. Он делал тело чистым — отсюда и его название. С помощью чистотела лечили кожный туберкулез, или волчанку, избавлялись от желтухи и желчных камней, за что у лекарей он слыл как желтушник. Его соком, набранным из корней, сводили веснушки и бородавки. Прозвище бородавник досталось растению как раз за это его наружное употребление. Прозорником чистотел называли из-за применения от болезни глаз. Нередко «желтомолочник» заменял йод.

Особенно показан чистотел при предраковых состояниях, после операций по поводу злокачественных опухолей (задерживает рост метастазов).

Эффективен чистотел при холециститах, холангитах, подагре, ревматизме, геморрое, коклюше, бронхиальной астме.

Н а с т о й. 1 столовая ложка цветущей травы на 200 мл кипятка. Настоять 1 час, пить по ⅓ стакана три раза в день. Пить *при заболеваниях печени и желчевыводящих путей*.

• При лечении *неврозов и вегетососудистой дистонии* настой или отвар травы чистотела пьют по ½–⅓ стакана три раза в день.

• *При бронхиальной астме, коклюше* пьют настой травы с цветками по ⅓ стакана 3–4 раза в день.

• *При полипах носоглотки* полощут нос и горло настоем травы чистотела с травой ромашки (1:1). Столовую ложку смеси заливают стаканом кипятка, настаивают 2 часа, процеживают. Полоскание проводят 3–4 раза в день.

О т в а р. 30 г травы заливают 0,5 л кипятка, кипятят 5 минут, настаивают 45 минут, процеживают. Пьют по ½ стакана три раза в день за 15 минут до еды.

Настой и отвар травы в обычной концентрации применяют *при аменорее и сифилисе*. Пьют по 2 столовые ложки три раза в день до еды.

Наружно. В виде настоя трава чистотела иногда применяется в лечении зудящих *дерматозов (экзема, дерматит* и др.) в стадии острого воспалительного процесса и мокнутия. Чаще использовались ванночки с настоем чистотела из расчета 10 г на 100 мл кипятка с последующим охлаждением до 37 °С в течение 15–20 мин ежедневно. На 2–3-й день лечения ощущение зуда у больных заметно уменьшалось, устранялись явления гиперемии, отека, мокнутия, наступало заживление эрозионных поверхностей.

Как наружное средство чистотел хорошо действует *при раке кожи, псориазе, красной волчанке, бородавках, мозолях*. Принимают его с хорошими показателями при полипозе гортани и кишечника.

- *Для лечения прыщей* соком чистотела умывают лицо 1–2 раза в день (повторить 2 раза с интервалом 3–5 минут). После первого сеанса число прыщей может даже увеличиться, но после 3–4 дней они обычно пропадают.

С о к. Чтобы приготовить сок чистотела, надо надземные свежие части растения пропустить через мясорубку (предварительно вымыв), процедить через несколько слоев марли и разлить в бутылки. Бутылки тщательно закрывают и ставят в темное место. Через день каждую бутылку надо открывать и выпускать из нее воздух. Когда воздух перестанет выходить из бутылки, плотно закрыть ее, залить парафином и в таком состоянии сок может храниться годами.

При *раке кожи* ежедневно три раза в день смазывают кожу чистым свежим соком травы.

При *мастите* соком чистотела смазывают зону воспаления 3–4 раза в день.

При наружном использовании сока надо помнить, что любое смазывание пораженного участка надо делать дважды (с промежутком в 1–2 минуты). Первая порция действует на поверхностные слои кожи и как бы готовит почву для второй порции, которая впитывается вглубь кожи и действует на глубокие ее слои.

Это же правило относится и к лечению *полипов носа.*

- Сок чистотела иногда принимают по 1–2 мл с водой и медом как болеутоляющее, успокаивающее и слабительное средство.

- *При онкологических заболеваниях* пьют сок чистотела по схеме: от 1 капли, ежедневно прибавляя по одной, до 20 и затем — убавляя по 1 капле. Пить с молоком.

- Существует методика лечения *рака печени* соком чистотела с водкой (1:1). Принимают по 1 чайной ложке три раза в день, запивая водой.

С п и р т о в а я н а с т о й к а. По другой методике при онкозаболеваниях внутренних органов небольшое количество свежей травы и цветков чистотела заливают спиртом так, чтобы спирт только покрывал сырье. Настаивают 7 дней, процеживают. Пьют по 20 капель настойки, ежедневно прибавляя по 1 капле до 50 один раз в день. Разводят настойку водой. От 50 капель снова опуститься до 20 (ежедневно уменьшая дозу на 1 каплю) и закончить курс лечения. При необходимости курс повторить через 15 дней.

Настойку травы чистотела рекомендуется принимать *при фиброме и фибромиоме матки*.

М а з ь. При лечении *псориаза, экземы, мозолей, папиллом, бородавок, волчанки* готовят мазь из порошка травы чистотела с вазелином или несоленым сливочным маслом (из расчета 1:1) и смазывают пораженные участки 2–3 раза в день.

Эту же мазь и сок чистотела применяют при лечении *онкологических заболеваний кожи*.

Для лечения *долго не заживающих язв*, в том числе и злокачественных, предлагается использовать мазь: трава чистотела — 2 части, трава росянки (мухоловки) — 1 часть, зацветающие верхушки зверобоя — 2 части, цветки календулы — 1 часть. Все тщательно смешивают, растирают, добавляют подсолнечное масло. Смазывают пораженные места этой мазью.

В а н н ы. *При псориазе* делают горячие ванны из травы чистотела. Одновременно с ваннами (на 12 литров кипятка берут 300 г сухой или 500 г свежей травы, настаивают 1 час, процеживают) принимают настой чистотела.

РЕЦЕПТЫ ЛЕЧЕНИЯ РАСПРОСТРАНЕННЫХ ЗАБОЛЕВАНИЙ

Аденома предстательной железы

• В течение 5–10 суток 4 раза в день за 30 минут до еды принимать по ½ стакана «живой» воды*. Через 3–4 дня начнет выделяться слизь, позывы к мочеиспусканию станут реже; опухоль исчезнет.

• Ярко выраженным противоопухолевым действием обладает морозник. Для этого 50 мг порошка морозника помещают в рот и запивают теплой водой. Принимать ежедневно утром натощак за 1—2 часа до еды.

Курс лечения — от 1 до 6 или 12 месяцев, в зависимости от самочувствия.

В целях профилактики морозник рекомендуется принимать в течение месяца весной и осенью.

• Принимать урину, так как она насыщена всеми нозодами, которые производятся болезнями, и поэтому является великолепным лечебным материалом, данным нам Природой для исцеления. В данном случае на болезнь будет действовать нозод аденомы простаты.

• Применение бальзама Герасимова также облегчает течение болезни, а порой и излечивает ее. Бальзам Герасимова: 0,5 л противной воды, 0,5 л водки, 0,5 л меда, 200 г орехов молочно-восковой спелости и 200 г прополиса.

---

* «Живую» воду и «мертвую» воду получают путем электролиза. «Живая» вода — щелочная, помогает при чрезмерной кислотности организма; «мертвая» вода — кислая, обладает сильными дезинфицирующими свойствами, применяется при различных инфекциях.

Орехи сорвать в полнолуние (в этот период они содержат большой процент йода и других микроэлементов), тщательно измельчить ножом или в мясорубке. Прополис мелко настрогать ножом. Все сложить в трехлитровую стеклянную банку и залить свежим цветочным медом, водой и водкой. Поставить в темное место с постоянной температурой воздуха от 35 до 40 °C. При более высокой температуре разрушаются ферменты, а при низкой — замедляется процесс ферментизации. Настаивать от 3 до 6 месяцев. Принимать по 1 чайной ложке перед едой 1—3 раза в день.

Аденоидит

• Фитотерапевт А. П. Семененко рекомендует избавиться от аденоидов и полипов следующим образом: выпить ядовитый отвар сладко-горького паслена, а в нос закапать сок, выжатый из луковицы цикламена. После этого промыть нос настоем буквицы.

• 1 столовую ложку цветков паслена черного залить 2 стаканами кипящей воды, настаивать 2 часа. Принимать по 1 столовой ложке 3—4 раза в день.

• 2 столовые ложки ягод паслена черного залить 1 стаканом воды, варить на слабом огне 7—8 минут, настоять 1 час, процедить. Принимать по ¼ стакана 3—4 раза в день до еды.

• 1 столовую ложку сухих измельченных листьев паслена черного залить 1 стаканом кипятка, настоять 2 часа, процедить. Принимать по 1—2 столовые ложки 3 раза в день до еды.

• Закапать в нос по 1—2 капли свежего сока из клубней цикламена и лечь в постель. Через 10—15 минут больной начинает чихать, кашлять и потеть, из ноздрей выделяется большое количество слизи. Это может длиться несколько часов. Затем наступает сон. Просыпаетесь, как правило, здоровым.

• Столовую ложку измельченных листьев и корней буквицы лекарственной настаивают в двух стаканах кипятка. Выпить в течение дня.

• Комплексное лечение:

Для взрослых: вечером на ночь, а затем утром натощак выпить по 50—100 г настоя паслена черного. Примерно через полчаса—час закапать 1—2 капли сока цикламена и лечь в постель, предварительно запасясь носовыми платками. После того как начнется откашливание, полоскать нос настоем буквицы и пить ее настой по 30—50 г до тех пор, пока кашель не прекратится (т. е. не выйдет вся слизь, аденоиды и полипы из носоглотки).

Для детей, в зависимости от возраста, доза в 2—5 раз меньше, чем взрослому человеку.

• Паслен черный можно заменить сырым соком старого картофеля (30—50 г), настойкой табака (15—20 капель на 100 г воды). Цикламен можно попробовать заменить старой (имеющей небольшой запах нашатыря) уриной (1—3 капли). Буквицу — любым другим средством, способствующим отхаркиванию. За час до лечения хорошо попарить ноги. Это усилит циркуляцию в области носоглотки.

Аллергия

• Перед сном смазывать пораженные участки кожи «мертвой» (2-недельной выдержки) уриной. Не смывать; возможно сильное пощипывание — постарайтесь перетерпеть. Обычно выздоровление наступает через 5–7 дней.

• Ежедневно пить урину в 4 часа утра — по 150 г.

• В течение 3 месяцев натираться свежей уриной и затем в течение 1,5 месяцев — мочегоном (использовать 50 г).

• Делать компресс на голову из свежей урины (через день).

• Ванночки с кипяченой уриной на стопы ног (10 процедур).

• 1 чайную ложку сухой травы полыни заварить ¼ л кипятка, настоять 10 минут, процедить. Пить 3 раза в день по одной чашке. Это поможет избавиться от глистов и простейших микроорганизмов, также вызывающих аллергию.

• Ежедневно принимать в 5 часов утра ¼ горчичной ложечки порошка морозника, запивая стаканом воды. Курс лечения — от 1 до 6 и более недель. Так как морозник хорошо очищает печень, для лучшего выведения из организма желчных шлаков рекомендуется утром и вечером пить горячую кипяченую воду. Для одного это будет стакан, а для другого — 0,5 литра (дозу подбирать индивидуально).

Ангина

• В течение 3–5 суток 5 раз в день после еды полоскать горло «мертвой» водой; после каждой процедуры выпивать ¼ стакана «живой» воды.

Температура снижается в первый день, а на третий день обычно наступает выздоровление.

• Для санации ротовой полости и миндалин свежей уриной полоскать рот и горло в течение 0,5–2 минут. В случае сильного поражения слизистой рта и при гноящихся миндалинах (фолликулярная ангина) необходимо полоскать горло в течение минуты свежей уриной, а затем — упаренной до ½ и даже ¼ первоначального объема (если изменено питание и урина не насыщена солями). Перед выполнением процедуры 50 г заранее упаренной урины (ее можно хранить в холодильнике) подогреть до температуры парного молока.

• Фитонциды осиновой коры эффективно подавляют стрептококки, вызывающие ангину. Для приготовления отвара используют кору толщиной 2–3 см. Заваривают в такой пропорции: ⅔ части коры осины и ⅓ часть воды. Прокипятить в течение 15 мин, настоять и полоскать горло.

Если не найдете кору осины, используйте кору ивы.

• Промывать носоглотку 1–2 раза в день и чаще. Если урина очень насыщена солями и раздражает носоглотку — разбавьте ее теплой водой. Можно использовать упаренные виды урины — до ½, ⅓, ¼.

• Пить залпом 50–100 г урины, чтобы она проскочила одним махом в желудок. Если так не можете, пейте нечетное количество глотков. При лихорадочном состоянии образуется высококонцентрированная урина, которую неприятно пить. Это можно поправить с помощью обильного питья протиевой, кипяченой воды или травяного чая.

• Чтобы снизить высокую температуру, которая обычно сопровождает ангину, воспользуйтесь древним советом — наложите компресс из урины на пульс.

• Смазывать пораженные миндалины очищенным керосином.

• Полоскать горло керосином. Для этого взять в рот не более десертной ложки очищенного керосина и прополоскать горло. После полоскания керосин выплюнуть. Полоскать несколько раз в день.

• Полоскать горло соком красной свеклы. В стакан сока красной свеклы влить столовую ложку уксуса (но не уксусной кислоты), перемешать. Полученным раствором полоскать горло 5 — 6 раз в день. После полоскания сок выплюнуть. Повторять полоскания до полного выздоровления.

Анемия (малокровие)

• Для очищения крови 50 мг порошка морозника размешать с ¼ чайной ложки меда, съесть перед сном в 22–23 часа.

• Приготовьте с помощью соковыжималки соки моркови, свеклы и редьки. В равных количествах смешайте их и слейте в бутыль. Бутыль храните в прохладном темном месте. Принимайте по столовой ложке перед едой. Приготовленные соки надо выпить за неделю, а затем приготовьте новые. Курс соколечения — 3 месяца.

• Взять 400 г свиного нутряного несоленого жира и шесть больших антоновских яблок (они содержат много железа). Яблоки мелко порезать, хорошо перемешать с жиром и поставить в духовку для томления на небольшом огне.

Взять 12 яичных желтков (в них содержится много легкоусваиваемого железа) и растереть добела со стаканом сахарного песка. Натереть на мелкой терке 400 г шоколада.

Когда жир с яблоками перетопится, его процедить через сито или марлю. Добавьте состав из желтков с сахаром и шоколадом и хорошенько перемешайте.

У вас получится смесь, которую можно намазывать на хлеб. Рекомендуется принимать с каждой едой и запивать теплым, почти горячим молоком.

Этот рецепт особенно подходит для людей с небольшим весом и тем, у кого перевозбужден жизненный принцип Ветра. Помимо избавления от малокровия прибавляется масса тела, улучшается самочувствие.

• Три столовые ложки травы зверобоя, две столовые ложки листьев ежевики, две столовые ложки крапивы измельчите, хорошо перемешайте, положите в термос и залейте тремя стаканами кипятка из противой воды. Когда настоится, принимайте по стакану три раза в день в горячем виде.

• **Шиповник (плоды).** Пять столовых ложек измельченных плодов залить литром противой воды. Кипятить 10 минут и настаивать ночь в термосе. Пить как чай в любое время суток.

Настой шиповника хорошо очищает кровеносную систему, улучшает обмен веществ в организме. Благодаря естественному витамину С и другим биологически активным веществам применяется при малокровии, болезнях почек и мочевого пузыря, больной печени и как общеукрепляющее, тонизирующее средство.

• Для синтеза гемоглобина необходимо натуральное железо, поэтому употребляйте свекольный сок, в котором помимо железа содержатся соли калия, кальция, фосфора, витамины группы В, С, Р, фруктоза и глюкоза. Его можно принимать по ¼ стакана со столовой ложкой меда 2—3 раза в день до еды.

• Морковный сок содержит богатейший комплекс биологически активных веществ: железо, кобальт, медь, кальций, йод, бром и др. Его рекомендуют при малокровии, гастритах, для регулирования углеводного обмена и т. д. Принимать до еды от 100 до 500 г 1—3 раза в день.

• Вы можете использовать и смесь соков. Например, 50 г свекольного и 150—250 г морковного.

• Устраняет малокровие и повышает недостаток гемоглобина в крови сок свеклы и яблок. 20–30 г свекольного сока смешать со 150–200 г яблочного сока. Пить сразу же после приготовления 2–3 раза в день до еды.

Соки можно пить курсами, постоянно — как пожелаете. Но особенно полезно их употреблять в сезоны созревания ягод, фруктов, овощей. Все соки употребляйте только в свежем виде.

• Чеснок является одним из лучших средств от малокровия. Однако не все его могут есть. Таким больным рекомендуется настойка из 300 г чеснока. Чеснок очистить и вымыть, залить литром чистого спирта и настаивать три недели, пить по 20 капель настойки в ¼ стакана молока три раза в день.

• При малокровии можно использовать полынь горькую. Возьмите 3-литровую банку и наполните ее свежей полынью майского сбора, залейте полынь водкой или разведенным аптекарским спиртом. Настаивайте двадцать один день в сухом темном месте. Температура должна быть выше комнатной. Принимайте по одной капле настойки на один наперсток воды утром натощак, три недели. При необходимости через две недели курс лечения повторить.

Артрит

• Состав для втирания при отложении солей должен обладать разреживающим, разогревающим и мягчительным свойствами.

В бутылку емкостью 0,5 л положить кусочек камфоры размером ¼ кускового сахара (обладает разреживающими свойствами), влить 150 мл скипидара (обладает разогревающими, проникающими свойствами), 150 мл оливкового масла (обладает мягчительными свойствами) и 150 мл 70%-ного спирта (разогревает, проникает).

Полученный состав перед сном втирать досуха в болезненные места, затем укутывать суставы шерстяной тканью (она хорошо сохраняет тепло, что способствует активизации процессов растворения солей). Перед применением состав обязательно взбалтывать.

• При болях в коленях 130 свежих цветков одуванчика залить флаконом тройного одеколона и настаивать как можно дольше (40 дней). Полученным настоем смазывать колени. Можно применять настойку из сухих цветков одуванчика (70 цветков залить 0,4 л водки).

• На воспаленные суставы прикладывать на ночь компрессы из старой и упаренной урины (чередовать). Предварительно необходимо больные места хорошенько пропарить. Чем старее отложение солей, тем старее должна быть урина.

• Делать ножные ванночки из подогретой урины. Продолжительность процедуры 15–20 мин.

• Наукой давно установлено, что рацион человека влияет на такое заболевание, как артрит. Порой диета, а особенно голодание, могут снять симптомы этого заболевания.

Вегетарианская диета. На первом этапе (7–9 дней) включа в рацион овощные отвары, овощные соки, чаи из трав, чесн

На втором этапе (три с половиной месяца) употреблять только вегетарианскую пищу, отказаться от мяса, яиц, молочных продуктов, цитрусовых, рафинада, пряностей, соли и злаков, содержащих клейковину. Через четыре месяца постепенно включать в рацион молочные продукты (один раз в день).

Такой диеты придерживаться в течение года. Уже через месяц заметно снижается воспаление суставов, уменьшаются отеки, исчезают онемение конечностей и другие симптомы, сопровождающие приступы артрита.

- Ежедневно в 5 часов утра съедать по ¼ горчичной ложечки порошка морозника, запивая стаканом воды. Курс лечения — от 1 до 6 недель и более.

Во время лечения морозником рекомендуется утром и вечером пить горячую кипяченую воду (от 1 стакана до 0,5 л — дозу подбирать индивидуально).

- В течение 2–5 суток 3 раза в день перед едой принимать по ½ стакана «мертвой» воды. Боли быстро прекращаются.
- Пить свежую урину (среднюю порцию) несколько раз в день.
- 5 г лаврового листа кипятить в 300 г воды в течение 5 минут, отвар настоять в термосе. Процедить и выпить маленькими глотками в течение 12 часов (все сразу нельзя — можно спровоцировать кровотечение). Через три дня сделать перерыв на неделю и снова повторить курс лечения.

Происходит энергичное растворение солей, исчезают боли в суставах, суставы становятся подвижными.

- Несколько часов варить картофель, затем размять его, не вынимая из воды, и в течение дня съесть жидковатую кашицу.
- Утром натощак съесть одну сырую картофелину. Затем — одну-две картофелины в «мундире» (немного переваренные). Есть без соли.

Астма бронхиальная

- Эффективно комплексное лечение: голодание, прием урины внутрь и растирание всего тела уриной. После выздоровления необходимо продолжать принимать урину, заниматься легким бегом, делать водные процедуры.

- В некоторых случаях для облегчения приступов достаточно провести только очищение. Так, одна женщина два раза по две недели с интервалом в один месяц чистила толстый кишечник при помощи упаренной до ¼ урины. Приступы удушья сократились от 4–5 раз в сутки до одного — ночного. После очищения печени приступы удушья прекратились вовсе, не было даже намека на кашель и образование мокроты.
- 37-летний больной в течение трех месяцев пил урину — до 1,5–2 л в сутки, провел два коротких голодания по 36 и 40 часов каждое, во время которых пил только урину. В результате лечения перестал пользоваться аэрозольными лекарствами.
- В другом случае подобного заболевания больной бронхиальной астмой поправился за 4 дня уринового голодания.
- Наилучшая методика для лечения всех легочных заболеваний:
  1) прием урины внутрь 2–3 раза в день по 100 г;
  2) обертывание грудной клетки шерстяной тканью, смоченной в мочегоне, на 1–2 часа, с тем, чтобы больной обильно потел и шла расшлаковка через кожу, разжижение и отход мокроты;
  3) желательно голодание на урине (сроки голодания зависят от степени поражения организма). Что касается приема урины, то лучше пить детскую, насыщенную иммунными телами.

Бели

- Пить залпом один раз в день свежую урину — по 50–100 г. При всех женских заболеваниях особенно полезна утренняя урина, она наиболее насыщена гормонами.
- Ежедневно спринцеваться свежей утренней уриной, она обезболивает и лучше заживляет пораженные слизистые оболочки.
- На ночь вводить во влагалище тампоны, пропитанные уриной (вначале — свежей своей или детской, далее — мочегоном).
- Делать сидячие ванночки с добавлением в воду 500–1000 г мочегона. Дополнительно на ночь вводить во влагалище тампоны из различных видов урины.

Принимают сидячие ванны так: в тазик наливают до 2 литров подогретой урины и садятся. Время процедуры — от 15 минут до одного часа. После этого надо принять теплый душ без мыла или ополоснуться.

Для увеличения объема жидкости допускается разведение урины водой.

Бельмо

• Еще с библейских времен существует простой, эффективный и доступный метод удаления бельма с роговицы глаза с помощью рыбьей (щучьей) желчи.

Лучше всего использовать желчь только что пойманной щуки. Капните всего лишь одну каплю свежей щучьей желчи на бельмо. Конечно, глаз от этого покраснеет, потекут слезы. Это нормальная реакция, потерпите. Бельмо отойдет (отслоится с роговицы глаза) через несколько минут.

Можно применять желчь других рыб, но действие ее гораздо сильнее. Поэтому лишний раз не рискуйте.

• В медную посуду налить 50 г меда и 100 мл урины. Варить до тех пор, пока не останется половина. Смесь закапывать в глаза — начать с 1 капли, постепенно увеличивая дозировку до 5 капель. Это средство можно использовать и при других глазных болезнях.

Бессонница

• В постель положите теплую грелку или бутылку с водой.

• Лежа в постели, ладошкой закройте нос и подышите в нее. Теплый воздух будет обогревать область носа, что способствует быстрому засыпанию.

• Сбросьте одеяло и полежите так некоторое время до появления холода в теле. Потом укройтесь: согревание вызовет естественный сон.

• Выпейте перед сном стакан теплого молока или воды с чайной ложкой меда (мед разогревает организм).

• Некоторым помогает быстро заснуть обливание ведром холодной воды за час до сна.

• Сконцентрируйте внимание на дыхании и без усилия старайтесь его растягивать — делайте медленный плавный вдох и такой же выдох. Это успокаивает, расслабляет и способствует засыпанию.

• Чтобы избавиться от мыслей о насущных делах, сосредоточьтесь на какой-либо части тела, органе и полечите его, вызывая в нем попеременно тепло, шевеление (мурашки, щекотку) и прохладу. Сон быстро наступит.

• Людям, страдающим бессонницей и часто просыпающимся ночью, рекомендуется спать в направлении «север—юг». Если же планировка квартиры не позволяет таким образом переставить кровать, то следует спать головой на восток.

• Изголовье кровати не должно быть расположено в углу. Углы поглощают энергию, поэтому вы будете уставать после сна. Одной стороной кровать должна быть прижата к стене, это создает человеку «опору», чувство защиты.

• На ночь у изголовья кровати поставьте стакан с водой. Считается, что во время сна душа человека путешествует, а утром возвращается обратно. Войти в тело она должна чистой, смыв с себя всю «грязь» в сосуде с водой. Воду утром необходимо вылить.

• 15 г сухих цветков первоцвета залить стаканом кипятка, кипятить на малом огне 15 минут, остудить и процедить. Принимать по стакану отвара перед сном. Через неделю сон нормализуется.

• Успокаивающе действуют продукты, обладающие выраженным сладким вкусом (жизненный принцип Слизь вносит в организм тяжесть, расслабление, обволакивает), например, виноградный сок. Его необходимо пить утром натощак по стакану. Через некоторое время сон нормализуется.

• Эффективна против бессонницы валериана. $1/5$ часть поллитровой бутылки заполнить измельченными корнями валерианы, залить 70%-ным спиртом или водкой. Настаивать в темном месте от двух (для спирта) до четырех (для водки) недель. Настойку нюхают перед сном. Вначале делают лишь несколько длинных вдохов через нос, постепенно продолжительность процедуры доводят до нескольких минут. Пары настойки валерианы улучшают общее самочувствие, лечат бессонницу. Можно воспользоваться аптечной настойкой валерианы.

• Для улучшения сна рекомендуется пользоваться подушечками, наполненными различными травами. Так, для людей с повышенным артериальным давлением подойдут высушенные и истолченные листья березы, чабрец, пустырник, мята, рута, мелисса. Людям с низким кровяным давлением лучше использовать листья березы, корни девясила и родиолы розовой, семена кориандра. При бессоннице, нервном возбуждении наполните подушечки сушеной валерианой.

• Следует знать, что организм при дыхании через правую ноздрю разогревается, а при дыхании через левую ноздрю — охлаждается. Чтобы искусственно вызвать охлаждение, надо лечь на правый бок. Это автоматически вызовет преимущественное дыхание через левую ноздрю, а значит, некоторое охлаждение организма. Можно заткнуть правую ноздрю ваткой — это усилит охлаждающий эффект. Применение такого метода позволит вам быстро уснуть в душную летнюю ночь.

Зимой для разогрева организма надо спать на левом боку и затыкать ваткой левую ноздрю.

Бесплодие

• Если бесплодие является результатом заболевания половой сферы женщины — спринцевание уриной (свежей, затем упаренной), очищать толстый кишечник, на ночь вводить во влагалище тампоны, пропитанные свежей или упаренной уриной.

• Если бесплодие вызвано нарушением гормональной регуляции или недоразвитостью половых органов — массажировать тело с уриной (мочегоном), принимать ее внутрь (3–4 раза в день по 100–150 мл), делать уриновые сидячие ванночки.

В упорных случаях после изменения питания употреблять внутрь мочегон — по 50 мл утром натощак.

• Тем женщинам, которые имеют одного ребенка, а второго при всем желании родить не могут, для стимулирования детородной функции необходимо поголодать на урине 2–4 недели.

• У некоторых женщин наступает зачатие, но нет полноценного вынашивания — самопроизвольный выкидыш. В этом случае необходимо пройти полное очищение организма. В последующем несколько раз в день массажировать тело с активированной уриной (мочегоном), регулярно употреблять натощак проросшую пшеницу или хлеб из проросшего зерна.

• Очень эффективна при бесплодии активированная холодом урина. Выдержанная в темном холодном месте при температуре 2–4 °C в течение 4–5 дней, она стимулирует организм невероятно сильно. Применять ее лучше накожно, в виде массажа.

• Способность к деторождению в старину проверяли так: женщина должна была помочиться на свежие листья тополя. Если спустя три дня листья все еще оставались зелеными, то считалось, что женщина не страдает бесплодием.

• Бесплодие полового партнера можно определить, проращивая в его урине зерна чечевицы. Если чечевица, замоченная в урине, прорастает, человек способен производить потомство. Если нет — бесплоден.

Боль головная

• Выпить ½ стакана «мертвой» воды. Головная боль проходить через 30–50 минут.
• Принимать урину внутрь — по 100 г, среднюю порцию.
• Делать компрессы из урины на область головы.
• Устранит головную боль твердая подушка-валик. Подушка должна быть по длине плеч, толщину подберите удобную для вас. Подушку подкладывают под шею так, чтобы третий и четвертый шейные позвонки покоились на ней, а затылок и туловище были на одной плоскости.

Боль зубная

• При зубной боли полоскать полость рта «мертвой» водой в течение 5–10 минут.
• Лечение зубов настойкой аира и настойкой прополиса.
½ стакана корней аира залить 0,5 л водки, настаивать неделю. Отдельно в 0,5 л водки добавить 10–20 г мелко натертого прополиса, также настаивать неделю.

Смешать по 1 чайной ложке настойки аира и прополиса, смесью полоскать рот около трех минут. Продолжительность лечения около месяца.

Аир обезболивает корни, а прополис пломбирует все микротрещины и убивает микробов. Благодаря этому зубы перестают болеть и даже восстанавливаются.

Дополнительно рекомендуется принимать 1 раз в день во время еды 0,1 г порошка из перемолотых зубов (свиньи, коровы, лошади).

• Эффективно устраняет различную инфекцию во рту и способствует лечению зубов скумпия. Чайную ложку сушеной скумпии заливают стаканом кипятка и кипятят на медленном огне 5 минут. Отвар настаивают, процеживают и теплым полощут рот. Глотать нельзя — может возникнуть сильный кишечный спазм.

Один стакан отвара рассчитан на 2 дня лечения. Перед каждой процедурой отвар подогревать.

• При зубной боли полоскать рот уриной в течение 2–3 минут; повторить процедуру с небольшими интервалами 5–6 раз. Затем положить на зуб ватку, смоченную в урине. Можете опробовать различные варианты урины (старую, мочегон, детскую) и остановиться на той, которая лучше помогает.

• Для укрепления зубной эмали следует полоскать рот в течение 30 минут. Можно использовать упаренную до ½ части первоначального объема урину, а также урину, насыщенную солями морской капусты. При длительном полоскании дополнительно оказывается лечебное воздействие на организм через активные вкусовые зоны, расположенные на языке.

• 50 г почек березы настаивать в течение 10 дней в 500 г водки. При интенсивной боли на больной зуб прикладывают ватку, смоченную настойкой.

Бородавки

• Выводите бородавки на убывающую луну (после полнолуния до новолуния). Свои действия сопровождайте молитвами или заговорами:

«Матерь Божья на белом камушке сидела, плакала, надрывалась, работу выполняла. Шелкова нитка, оборвись, бородавка у раба Божьего *(имя)* отвались».

• Необходимо бороться с потливостью ног.

- Использовать методы уринотерапии: примочки, массаж, компрессы.
- Очистить организм от слизи с помощью уриновых клизм, промываний носоглотки свежей уриной.
- Сведение бородавок на яблоко или картофель (они обязательно должны быть с выступом или бугорком, напоминающим по форме бородавку; только в этом случае можно получить 100%-ный положительный эффект). Разрезать яблоко или картофель пополам (это советуют делать с помощью крепкой нитки). Половинкой, на которой виднеется выступ, натереть бородавки (в некоторых случаях советуют тереть обеими половинками). Затем соединить половинки вместе и связать их ниткой, которой резали. Закопать яблоко или картофель в землю, подальше от вашего жилья. Когда они сгниют, бородавки исчезнут.
- На шелковой нитке завязывают в воздухе узлы над каждой бородавкой, приговаривая при этом: «Вам здесь не жить. Вам здесь не быть. Мое слово твердое, непреклонное». Спрятать нитку в свежую разрезанную картофелину и зарыть в землю, чтобы никто не знал. Когда картофель сгниет, бородавки исчезнут.

В некоторых случаях достаточно зарыть лишь нитку.
- Найдите стебель с корнем от срезанного хлебного колоса или полевой травинки. Острием соломины несколько раз наколите бородавки, произнося заговор или молитву. После этого соломину сразу же закопайте в сырое место корнем вверх. Когда соломина сгниет, бородавки исчезнут.
- Совет Ванги. Нарвать шпорника (трава), высушить, растереть в порошок и посыпать бородавку.
- Пузырек емкостью 30–40 мл плотно заполнить измельченной луковой шелухой, залить 9%-ным уксусом. Настаивать в течение 10–15 дней в темном месте, периодически встряхивая. В полученном растворе намочить марлю или хлопчатобумажную ткань и прикладывать к бородавке, желательно на ночь. Говорят, после такого лечения бородавки сходят за 3–5 дней.
- Существует простой старинный способ сведения бородавок с помощью грибов. Для этой цели годятся любые грибы и в любом виде: свежие, маринованные, соленые и сушеные (предварительно размочить).

Гриб приложить на ночь к бородавке и закрепить, сверху прикрыть целлофаном или вощеной бумагой. После нескольких процедур бородавки исчезнут.

• Бородавки можно вывести, если ежедневно смачивать их крепким настоем полыни или ее соком.

• Для выведения бородавок на лице делать примочки из свежей урины утром и вечером.

Бронхит

• Ежедневно в 5 часов утра съедать по ¼ горчичной ложечки порошка морозника, запивая стаканом воды. Курс лечения — от 1 до 6 недель и более.

• Наилучшая методика для лечения бронхита:
1) прием урины внутрь 2–3 раза в день по 100 г;
2) обертывание грудной клетки шерстяной тканью, смоченной в мочегоне, на 1–2 часа, с тем, чтобы больной обильно потел и шла расшлаковка через кожу, разжижение и отход мокроты;
3) желательно голодание на урине (сроки голодания зависят от степени поражения организма).

• Есть пример успешного лечения бронхита у 6-летнего ребенка по следующей методике:

С 3 до 5 утра собирали среднюю порцию детской мочи, мальчик ежедневно в течение недели выпивал 1 раз залпом 50 мл урины; 3 раза в день делали компресс на грудь и верхнюю часть спины; 3 раза в день ребенок пил настой корня солодки. Выздоровление наступило через неделю.

В последующем при первых проявлениях насморка ребенку делали промывания носоглотки уриной, и с 3 до 5 утра он опять пил мочу. Бронхит не возобновлялся.

• Для излечения инфекции, попавшей в легкие, и очищения их от слизи подышите парами старой урины 5–15 минут.

• Девясил (корень). 20 г измельченных корней отварить на слабом огне в течение 10 минут в стакане противой воды. Настоять в термосе в течение 4 часов, процедить, принимать по столовой ложке 3–4 раза в день перед едой.

• Столовую ложку сухих листьев подорожника залить в термосе стаканом кипятка, настоять 2 часа. Принимать на столовой ложке 4 раза в день перед едой.

• При приступах кашля 3 столовые ложки свежих листьев подорожника смешать с тремя столовыми ложками меда. В плотно закрытой кастрюльке поставить на теплую плиту на 3–6 часов. Полученную сиропообразную жидкость принимать по 1 чайной ложке перед едой. Очень хорошо подходит детям.

• *Плоды аниса*	*1 часть*
Листья мать-и-мачехи	*1 часть*
Цветки коровника	*1 часть*
Цветки просвирняка	*2 части*
Цветки самосейки	*2 части*
Трава тимьяна	*2 части*
Корень алтея лекарственного	*2 части*
Корень солодки	*5 частей*

Столовую ложку сбора настаивают в стакане омагниченной противой воды в течение 2 часов, затем доводят до кипения и выливают в термос. Пьют по 50 г теплого отвара (из термоса) 3–4 раза в день.

• *Трава душицы*	*1 часть*
Корень алтея	*2 части*
Листья мать-и-мачехи	*2 части*

Столовую ложку сбора заварить двумя стаканами кипятка из противой воды. Настоять в термосе. Принимать по 100 г после еды.

• Сок редьки смешать с медом, пить по 1–2 столовые ложки перед едой. Сок готовят только на один день.

Вагинальные инфекции

• Для восстановления кислотной среды влагалища делать ежедневные спринцевания со свежей или упаренной уриной.

• Пить залпом 1 раз в день по 50–100 мл собственной урины (урина действует как закислитель и как гомеопатическое средство).

• Голодание на урине сочетать с питьем настоя полыни. Одну чайную ложку сухой травы заварить ¼ л кипятка, настоять 10 мин. Пить 3 раза в день по одной чашке.

• Настоем полыни спринцеваться два раза в день — утром и вечером.

Варикозное расширение вен

• Только что сорванные листья и цветочные головки полыни серебристой за счет особых летучих разреживающих свойств устраняют венозные закупорки. Листья и цветки тщательно растереть в ступке. Столовую ложку полученной кашицы смешать с таким же количеством кислого молока, нанести ровным слоем на марлю и наложить на участки с расширенными венами. Сверху закрыть целлофаном и закрепить эластичным бинтом. Компресс держать до полного высыхания.

Процедуры делают в течение 3–4 дней. Через несколько дней курс лечения можно повторить.

• Причиной варикозного расширения вен могут быть микропаразиты, обитающие в крови и на венозных стенках. В этом случае рекомендуется применять мужской папоротник. Растереть в кашицу надземную часть только что сорванного мужского папоротника, столовую ложку полученной кашицы смешать с таким же количеством кислого молока, нанести ровным слоем на марлю и наложить на болезненные участки. Сверху обернуть целлофаном и закрепить эластичным бинтом. Держать до полного высыхания. Компрессы делают в течение 3–4 дней подряд. Через несколько дней курс лечения можно повторить.

• Разрезать помидор, ломтики прикладывать к расширенным венам. Сверху обернуть целлофаном и закрепить эластичным бинтом. Через 3–4 часа наложить свежий компресс.

• Нередко варикозное расширение вен осложняется кровотечением из разорвавшихся венозных узлов. В этом случае необходимо промыть вздувшиеся и кровоточащие вены «мертвой» водой, затем смочить кусочек марли «живой» водой и приложить к болезненным участкам.

Внутрь принять по ½ стакана «мертвой» воды, а через 2–3 часа начать прием «живой» воды — по ½ стакана с промежутками 4 часа, 4 раза в день. Так делать в течение 2–3 дней. Вздувшиеся вены рассасываются, раны заживают.

• Лечебный эффект при варикозном расширении вен оказывает и виброгимнастика Микулина: подняться на носках так, чтобы пятки оторвались от пола всего на 1 см и резко опуститься на пол. Повторить 20 раз, сделать перерыв на 10 секунд. При выполнении упражнения делать не более 60 движений. В течение дня рекомендуется повторять упражнение 3–5 раз. Делать спокойно, не спеша.

• Специальные физические упражнения при варикозном расширении вен:

1. Лечь на спину, положить ноги на стул, табурет или упереть их в стену. Приподняться, задержавшись в этом положении 5 секунд. Из этого исходного положения выполнять сгибание и разгибание ног.

2. Лечь на спину, руки вытянуть вдоль туловища. Выполнять движения ногами, как при езде на велосипеде. Дыхание произвольное. Повторять упражнение до ощущения циркуляции крови в ногах.

3. Лечь на спину. Поднять ноги вверх под прямым углом, держать их в таком положении около минуты и медленно опустить. Проделать 5–10 раз.

4. Встать на четвереньки. Согнув руки в локтях, приблизить туловище к полу и высоко поднять правую ногу. Задержаться в этом положении на 3–5 секунд. Вернуться в исходное положение. Проделать упражнение по 4–6 раз одной и другой ногой.

5. Лечь на спину, подложить руки под голову. Подняв ноги, выполнить стригущее движение («ножницы») в вертикальной и горизонтальной плоскостях. Проделать упражнение до появления ярко выраженного чувства утомления.

6. Лечь на живот. Руки прижать к бедрам. Поднять правую ногу как можно выше, задержать на 2–3 секунды и опустить. Проделать это же движение левой ногой. Повторить 4–10 раз.

Витилиго

• Растолочь 2 чайные ложки семян пастернака и залить стаканом кипятка. Настой выпить в течение дня.

• Развести 1 чайную ложку порошка буры (продается в аптеке) в ½ стакана теплой воды и втирать в пораженные участки кожи (лечение длительное).

• Втирать в пораженные участки кожи 3%-ный борный спирт. Во время лечения есть больше свеклы и моркови.

• Смазывать пятна соком свежего инжира или мякотью дыни.

• Втирать в кожу урину или делать уриновые компрессы. Вид применяемой урины (свежая, старая, упаренная) подобрать индивидуально.

• Клевер	*100 г*
Повилика	*75 г*
Ряска	*100 г*
Астрагал	*100 г*
Зверобой	*100 г*

Три столовые ложки сбора с вечера положить в термос и залить литром кипятка. Утром процедить настой и принимать за час до еды 4 раза в день.

• Ежедневно на ночь смазывать пораженные участки кожи крепким раствором марганцовки.

• Смазывать пораженные участки кожи уриной.

• Делать компрессы с мочегоном на пораженные участки кожи.

• Принимать внутрь по 100–150 г свежей утренней урины (средняя порция).

Волчанка (люпус)

• Детскую красную волчанку лечат корешками молодой ивы (возраст до двух лет). Заготавливают корешки ранней весной, когда почки ивы чуть-чуть набухли (это момент пробуждения дерева). Вымытые корешки ивы сушат в духовке до легкого хруста. Перед употреблением их мелко дробят и заваривают крутым кипятком в пропорции *1 столовая ложка измельченных корней на стакан кипятка*. Настаивают ночь, а утром доводят до кипения. Принимать по две столовые ложки через каждые два часа.

Курс лечения —29 дней (лунный цикл). Лучше всего начинать лечение в новолуние.

• Во время лечения отваром корешков ивы рекомендуется по утрам принимать столовую ложку общеукрепляющей смеси. Для ее приготовления столовую ложка крупы гречихи, две дольки кураги, 10 ягод изюма, два чернослива, ядро грецкого ореха, чайную ложку меда, дольку лимона, чайную ложку порошка из пережженных костей крупного рогатого скота, пять столовых ложек холодной талой воды перемешивают и настаивают ночь в теплом месте в фарфоровой чашечке, обязательно под крышкой.

Принимать такую пищевую добавку можно годами.
• Пить свежую урину по 100–150 г ежедневно.

Выпадение волос

• Массаж волосистой части головы старой уриной. Старая урина — распадающаяся, издающая запах, помутневшая — иньская. Нанесение ее на волосистую часть головы будет стимулировать иньские процессы. Рост волос на теле —иньский процесс. Другие виды урины уступают в этом отношении старой.

• Усиленно втирать урину в кожу головы и делать компрессы из нее необходимо в первую и третью фазы лунного цикла, когда организм «тянет» все внутрь, сжимается.

• Одновременно с втиранием и компрессами принимать урину внутрь — по 100–150 г утром (среднюю порцию) — это делает волосы блестящими, крепкими, свободными от перхоти, восстанавливается естественный цвет волос.

• При смазывании волос уриной дополнительно можно использовать репейное масло.

• Еще одна методика ухода за волосами, которую с успехом использовала одна женщина. Сначала втирала в корни волос старую урину — около 15–30 минут. Смочив волосы полностью, надевала полиэтиленовую шапочку, а сверху укутывала голову полотенцем. Так ходила от 30 минут до одного часа. Затем прополаскивала волосы в теплой воде без мыла. После этого мыла волосы яичным желтком. Опять тщательно промывала теплой водой без мыла. Отжимала и сушила под полотенцем, повязав его сверху головы. После высыхания расчесывала. Так повторяла в среднем раз в полторы-две недели. Волосы стали необыкновенно красивыми.

Гайморит

• Чтобы очистить гайморовы и лобные полости от спрессованной в них слизи-студня (любая простуда образует поток слизи, выходящий через гайморовы и лобные пазухи; слизь частично выходит, но и остается ее слой, который, по принципу студня, постепенно превращается в ксерогель — твердую корочку), надо последовательно пройти все этапы очищения: превращение отвердевшей слизи в текучую, изгнание текучей слизи из гайморовых пазух.

Разжижение слизи. Смягчение — прогревать голову любым способом. Лучше всего с помощью местных паровых и водных ванн. Процедура длится 5 минут, а затем следует ополоснуть голову прохладной водой. Желательно сделать серию таких прогреваний (3—5 раз), чередуя их с прохладными ополаскиваниями.

Для успешного разжижения в воду можно добавлять различные вещества, растения:

1. Пары ментола обладают способностью разжижать спрессованную слизь, делать ее текучей и выводить из гайморовых пазух. Для этого необходимо ментол в крупинках растворить в кастрюле с кипятком. Укутав голову, дышать носом над ней. Процедура длится до тех пор, пока идет испарение из кастрюли.

Несколько таких процедур помогут разжижению слизи.

2. Картофель «в мундире». Отварить картофель «в мундире», слить воду. Укутаться над кастрюлей и подышать паром картофеля.

3. Прополис (настойка на спирту). Вскипятить воду в кастрюле, влить в нее ½ чайной ложки спиртовой настойки прополиса. Укутаться и подышать над этой кастрюлей.

Черная редька за счет своих сильных проникающих, разжижающих, дробящих и дезинфицирующих свойств может оказать сильный лечебный эффект при гайморите, способствуя изгнанию слизи.

Средний клубень черной редьки пропустить через мясорубку. Вышедший жмых накладывать на носовые или лобные пазухи. Сверху завязать полотенцем.

Через некоторое время начнется действие редьки, которое будет ощущаться в виде сильного жжения. Это говорит о том, что летучие вещества редьки начали свое дело — разогрев, разжижение и дезинфекцию.

Вся процедура занимает 10—15 минут. По крайней мере, столько надо потерпеть, чтобы произошло нужное действие. Детям с их нежной кожей продолжительность процедуры можно сократить.

Обычно достаточно 2—5 таких процедур (одна в день), чтобы избавиться от гноя в гайморовых пазухах.

В дни применения черной редьки советую утром и вечером промывать нос собственной уриной и закапывать ее по 5 капель. Это будет способствовать лучшему отхождению слизи и гноя.

Урину можно заменить теплой подсоленной водой.

Изгнание слизи. После того как студень из твердого состояния переведен в жидкое (даже частично), его необходимо удалить через решетчатую кость, которая расположена в верхнем носовом ходу и отделяет носовую полость от головного мозга.

Для этого надо промывать носоглотку такой жидкостью, которая бы тянула гной и слизь на себя, а также легко проходила через решетчатую кость и растворяла ксерогель. Наилучшей и наиболее доступной является собственная урина в теплом виде. Ее можно заменить морской водой и просто соленым раствором.

Процедура промывания делается так: закрывают одну ноздрю, а другой засасывают жидкость в носовую полость и выплевывают через рот. То же — с другой ноздрей.

Вышеуказанные процедуры проводить до полного очищения гайморовых пазух и возвращения нормальных ощущений зрения, слуха и обоняния.

• Звуковое очищение лобных и гайморовых пазух. Очищает лобные и гайморовы пазухи произношение различных звуков, которые вызывают вибрации головы. Подобные вибрации лучше «вытряхивают» слизь, сгустки, стимулируют питание тканей.

Например, делаете вдох и произносите звук: «Эн-Н-Н-Н» 5—6 раз. Далее произносите звук «Эм-М-М-М» столько же раз. Особенно сильно заставляет резонировать полости головы звук «Ы». Повторяйте его также 5—6 раз.

После такой вибрационной гимнастики промываете носоглотку уриной или подсоленной водой. Можно промывать теплой водой с добавлением раствора Люголя (2—3 капли на 200 г воды).

Гастрит

С пониженной кислотностью

• Настойка полыни. Высушенную мелко нарезанную траву полыни заливают 70%-ным спиртом в соотношении 1:5, настаивают 21 день в темном месте, процеживают. Принимают по 20 г 1 раз в день.

• Кожура апельсина, листья вахты, трава полыни горькой, трава волчеца, трава золототысячника — по 20 г каждого. Залить 1 литром кипятка. Настаивать 4 часа, процедить. Принимать по 1 стакану три раза в день перед едой.

• Столовую ложку меда растворить в стакане теплой (37 °C) воды, пить медленно, за 10–15 минут до еды 3 раза в день.

С повышенной кислотностью

• Столовую ложку меда растворить в стакане теплой (37 °C) воды. Принимать 3 раза в день за 1,5 часа до еды.

Хронический

• Одну чайную ложку сухой измельченной коры ивы залить стаканом остуженной кипяченой воды, настаивать 2 часа, процедить.

Принимать по 2 столовые ложки 2–4 раза в день до еды.

Геморрой (почечуй)

• Держать во рту чайную ложку горчичного порошка до тех пор, пока не свернется в комочек и не рассосется. Одновременно с этим вставить в задний проход ватный тампон из прокипяченного подсолнечного масла.

• Четыре столовые ложки горчицы развести в трех литрах кипятка, вылить в ведро и сесть на него, укутавшись до пояса одеялом. Сидеть 10 минут. Повторить 2–4 раза.

• Собрать свою мочу, выпущенную за один раз, в эмалированную кастрюлю. Поставить кастрюлю на огонь и довести до кипения. Снять с огня и поставить кастрюлю в ведро. Высыпать в нее 1 столовую ложку пищевой соды и сесть на ведро. Укутаться одеялом. Сидеть 10 минут.

• Промыть геморроидальные шишки теплой уриной, а затем прикладывать к ним (от 3 до 5 раз) хлопковый или шерстяной компресс с соком чеснока или с тертым чесноком.

• Принимать сидячие теплые 10-минутные ванночки с добавлением в воду сока из 5 зубчиков чеснока.

• При внутреннем геморрое очищенный зубчик чеснока смажьте маслом (сливочным или растительным) и введите в прямую кишку.

• 2–3 зубчика чеснока растереть, смешать с горячим сливочным маслом и изготовить свечи (залить масло в конические формочки из фольги, поставить в холодильник). Применять после дефекации.

• В 1,5 л молока положить 4 больших головки лука, кипятить на слабом огне 15–20 минут, снять с огня, закрыть кастрюлю деревянной крышкой с отверстием и прогревать задний проход над паром в течение 20–30 минут.

• В течение 2—7 суток утром промывать трещины «мертвой» водой, а затем прикладывать тампоны с «живой» водой, меняя их по мере высыхания. Кровотечения прекращаются, трещины заживают в течение 2—3 суток.

Гепатит

• *Подорожник большой, листья*	*20 г*
Цикорий, корень	*30 г*
Зверобой, трава	*40 г*
Бессмертник, цветки	*40 г*
Календула (ноготки), цветки	*40 г*
Ромашка аптечная, цветки	*10 г*
Крушина, кора	*30 г*

Две столовые ложки смеси залить 0,5 л сырой воды на ночь, утром кипятить в течение 5 мин, настоять 30 мин, процедить. Принимать по ¾ стакана за 15 мин до еды.

• *Бессмертник, цветки*	*60 г*
Зверобой, трава	*50 г*
Копытень европейский, трава	*30 г*
Лен, семена	*20 г*
Пастушья сумка, трава	*20 г*

Мята перечная, листья	30 г
Почечный чай, трава	40 г
Тысячелистник, трава	30 г
Шиповник, плоды	50 г

2—3 столовые ложки смеси залить 3 стаканами кипятка, настоять 2 часа, процедить. Принимать по ½ стакана 2 раза в день за 15 минут до еды в течение месяца. Затем перерыв на 2 недели и курс повторить.

• Крапива глухая (яснотка белая), трава	50 г
Береза, почки	50 г
Осина, кора	
(можно заменить на кору ивы, вербы)	40 г
Зверобой, трава	30 г

Две столовые ложки измельченной смеси залить 0,5 л сырой воды вечером, утром дать закипеть, остудить, процедить. Принимать по ¼ стакана за 15—20 мин до еды.

Гепатит хронический

• Плоды фенхеля, плоды тмина, кора крушины, листья мяты перечной — по 10 г, трава тысячелистника, трава золототысячника — по 20 г. Столовую ложку смеси залить 1 литром кипятка, настаивать 2 часа в теплом месте, процедить. Пить по ¼ стакана три раза в день перед едой.

• Зверобой	40 г
Спорыш	20 г
Цикорий дикий	30 г
Бессмертник песчаный	40 г
Ромашка, цветки	10 г
Крушина, кора	30 г
Календула, цветки	40 г

20 г этой смеси вечером заливают 400 мл сырой воды, целую ночь настаивают, а утром кипятят 5—7 минут. Пить по 3 стакана в день.

• Любисток аптечный, корень	50 г
Земляника, листья	50 г
Дрок, трава	30 г
Вереск, цветки	30 г

30 г измельченной смеси залить 1 л воды на 30 мин, поставить на огонь и кипятить 2 мин, настоять 2 ч, процедить. Принимать по ¼ стакана 3 раза в день через час после еды.

• 4 г семян или листьев любистка залить 150 мл холодной воды (можно 1 чайную ложку семян залить 150 мл кипятка) на 3 часа. Процедить. Пить по 1 столовой ложке 4 раза в день.

• 40 г измельченной зеленой овсяной соломы залить 1 л воды, кипятить 5—6 минут, принимать по ½ стакана за 30—40 минут до еды не менее трех раз в день в течение 20—25 дней.

• 3 чайные ложки корневищ с корнями молодых побегов или травы спаржи лекарственной настоять в стакане кипятка, процедить и пить по 2—3 столовые ложки до еды.

• *Ромашка аптечная, цветки*	*20 г*
Земляника лесная, плоды	*20 г*
Шиповник, лепестки	*20 г*
Хвощ полевой, побеги	*30 г*
Береза белая, листья	*10 г*
Бессмертник песчаный, цветки	*30 г*
Календула лекарственная, цветки	*15 г*
Яснотка белая, трава	*15 г*

2 столовые ложки смеси залить 3 стаканами кипятка, настаивать 3 часа, принимать по 150 г 3 раза в день за 30—40 минут до еды.

• 3 чайные ложки измельченной сухой травы маргаритки многолетней настаивать в 1,5 стакана холодной кипяченой воды 2—3 часа, процедить. Принимать по ½ стакана 3 раза в день до еды.

• Если появились сильные боли в правом подреберье, положить на это место согревающий компресс и выпить ½ стакана оливкового масла.

• 3 кг ячменя слегка промыть от пыли, залить 6 л воды на 2 часа, затем поставить на огонь и кипятить до тех пор, пока не останется 1 л воды. Снять с огня, дать остыть, процедить, отжать. Употреблять по ¼ стакана 3 раза в день за 1 час до еды.

• 1 кг овса промыть и залить 10 л воды, поставить на огонь и кипятить до тех пор, пока не останется 2 л. Процедить, добавить 1 кг меда и 100 г сливочного масла и прокипятить еще 10—15 мин. Снять с огня, дать остыть. Принимать по 1 столовой ложке 3 раза в день за 1 час до еды.

- Если появились желтизна склер и легкая желтизна кожи, то следует одновременно с приемом настоев для улучшения самочувствия делать теплые клизмы из отвара цветков ромашки (2—3 раза в неделю).
- Народная медицина рекомендует при хронических гепатитах принимать клюкву с медом. Клюкву измельчить, смешать с медом (чтобы вкус был кисло-сладкий). Принимать по 1 столовой ложке 3 раза в день.

Если нет клюквы, можно использовать сок калины с медом. Это будет равноценная замена.

- Сибирское народное средство при хроническом гепатите: натереть на терке черную редьку и выжать сок через марлю. Хорошо перемешать 1 л сока с 400 г жидкого меда. Принимать по 2 столовые ложки 3 раза в день перед едой и перед сном на ночь.
- Благотворно на печень действует следующая смесь соков:

Свекольный сок	*300 г*
Сок хрена	*300 г*
Лимонный сок	*300 г*
Мед натуральный	*300 г*

Все хорошо перемешать, чтобы растворился мед. Принимать по 1 столовой ложке за 30 мин до еды.

Когда вся смесь будет израсходована, делают на 1 месяц перерыв, после чего приготавливают следующую порцию. Всего следует употребить 3 порции.

- *Медотерапия*. Печень нуждается в микроэлементах, которые в достаточном количестве содержатся в меде. Мед дает энергетический материал печени, снимает в ней и в желчных путях воспалительный процесс, а также является хорошим желчегонным средством.

Приготовление: 1 столовую ложку меда растворить в стакане теплой (37 °C) воды, выпить за один прием. Пить следует ежедневно в течение 1,5—2 месяцев, 2 курса в год — весной и осенью.

Мумие. Для лечения и восстановления функции печени предлагают использовать мумие.

- 15 г мумие растворить в 500 мл кипяченой воды температурой 60—70 °C. На курс лечения нужно 60 г. Продолжительность курса — 21 день. Лечение начинают с приема 30 капель, постепенно увеличивая дозу до 60 капель. Так пить 7 дней. В последующем принимать по 1 чайной ложке 2 раза в день за 30 минут до еды. Запивать фруктовым соком, молоком или минеральной водой.

Мумие активизирует всасывание в пищеварительном канале, поглощение кислорода и выделение углекислоты в тканях печени, желудка и толстой кишки. Восстанавливается дыхательный коэффициент в печени, уменьшается содержание сахара в крови. Увеличивается сумма нуклеиновых кислот.

• 3 г мумие растворить в 3 л кипяченой воды. Принимать 3 раза в день по 1 стакану за полчаса до еды 10 дней, затем 5 дней перерыв. Лечиться до выздоровления.

Герпес

• Применять мощные фитонциды, керосин, настойку никотина, морозник, урину. Все эти средства воздействуют на вирус герпеса, засевшего внутри организма. Большую роль играют дозировка и сроки.

• Перед сном принимать горчичную ложечку морозника с чайной ложкой меда.

• В течение полугода пить керосин 6-недельными курсами.

• Старой уриной смазывать высыпания герпеса в острой стадии. Они быстро проходят.

• Голодание в дни экадаши по 24—48 часов.

• Две чайные ложки цветков таволги и одну чайную ложку цветков календулы положить в литровую банку и залить ½ л водки. Закрыть полиэтиленовой крышкой и настаивать в темном месте в течение месяца, периодически встряхивая. Процедить.

При высыпаниях герпеса на губах — накладывать смоченную настойкой ватку на больное место на 15—20 минут 2—3 раза в день. Если герпес набрал силу, дополнительно принимать настойку внутрь — чайную ложку на 100 г кипяченой воды 3 раза в день. Настойка хорошо помогает и при гриппе (в той же дозе).

При опоясывающем герпесе смоченную настойкой хлопчатобумажную ткань прикладывать к месту высыпания и принимать внутрь по одной столовой ложке на 200 г воды 3—4 раза в день.

Замечено, что если лечение начать вовремя, то опоясывающий герпес можно вылечить всего за одну неделю.

Глистная инвазия

• 2 столовые ложки дубовой коры залить 200 мл кипятка. Настаивать 4–6 часов, процедить и выпить натощак.

• 2 столовые ложки коры крушины и 2 столовые ложки ромашки аптечной залить 200 мл кипятка, настоять 4–6 часов, процедить, выпить натощак.

• Натощак съедать по нескольку листочков зеленого щавеля.

• Ванны с настоем аниса изгоняют многих глистов.

• Самое безобидное средство из всех глистогонных средств — прием тыквенных семян.

• Принимать настой горькой полыни по 100 мл утром и вечером перед едой. Действующим началом выступает полынное масло. Оно парализует нервную систему у глистов.

• Для избавления от *остриц* делают клизмы из настоя полыни (после очищения кишечника) с чесноком. Для этого в стакане настоя отваривают одну среднюю головку чеснока.

• Для избавления от *аскарид, остриц* высушенные цветочные корзинки растирают в ступке и принимают (после очищения кишечника) в смеси с сахаром, вареньем, медом, сиропом по 5,0 г цитварного семени (для взрослых) 3 раза в день за 1,5—2 часа до еды в течение 2 дней.

После последнего приема на ночь назначается слабительное.

• При *власоглавах* принимать густой отвар из смеси равного количества травы золототысячника, цветков бессмертника и пижмы.

Для выведения солитера:

• Съешьте утром натощак две полные столовые ложки семян тыквы и через час примите сильную дозу слабительного. Практика показывает, что солитер выходит весь и очень скоро.

• Некоторые знахари рекомендуют пить молоко во время приема тыквенного семени; другие рекомендуют подслащивать семя сахаром. Можно, при желании, пропустить семя через мясорубку, но следить за тем, чтобы измельченного семени было не менее двух полных столовых ложек, т. к. много зерен остается внутри мясорубки.

• Съешьте десяток зубков чеснока, запивая их кипяченым или топленым не пастеризованным молоком.

• Ешьте по утрам чеснок в большом количестве (чем больше, тем лучше). Через два часа примите слабительное.

• Чеснок с маринованной селедкой утром натощак прекрасно гонит солитера.

Гломерулонефрит

• Настойка больших черных тараканов (с усами). Можно использовать и обыкновенных рыжих, но эффект при лечении черными выше. В местах скопления насекомых с вечера поставить на пол стеклянные баночки, внутри смазать их вареньем, сахарным сиропом или медом, а сверху к баночке приставить палочку. Тараканы по палочке поднимутся в банку, упадут вниз и оттуда уже не выберутся. Утром обязательно их переложить в стакан. Затем налить в стакан немного водки, промыть в ней тараканов (брать их удобнее пинцетом) и переложить их в другую баночку, наполненную наполовину водкой или спиртом. Тараканов нужно примерно половина баночки, но чтобы обязательно уровень водки или спирта был выше слоя тараканов.

Собирать тараканов можно несколько дней подряд и класть их в банку с водкой. Затем банку закрыть крышкой и поставить в прохладное место на 15 дней. Настойку процедить через несколько слоев марли, а тараканов выбросить. Настойка должна быть темно-коричневого цвета.

Принимать: детям по 1 чайной ложке 3 раза в день перед едой, взрослым — по 1 столовой ложке 3 раза в день перед едой до тех пор, пока анализ мочи не будет нормальным, т. е. не будет белка.

Диабет сахарный (сахарное мочеизнурение)

• Прием урины 6–7 раз в сутки.
• Растирания упаренной уриной.
• На ночь компрессы из упаренной урины на область живота.

- Питание на протиевой воде.
- В начальных стадиях можно воспользоваться Шанк Пракшаланой, добавляя в подсоленную воду мочегон или активированную мочу. Шанк Пракшалану рекомендуется делать раз в 3 дня до полного исцеления. Общее количество жидкости в этих случаях колеблется от 3 до 4 литров. Пропорция между подсоленной водой и уриной примерно такая — на 3 литра воды 500 граммов урины.
- Семена овса снижают уровень сахара при диабете.

Один стакан овса залить 5–6 стаканами кипятка и кипятить на медленном огне (чтобы не выкипело) 50–60 минут. Процедить и пить по желанию в любое время и в любом количестве. Хранить отвар в холодильнике.

- 10 г сухой травы золототысячника залить 1 л кипятка. Настоять 1 час, процедить. Принимать в теплом виде по 1 стакану за час до еды.
- Один мужчина излечился от сахарного диабета путем голоданий (несколько раз по 20 суток), питья свежей урины, клизм с мочегоном. Во время голоданий он пил урину, протиевую воду. Теперь не ест соль, сахар, хлеб печет сам из проросшей пшеницы и обдирной муки с добавлением сыворотки и подсолнечного масла, каши варит на воде, чай заваривает на травах с шиповником, ест печеную картошку, лук, чеснок. Ведет образ жизни согласно своей конституции.

Желтуха

- Василек (волошка) синий, цветки — 30 г. Чайную ложку цветков залить 1 стаканом кипятка, настаивать 1 час, процедить. Принимать по ½ стакана 2–3 раза в день за 30 мин до еды.
- Расторопша. Эта трава очень полезна для печени. Она содержит мягкие фитонциды, которые благотворно влияют на печень и ее функции. С ее помощью лечат гепатит, цирроз печени, желтуху, колиты, холециститы, воспаление желчных протоков. Она выводит из организма токсины и радиацию. Я предлагаю вам воспользоваться ею для оздоровления печени.

Рецепт прост: принимать по 1 чайной ложке семени (целого или молотого) расторопши 2 раза в день, утром и вечером, до еды. На один курс лечения нужно 100 г расторопши. После перерыва в 1—3 недели курс можно повторить.

• Готовят смесь из 1 стакана горячей воды, 1 стакана горячего кипяченого молока, 2 столовых ложек сока молодых побегов хмеля и выпивают ее в теплом виде за день.

Зимой вместо сока хмеля берут 2 столовые ложки измельченных шишек хмеля, замачивают их на ночь в смеси молока с водой (1: 1) и выпивают настой за день. Курс лечения — 10—12 дней.

Желчнокаменная болезнь

• 1 кг крупного картофеля тщательно промыть, вырезать глазки, залить 6 литрами воды и варить в «мундире» под крышкой на медленном огне 4 часа. В результате столь долгой варки картофель сильно разварится. Слегка подсолить, сделать очень жидкое пюре и оставить остывать на ночь. Утром осторожно слить отстоявшуюся воду в заранее приготовленные литровые банки (получится около 3 литров) и закрыть полиэтиленовыми крышками. Гущу (пюре) выбросить. Картофельную воду хранить в холодильнике.

Перед употреблением картофельный отвар слегка подогреть. Принимать по 2 столовые ложки 3 раза в день за 30—40 минут до еды в течение 40 дней. Прокисший отвар не пейте, приготовьте новый.

Картофельная вода не только дробит и выводит камни и песок из желчного пузыря, но и лечит печень, помогает при водянке.

• С помощью нескольких очистительных клизм очистить желудочно-кишечный тракт. Затем приступить к сокотерапии. Ежедневно пить по десять-двенадцать стаканов горячей воды, в каждый стакан добавлять сок одного лимона. Кроме того, желательно ежедневно выпивать 1,5 л смеси морковного, свекольного и огуречного соков (за один прием выпивать 480 г сока — 300 г морковного и по 90 г свекольного и огуречного).

Через два-три дня возникнут спазмы длительностью 10—15 минут. К концу недели наступает очистительный кризис. Могут появиться сильные боли, которые свидетельствуют о прохождении камней по мочевым и желчным протокам. Затем боли полностью прекращаются и растворившиеся мочевые камни выходят с мочой в виде мелкого песка. Желчные камни выводятся с калом через задний проход.

• Сутки голодать (пить только воду). Затем сделать очистительную клизму. Через час выпить один стакан оливкового масла и вслед за ним один стакан кислого сока (клюква, лимон, грейпфрут и т. п.). Если начнет тошнить, лечь и сосать лимон. Воду пить не рекомендуется. В случае острой жажды можно выпить глоток соленой воды, но лучше перетерпеть.

Через пятнадцать минут после приема оливкового масла и кислого сока надо выпить 1,5 стакана слабительного. Еще через 15 минут можно пить воду.

Если вас прослабит, посмотрите, не вышли ли камешки (они имеют изумрудный или грязно-коричневый цвет).

Желательно продолжать голодание и прием масла с кислым соком и слабительным до тех пор, пока из печени не выйдут все камни. Иногда для растворения всех камней необходимо выполнять процедуры в течение 5–7 дней.

При выходе камней могут возникать сильные боли — терпите.

Перед началом лечения необходимо сделать рентгеновский снимок, чтобы знать размеры, количество и местонахождение камней. После лечения вновь сделать рентгеновский снимок, чтобы убедиться в их полном исчезновении.

• Желчные камни постепенно и безболезненно растворяются при длительном регулярном приеме свекольного сока.

Несколько головок красной свеклы (общим весом 800–1000 г) почистить, тщательно промыть, поместить в 5-литровую кастрюлю и залить тремя литрами противиевой воды. Закрыть крышкой и варить на медленном огне 5–6 часов. Получится густой отвар, напоминающий сироп. Отвар слить, а свеклу измельчить на терке и отжать через марлю в другую посуду. Затем оба отвара соединить (получится литр или чуть больше). Хранить в холодильнике.

Пить «сироп» по ¾ стакана несколько раз в день. Перед употреблением подогреть. Можно пить за 30 минут до еды или в промежутках между едой (спустя 1–2 часа после приема пищи).

• При боли в правом подреберье положить на область печени согревающий компресс и выпить ½ стакана оливкового масла.

• Пить свежий сок жерухи лекарственной — по 1 чайной ложке 3 раза в день.

• Оливковое масло принимать за полчаса до еды. Начинать с половины чайной ложечки, постепенно увеличивая дозу до чайного стакана. Курс лечения — 2–3 недели.

• Для лечения желчнокаменной болезни пить урину три раза в день до еды — по 50–100 г залпом. Одновременно делают клизмы с мочегоном.

Запор

Атонический запор

• 2 столовые ложки отрубей утром залить стаканом кипятка. Когда остынет, воду слить, а жижу съесть натощак. Обычно через 5 дней улучшается пищеварение, а через 10 дней — нормализуется стул.

Прием отрубей хорошо сочетать с клизмами.

• В качестве естественного слабительного средства при атонических запорах можно использовать чай из коры крушины. 15 г коры крушины заварить в 0,5 л воды. Пить как чай.

Спастический запор

• 1-й день. Столовую ложку семени льна залить одним литром воды. Довести до кипения и 20 минут кипятить на медленном огне. Остудить. Вылить в кружку Эсмарха, добавив 2 столовые ложки горчичного масла (оно разогревает и смягчает, предотвращая спазм толстого кишечника). Если нет горчичного масла, можно приготовить его заменитель (в 200 г оливкового масла всыпать одну чайную ложку порошка горчицы и тщательно перемешать).

Отвар использовать в виде клизмы вечером перед сном.

2-й день — клизма из 1,5 л воды и 1,5 столовой ложки семени льна.

3-й день — клизма из 2 л воды и 2 столовых ложек семени льна (не забывайте добавлять горчичное масло — 2 столовые ложки).

4-й день — перерыв.

5–7 дни — клизмы, как в третий день.
8-й день — перерыв.
9–11 дни — клизмы, как в третий день.
12-й день — перерыв.

В зависимости от результата, клизмы делают еще 3 или 6 дней, либо все 12 дней.

• При упорных запорах может возникнуть механическая закупорка кишечника, в этом случае клизмы неэффективны. Следует извлечь каловые массы пальцем или чайной ложкой, а затем делать микроклизму.

• Один-два раза в день принимать по одной столовой ложке желе из зрелых плодов бузины, сваренных без сахара. Вместо сахара можно использовать мед.

• Пить воду, в которой долго варились сливы или овес, а также сок редьки, рассол капусты в теплом виде, простоквашу и чай из сушеной вишни и сушеных яблок — от четырех до пяти раз в день.

• При *проктогенном запоре* (застой каловых масс в области прямой кишки) рекомендуются массаж прямой кишки и микроклизмы из упаренной урины.

• При *дискинетических запорах* показаны компрессы из теплой упаренной до ¼ первоначального объема урины на живот, клизмы из теплой воды. Полезны молочно-масляные микроклизмы на ночь. Можно применять теплые клизмы из свежей урины, но при этом надо следить за реакцией организма.

• При упорнейших запорах необходимо прикладывать влажные уриновые повязки на таз и область живота. Первая порция еды обязательно должна содержать грубоволокнистую пищу, различные салаты (морковь, капуста). Полезны регулярные пробежки по утрам.

• При вялой перистальтике кишечника, нарушении моторной функции желудка 30 г листьев душицы заварить 1 л кипятка, настоять. Пить как чай по ½ стакана 2–3 раза в день.

• Для профилактики запоров и нормализации стула делать микроклизмы из упаренной до ¼ первоначального объема урины — по 100 г через день. Если упаренная урина не устранила запор — причина его в полевой форме жизни. Необходимо очистить полевую форму жизни.

Предостережение: сильными очистительными клизмами с упаренной уриной не злоупотребляйте. Они мощно стимулируют энергетику организма и при геморрое могут привести к выпадению геморроидальных узлов. Умеренное их применение, напротив, лечит геморрой.

Катаракта

- Закапывать из пипетки по 3–5 капель урины в каждый глаз несколько раз в день.
- Закапывание можно заменить обычным промыванием глаз уриной по утрам. Применяя эту методику, многие читатели излечились от этого серьезного заболевания.
- Чтобы свести врожденную катаракту, необходимо голодать на урине, прикладывать на глаза компрессы из урины, упаренной с медом в медной посуде.
- В медную посуду налить 50 г меда и 100 г урины. Варить до тех пор, пока не останется половина первоначального объема. Смесь используют для компрессов на глаза или для закапывания (по 5 капель).
- Пить сок петрушки в сочетании с другими соками (морковь — 7, сельдерей — 5, эндивий — 2, петрушка — 2). Кроме того, употребление сока способствует излечению изъязвления роговой оболочки глаз, конъюнктивита, офтальмии (вялости зрачка).

Кашель

- Закапывать в нос по 3–5 капель урины.
- Ежедневно пить свежую урину по 50–100 г залпом и полоскать горло свежей или упаренной до ½ первоначального объема уриной.
- Массаж грудной клетки упаренной уриной.

Плоды аниса	*1 часть*
Листья мать-и-мачехи	*1 часть*
Цветки коровника	*1 часть*
Цветки просвирника	*2 части*
Цветки самосейки	*2 части*

Трава тимьяна	*2 части*
Корень алтея	*2 части*
Корень солодки	*5 частей*

Столовую ложку сбора настоять в стакане омагниченной противиевой воды в течение двух часов. Затем довести до кипения и вылить в термос. Пить по 50 г теплого отвара (из термоса) 3–4 раза в день.

• Столовую ложку сосновых почек залить стаканом крутого кипятка из противиевой воды. Настоять в термосе около часа, процедить. Принимать по 1–2 глотка при позывах на кашель.

• Столовую ложку сухих листьев подорожника залить в термосе стаканом кипятка. Настоять 2 часа, процедить. Принимать по столовой ложке 4 раза в день перед едой.

• Вырезать в редьке углубление, заполнить его медом. Отверстие закрыть кусочком редьки, настаивая около 4 часов. Образовавшийся сок слить. Принимать по столовой ложке перед едой. Сок редьки способствует интенсивному отхождению слизи и излечивает кашель за короткое время.

Колит

• Провести несколько 7–8 дневных голоданий на урине с микроклизмами (для микроклизмочек использовать мочегон). Вылечивается язвенный колит.

• Одну чайную ложку сухой измельченной коры ивы залить стаканом охлажденной кипяченой воды, настаивать два часа. Принимать по 2 столовые ложки 2–4 раза в день до еды.

• Для оздоровления желудочно-кишечного тракта принимать свежую урину утром натощак и перед едой — 2–3 раза в день по 100 г.

• 69,5 г полыни замочить на сутки в воде, сварить, процедить. Прибавить 353 г сахара и варить до сгущения. Пить по столовой ложке 2–3 раза в день.

Солодка, корень	*10 г*
Чистотел большой, трава	*20 г*
Зверобой, трава	*20 г*
Мята перечная, листья	*20 г*
Ромашка аптечная, цветки	*10 г*

2 столовые ложки смеси залить 0,5 л кипятка, настоять 30 мин, затем кипятить 1–2 мин, настоять 2 часа, процедить. Принимать по 100 г 2 раза в день перед едой.

- *Зверобой, трава* — 20 г
- *Крушина, кора* — 20 г
- *Бессмертник песчаный* — 20 г

Указанные травы смешать и залить 1 л кипятка, настаивать 1–2 часа, выпить за день в пять приемов (пить в течение 20–25 дней).

Кровотечения

• Вяжущие свойства ивы используют для ликвидации кровотечения у женщин. Для этой цели лучше всего подходит отвар из шишек ивы (из которых появляются листочки). Они хорошо видны зимой и осенью, когда листья опадут.

9 шишечек залить 1 л воды, парить на водяной бане 30 минут. Пить как чай, без ограничения.

• 1 чайную ложку сухой измельченной коры ивы залить 1 стаканом холодной кипяченой воды, настоять 2 часа, процедить. Принимают по 2 столовые ложки 2–4 раза в день.

• Свежий сок полыни способствует остановке наружных кровотечений.

Лишай

• Н. Куреннов приводит такой рецепт. Натереть лишай разрезанным пополам кишмишем или изюмом. Как показывает практика, лишай, полученный от животного, проходит после первого же натирания.

• В течение 3–5 суток пораженный участок смачивать «мертвой» водой и дать просохнуть, после чего 5–6 раз в сутки смачивать «живой» водой. (Утром смачивать «мертвой» водой, через 10–15 минут «живой» водой и еще 5–6 раз «живой» водой в течение суток.) Лишай вылечивается за 3–5 суток.

• При опоясывающем лишае голодать и пить мочу. Если моча горько-соленого вкуса (это указывает на сильную зашлаковку организма; голод стал выводить шлаки, соли с уриной), то пить ее надо не более 3–5 глотков. В этом случае она будет действовать как гомеопатическое средство на корни болезни. Во время лечения смазывать прыщи уриной, это облегчает боль.

Малярия

• Выпить залпом 50–100 г урины.
• Сок полыни горькой. Свежую полынь измельчить, отжать сок и высушить на солнце. Принять 4,4 г.
• Противомалярийным действием обладает кора ивы. Одну чайную ложку сухой измельченной коры ивы залить стаканом холодной кипяченой воды, настаивать 2 часа, процедить. Принимать по 2 чайные ложки 2–4 раза в день до еды.
• Порошок коры ивы принимать по 1 г 3 раза в день до еды.

Метеоризм (пучение)

• Для оздоровления желудочно-кишечного тракта пить свежую урину утром натощак и за 30 мин до еды — 2–3 раза в день по 100 г. Постепенно к свежей урине добавляйте упаренную до ½ части первоначального объема. Например: 80 г свежей и 20 г упаренной; через 2 дня — 70 г свежей и 30 г упаренной и т. д., пока не получите необходимого сочетания и эффекта.
• Клизмы со свежей уриной, затем — микроклизмы с мочегоном.
• Уриновые компрессы на область живота.
• Сухую траву золототысячника растереть в порошок. Принимать по 1,5 г 3 раза в день за час до еды.
• 2 столовые ложки золототысячника с вечера положить в термос, залить 2 стаканами кипятка. Утром процедить, принимать по 100 г 4 раза в день за 30 мин до еды.

Мозоли

• На ночь сделать компресс на ступни ног из мочегона: надеть носок, смоченный в урине, обернуть целлофаном и сверху надеть сухой носок. Утром обмыть ноги теплой, затем холодной водой.

• Регулярно делать теплые уриновые ванночки для ног с использованием 500–1000 мл урины.

Насморк (ринит)

• Промывать носоглотку свежей уриной.

Суть процедуры заключается в следующем: урину из стакана, а лучше из маленького заварного чайничка с узким носиком поочередно засасывают то одной, то другой ноздрей.

Итак, вставьте носик чайника в ноздрю и медленно, спокойно втяните через нее как можно больше урины. Откройте рот и дайте жидкости медленно вытечь. Повторите процедуру несколько раз. Под конец тщательно прочистите нос, чтобы удалить остатки урины.

• Закапывать в нос 3–5 капель свежей урины.

• Прикладывать уриновые компрессы и примочки на область гайморовых пазух.

• Хронический насморк излечивает настойка грецких орехов на керосине. Принимать по 2–3 капли внутрь в течение 1–3 недель.

Для приготовления настойки берут молотые грецкие орехи и керосин в пропорции 1:10. Настаивать 2–3 месяца в темном месте, периодически встряхивая. Настойка должна иметь темно-коричневый цвет.

Недержание мочи

• Столовую ложку семян укропа заварить стаканом кипятка, 2–3 часа настоять и выпить за один прием (пить один раз в сутки).

• Неприхотливое комнатное растение «мухогон» (плектрантус) изгоняет из комнаты мух и моль. Его можно использовать в лечении энуреза у детей любого возраста. Для этой цели подходят как свежие, так и сушеные листья мухогона.

Горсть листьев заливают крутым кипятком из противой воды и кипятят на небольшом огне около 40–45 минут. Полученный отвар надо добавить в ванну, в которой перед сном купают ребенка.

Отвар перед употреблением готовить свежий.

Предостережение. Вода для купания не должна быть выше 29—30 °C. Время приема ванны — 20—30 минут.

• Лежа на кровати в расслабленном состоянии, представлять себе почки, мочеточники, мочевой пузырь. Мысленно ощутить будто жидкость наполняет мочевой пузырь; он наполняется все больше и больше. В это время к уху поднести будильник (заведенный) и в тот момент, когда мочевой пузырь «переполнен», то есть нужно идти в туалет, включить будильник и сразу же «проснуться». Благодаря этому методу многие вылечились.

• Специальные упражнения для укрепления запирательной мышцы мочевого пузыря. Во время мочеиспускания постарайтесь сократить мышцы, пережимающие мочеточник, и остановить мочу. Если вам удастся хотя бы в незначительной степени замедлить истечение мочи, значит, вы пользуетесь нужными мышцами. Научитесь самопроизвольно их сокращать. Во время мочеиспускания волевым усилием напрягайте мышцы и сдерживайте истечение мочи. На счет «три» продолжите мочеиспускание, а потом повторите все сначала. Чтобы добиться нужных результатов, потребуется не менее 100—200 упражнений в день.

Нефрит

• Пить 3 раза в день до еды по 50—100 г урины залпом.

• На область почек накладывать компрессы из шерстяной ткани, смоченной в урине (подберите урину индивидуально: детскую, активированную, мочегон и т. д.). Компрессы держать не менее двух часов.

• В тяжелых случаях — голодание на урине с массажем всего тела в течение 1—3 часов. Этот прием позволяет закислить организм и уничтожить особо устойчивые формы инфекции в почках.

• 100 г полыни вымочить в колодезной воде 24 часа, варить на медленном огне в плотно закрытой посуде. Добавить 400 г сахара или меда и варить еще 15—20 мин. Принимать по 1 десертной ложке 3—4 раза в день за 30 мин до еды.

• 30—40 г березовых почек залить 1 л 70-градусного спирта. Настаивать неделю. Принимать по 15—20 капель с ложкой воды 3 раза в день

- Один стакан овса залить 5–6 стаканами кипятка и кипятить на медленном огне 50–60 мин (следить, чтобы не выкипело). Процедить и пить без ограничения. Хранить отвар в холодильнике.
- Пить отвар луковой шелухи.

Одышка

- Средство от одышки и почти эликсир молодости. Особенно помогает людям, страдающим избыточным весом и тем, у кого «вялый, дряхлый организм». В состав средства входят 400 г чеснока и сок из 24 лимонов.

Готовят его следующим образом: измельчают чеснок, из лимонов выдавливают сок, перемешивают и наливают в банку с широким горлом, завязывают легкой прозрачной тряпочкой. Настаивают в течение 24–28 дней (один лунный цикл).

Принимают один раз в день перед сном: одну чайную ложку смеси размешивают в половине стакана воды и пьют. Перед приемом средство надо взболтать.

Остеохондроз

Классификация упражнений на оздоровление позвоночника:
1. Упражнения, направленные на декомпрессию различных отделов позвоночника. Это могут быть висы на перекладине, шведской стенке.

Для шейного отдела — наклоны головой в разные стороны, вращения; для грудного отдела — подтягивания на перекладине; для поясничного — подъем ног в висе на шведской стенке, покачивание ногами в висе в стороны и кругами.

2. Упражнения на увеличение подвижности блокированного сегмента позвоночника в любом из его отделов. К этой категории упражнений относятся постепенное растягивание блокированного сегмента с помощью покачиваний, наклонов и вращений. Выполнять вначале надо осторожно, а затем амплитуду увеличивать.

3. В связи с тем, что позвоночник поддерживает тонические (обеспечивают долгое поддержание позвоночного столба в од-

ном положении) и двигательные (обеспечивают сгибание, разгибание, повороты позвоночника) мышечные волокна, необходимо выполнять как динамические, так и изометрические упражнения. Для шейного отдела подходят наклоны и вращения с внешним сопротивлением (собственными руками, с отягощением и т. д.). Для грудного отдела — разнообразные силовые прогибания вперед-назад, влево-вправо, йоговская поза «Змеи», мостик, а также покачивание лежа на животе — йоговский «Лук». Для поясничного отдела полезны разнообразные наклоны. Тонические мышцы спины прекрасно тренирует поза «Кузнечика».

Чтобы хорошенько напитать кровью связки и мышцы спины, оздоровить их, вымыть шлаки, необходимо создать мощный кровоток. Для этой цели подходят упражнения, направленные на крупные мышечные группы: становая тяга с умеренным весом до 10 раз подряд, наклоны через специальную скамейку — излюбленное упражнение штангистов, которое позволяет им залечивать даже очень тяжелые травмы поясничного отдела позвоночника. И, наконец, подтягивания на перекладине. Хорошо тренирует тонические волокна всего позвоночника упражнение под названием «Золотая рыбка», выполняемое по 5—20 секунд. В заключение обязательно выполняйте упражнения на укрепление брюшного пресса. Без этого ваша тренировка позвоночного столба будет неполноценна.

4. Плавание в теплой воде различными стилями позволяет легко и безболезненно «поставить» все позвонки на свои места и восстановить их подвижность относительно друг друга. В воде тело человека теряет вес, а в теплой воде мышцы хорошо расслабляются и освобождают сдавленные и заблокированные межпозвоночные диски.

Страдающие обострением остеохондроза холодную воду должны применять очень осторожно. Холодная вода может вызвать дополнительные мышечные спазмы и обострить болезнь.

5. Упражнения, направленные на развитие оптимальной гибкости позвоночника. К этой категории относятся асаны йогов и прочие растяжки. Я рекомендую отобрать из каждой классификации по 1—2 упражнения. У вас получится комплекс, позволяющий всесторонне укреплять позвоночник. По мере тренированности усложняйте упражнения и увеличивайте нагрузку.

Общая продолжительность такого комплекса должна быть не менее 10 и не более 30—40 минут.

6. Прорабатывать сами межпозвоночные диски вам позволят разнообразные вибрационные упражнения — виброгимнастика Микулина, ходьба, бег. Ритмичные сжатия, возникающие во время бега, заставляют межпозвоночный диск набухать, то есть впитывать окружающую жидкость, что значительно улучшает его питание, а заодно тренирует рессорные свойства. Без подобных тренировок, находясь всегда в одной позе, диски теряют эти качества.

Рекомендуется соблюдать питьевой режим и не обезвоживать без особой надобности организм. Обезвоживание очень сильно сказывается на состоянии хрящевой ткани, связках, суставной жидкости.

7. Периодически проводите глубинное очищение организма голоданием. С его помощью можно полноценно очищать хрящевую ткань от вредных веществ. Так, даже трехдневное голодание резко увеличивает гибкость, а семидневное тем более.

Парапроктит

• Делать микроклизмы из густо настоянных на кипятке свежих цветков календулы и пить сибирское каменное масло.

• Еще Авиценна указывал, как с помощью урины лечить свищи. Берут детскую мочу и непрерывно размешивают ее в оловянной ступке, пока не сгустится и не высохнет, а затем употребляют. «Мочевое масло» — один из вариантов упаренной урины.

• Этот способ избавления от свища в заднем проходе мне прислал читатель (у него типичная конституция Ветра: 48 лет, рост 187 см, вес 75 кг). Ему пришлось основательно помаяться, прежде чем он достиг успеха.

Прежде всего он решил избавиться от 25-летних запоров: перестал употреблять слабительные препараты, искоренил страх сходить в туалет где-нибудь вне дома. Несмотря на слабость, головные боли, страшнейшие боли при дефекации, он решил рискнуть (желая избежать операции), начав с микроклизм с упаренной уриной, тампонов с ней и питья натощак по 100 мл свежей урины.

Сначала наладился стул, но недели три его мучили жуткие боли. И лишь через месяц они стали затихать, перестал выходить гной, шла только кровь. Проблема была в том, чтобы тампон попал на свищ. И больной придумал приспособление: взял полую пластмассовую трубку диаметром 12 мм и длиной 70 мм, гладко запаянную полушарием с одного конца и открытую с другого конца. Затем вырезал вдоль трубки полоску длиной примерно в 40 мм. И стал вставлять в нее вату, окунать в урину и вводить эту трубку в анус вырезанной частью к свищу. Для проталкивания ваты в трубку он сделал из дерева что-то вроде шомпола. Вскоре он уже мог оставлять трубку на ночь.

Через два месяца ему удалось снять все болевые ощущения. Только еще свищ кровил. Тогда он заменил упаренную урину соком алоэ, а сверху начал на тампон наносить мазь из меда с прополисом для ускорения заживления. Через неделю боль прошла.

Все это время он питался овощами и фруктами, кашами, мяса не ел и старался применять принципы раздельного питания.

Пародонтоз

• 1 чайную ложку сухой измельченной коры ивы залить одним стаканом охлажденной воды, настаивать 2 часа, процедить. Полоскать рот 2–3 раза в день.

• Полоскать рот свежей уриной несколько раз в день.

• Втирать урину в десны несколько раз в день.

• На пораженные пародонтозом участки делать аппликации, обильно пропитанные старой или свежей уриной. Длительность лечения индивидуальна для каждого.

Пневмония (воспаление легких)

• Выпить залпом 50–100 г свежей урины (средняя порция).

• Обертывание грудной клетки шерстяной тканью, смоченной в мочегоне.

• 20 г измельченных корней девясила отварить на слабом огне в течение 10 минут в 200 г противиевой воды. Настоять в термосе 4 часа, процедить. Принимать по столовой ложке 3—4 раза в день перед едой.

- Столовую ложку сухих листьев подорожника залить в термосе стаканом кипятка. Настоять 2 часа, процедить. Принимать по столовой ложке 4 раза в день перед едой.
- При приступах кашля 3 столовые ложки свежих листьев подорожника смешать с тремя столовыми ложками меда. Кастрюльку плотно закрыть и поставить на теплую плиту на 3–6 часов. Получившийся сироп принимать по чайной ложке перед едой. Средство хорошо подходит детям.
- Столовую ложку сосновых почек залить стаканом крутого кипятка из противой воды. Настоять в термосе около часа, процедить. Принимать по 1–2 глотка при позывах на кашель.
- Столовую ложку сухих цветков бузины черной залить в термосе ½ литра кипятка из противой воды. Настоять около часа, процедить. Пить на ночь по 100–200 мл в теплом виде. Можно слегка подсластить медом.

Плоды аниса	*1 часть*
Лист мать-и-мачехи	*1 часть*
Цветки коровника	*1 часть*
Цветки просвирняка	*2 части*
Цветки самосейки	*2 части*
Трава тимьяна	*2 части*
Корень алтея лекарственного	*2 части*
Корень солодки	*5 частей*

Столовую ложку сбора настаивать в стакане холодной омагниченной противой воды в течение двух часов. Затем довести ее до кипения и вылить в термос. Пить по 50 г теплого отвара (из термоса) 3–4 раза в день.

Трава душицы	*1 часть*
Корень алтея	*2 части*
Лист мать-и-мачехи	*2 части*

Столовую ложку сбора заварить двумя стаканами кипятка из противой воды. Настоять в термосе. Принимать по 100 г после еды.

- Редька посевная обладает горьким вкусом, который является антагонистом слизи. Отжимают сок и употребляют с медом по 1–2 столовые ложки перед едой. Сок готовят только на один день! Хранить в холодильнике в плотно закрытой посуде.

• Вырезать в редьке углубление и заполнить его медом. Отверстие закрыть кусочком редьки, настаивать около четырех часов. Образовавшийся сок слить. Принимать по столовой ложке перед едой.

• Нарезать сырую редьку очень тонкими ломтиками (6—8 штук). Полить каждый ломтик медом из разнотравья. Выделившийся сок принимать по столовой ложке каждый час.

Памятка. Ввиду того что указанные растения обладают целебными свойствами за счет своих эфирных масел, которые быстро улетучиваются, приготовленные настои и соки надо хранить плотно закрытыми, лишний раз не переливать, не процеживать. Употреблять в течение дня. На следующий день готовить новые.

• Стакан зерен овса (лучше немытых) залить 0,5 литра молока, помешивая, упарить на медленном огне до половины первоначального объема. Упаренный овес протереть через сито до получения стакана жидкой (цвета кофе с молоком) кашицы. Кашицу выпить в один прием до еды. Готовить такое снадобье надо три раза в день.

Жмых от зерен можно промыть через сито молоком и выпить (в тяжелых случаях). Остатки жмыха выбросить.

Примерно через неделю начнется очищение легких от слизи. Выражается оно в виде сильного и длительного кашля (по 20–30 минут). У тех, кто серьезно страдал пневмонией, может отходить зеленая мокрота в виде спрессованных кусков.

Полиартрит

• Способствуют рассасыванию солей в пораженых суставах компрессы с мочегоном или старой уриной (чередовать).

• Пить урину несколько раз в день — по 50–100 г.

• На больные суставы советуют прикладывать глину, сваренную в урине (в горячем виде). Глина, проваренная в урине, лучше удаляет яды. Сверху накладывают ткань или вощеную бумагу, оборачивают тканью и закрепляют.

• Особым образом приготовленный картофель помогает излечивать деформирующий полиартрит (рецепт Альмы Нексе). Необходимо долго варить неочищенный картофель, затем размять его, не сливая отвар, и в течение дня съедать эту жидковатую кашицу.

• Другой вариант использования картофеля при ревматизме и полиартрите, его с давних пор применяли цыгане. Утром натощак съесть одну сырую картофелину. Затем — одну-две картофелины, сваренные «в мундире»; без соли.

• Использовать рецепты, рекомендуемые для лечения артрита.

Понос

• Лучшая помощь — голодание и полный покой. Во избежание обезвоживания организма (особенно, если вы живете в стране с теплым климатом) пейте талую, противиевую или омагниченную воду. Если голодать тяжело, то в воду добавляйте лимонный сок.

Для закрепления можно есть вареный рис либо пить рисовый отвар. После прекращения поноса постепенно возобновите прием урины.

• Выпить ½ стакана «мертвой» воды. Если в течение часа понос не прекратится, лечение повторить. Боль в животе прекращается через 20–30 минут.

• Одну чайную ложку измельченной коры ивы залить стаканом холодной кипяченой воды, настаивать 2 часа, процедить. Принимать по две столовые ложки 2–4 раза в день до еды.

• Перегородки от 200 г грецких орехов залить 0,5 л спирта, настаивать 2–3 дня. Принимать 3–4 раза в день по 6–10 капель, разведенных в 50 г теплой воды.

Как только понос начнет прекращаться, прием капель немедленно прекратить, чтобы не было запора.

Потливость

• Каждое утро обильно посыпать порошком борной кислоты между пальцами и подошвы ног. Вечером ополаскивать ноги теплой водой. Исчезают неприятный запах и потливость.

• Дубовая кора обладает вяжущими и дубильными свойствами и за счет этого подсушивает кожу. Кору дуба измельчить в порошок. Этот порошок ежедневно сыпать в чулки или носки до тех пор, пока потение сократится наполовину. На этом процедуру прекратить. В норме ноги должны немного потеть.

• При сильном потении ног делают ванны из отвара дубовой коры (50—100 г на литр воды). Кипятить 20—30 минут на небольшом огне. Это более сильное средство, чем порошок.

• Холодная вода обладает подсушивающим действием. Поэтому рекомендуют мыть ноги каждый день холодной водой. В холодное время года вечером мыть ноги холодной водой не рекомендуется, так как может ухудшиться сон.

• Проверенное средство от потения — порошок квасцов. Его насыпают внутрь чулок или носков до тех пор, пока потение не придет в норму.

• Можно мыть ноги раствором жженых квасцов. Берут 1/5 часть чайной ложки или на кончике ножа жженых квасцов, разводят в стакане горячей воды и обмывают места повышенного потения.

Почечнокаменная болезнь

• Одну чайную ложку сушеных листьев березы (собирать ранней весной) заварить в стакане кипятка из противоевой воды. В некоторых случаях дозировку березовых листьев можно увеличить до одной десертной ложки. Настоять в термосе в течение 20—30 минут.

Пить как чай 3—4 раза в день натощак. Действие настоя усиливается, если его пить в теплом виде с одной ложечкой меда. Лечиться, пока не наступит облегчение (пойдет песок, что указывает на рассасывание камней в почках), но не более месяца (чтобы не было привыкания). Сделать перерыв на 2—3 месяца и повторить курс лечения.

• Один стакан овса залить 5—6 стаканами кипятка и кипятить на медленном огне 50—60 минут, следить, чтобы не выкипело. Процедить и пить в неограниченном количестве.

Хранить отвар в холодильнике, так как в тепле он быстро скисает.

• 50 г порошка морозника размешать с 1/4 чайной ложки меда, съесть перед сном в 22—23 часа. Курс лечения 6—12 месяцев. Лечение направлено на очищение мочевыводящих путей от песка.

• 100 г полыни вымочить в холодной воде 24 часа, варить 30 мин на медленном огне в плотно закрытой посуде. Добавить 400 г сахара и варить еще 15–20 мин. Принимать сироп по 1 десертной ложке 3–4 раза в день за 30 минут до еды.

• В 50–70 мл свежей урины капнуть 5 капель пихтового масла. В течение 1–2 мин сильно встряхивать, чтобы хорошенько перемешать компоненты. Выпить одним глотком (следить, чтобы смесь не касалась зубов; чтобы защитить зубы, предварительно ополоснуть рот растительным маслом).

Пролежни

• 1 чайную ложку березовых почек залить в термосе ½ стакана кипятка. Настоять 1–2 часа. Протирать пораженные места.
• 10 г березовых листьев на стакан кипятка. Настоять 1–2 часа. Протирать пораженные места.
• 30–40 г березовых почек залить 1 л 70-градусного спирта. Настаивать неделю. Настойкой примачивать пораженные места.

Простуда

• Для профилактики простудных заболеваний промывать носоглотку 1–2 раза в день и чаще свежей уриной. Если урина очень концентрирована солями и раздражает носоглотку — разбавить ее теплой водой. Для усиления эффекта можно использовать упаренные виды урины: ½, ⅓, ¼, как разведенную со свежей, так и без нее.

• Для излечения от инфекции, попавшей в легкие, и очищения их от слизи рекомендуется в течение 5–15 мин дышать парами старой урины.

• 100 г измельченного в кашицу чеснока залить 500 г оливкового или подсолнечного масла. Настаивать 2 недели, процедить. Полоскать рот при первых признаках простуды.

• В сложных или тяжелых случаях применять голодание, при этом выпивать всю урину. Дней через 5 будет полное выздоровление без осложнений.

Простатит

• 100 г сушеной коры осины (сушить любым способом, но только не на солнце) измельчить на кусочки 3–4 см длиной, поместить в стеклянную банку емкостью 0,5 л, залить 200 г водки (кору можно уплотнить с помощью палочки), плотно закрыть крышкой. Настаивать 2 недели в темном месте.

Полученную темно-коричневую жидкость (около 100 г) слить в другую посуду. Принимать по 20 капель осиновой настойки на 15–20 г воды 3 раза в день перед едой. Курс лечения — 2–2,5 месяца.

• В течение 5–10 суток 4 раза в день за 30 мин до еды принимать по ½ стакана «живой» воды.

• Ежедневно пить утреннюю урину (среднюю порцию) — по 50–100 г.

• Использовать рецепты, рекомендуемые для лечения аденомы предстательной железы.

Радикулит

• На болезненные места прикладывать компрессы из шерстяной ткани, смоченной в мочегоне или очень старой урине (чередовать).

• Смачивают в урине сложенную в несколько слоев марлю, накладывают на больной участок спины. Сверху кладут вощеную бумагу или целлофан. Обвязывают полотенцем и шерстяным платком и так ложатся спать. Утром принять теплый душ без мыла.

• Пить урину несколько раз в день — по 50–100 г.

• 3 раза в день перед едой выпивать ¾ стакана «живой» воды. Принимать только в течение суток. Иногда боль проходит через 20–40 минут.

• Глиняную катаплазию, замешанную на урине (старая, упаренная, детская), поместить в холщовый мешочек и носить на пояснице при радикулите. Использовать катаплазии во вторую и четвертую фазы Луны, когда все из организма идет наружу.

• Корень хрена помыть, почистить, перемолоть на мясорубке, добавить собственную урину, размешать — получится сметанообразная масса. Массу положить на хлопчатобумажную ткань в виде лепешки толщиной в 1 см и приложить на больное место. Будет ощущаться жжение, как при наложении горчичников, надо потерпеть по самочувствию. Процедуру делать на ночь до выздоровления.

Раны

• Мед растворить в слегка кипящей урине мальчика. Охлажденным раствором промывать раны. Мед и моча — прекрасные антисептики.

• Гнойную рану промыть «мертвой» водой, а через 3–5 минут смочить «живой» водой, затем 5–6 раз в сутки смачивать только «живой» водой.

В течение 5–6 суток происходит заживление.

• Делать примочки из отваров березовых листьев или почек. Отвар из почек: одну чайную ложку березовых почек залить в термосе ½ стакана кипятка. Настаивать 1–2 часа. Принимать по 2 столовые ложки три раза в день.

Отвар из молодых листьев березы: 10 г молодых листьев березы залить стаканом воды, кипятить 30 минут, настаивать 1 час, процедить.

• Промывать раны спиртовой настойкой березовых почек. Для ее приготовления 30–40 г березовых почек заливают одним литром 70-градусного спирта. Настаивают 7 дней, процеживают.

• Для того чтобы вытянуть гной и дурные материи из раны, советую применять с мочой глину. Для лечения подойдет любая глина: белая, желтая, красная.

Глину надо развести холодной упаренной уриной (до ¼), получить сметанообразную массу. На пораженное место положить мокрую хлопчатобумажную ткань, а сверху сметанообразную массу (глины с уриной) толщиной 1–1,5 см. Все это перевязать, чтобы держалось и плотно прилегало. Как только глиняная аппликация нагреется, ее надо менять.

Во время нагрева глина активно поглощает, впитывает, очищает. Как только нагрев окончился, этот процесс прекращается и может начаться в обратном направлении. Количество сеансов такого лечения — до выздоровления.

Ревматизм

• Весенние почки ивы (пушистые шарики), насыщенные биологически активными веществами и фитонцидами, помогают при многих недомоганиях и особенно при ревматозных поражениях сердечной мышцы.

Для лечения сердца, пораженного ревматизмом, почки ивы заготавливают ранней весной, сушат и делают из них отвар. Принимают как чай.

• *Плоды аниса* — *20 г*
  Полынь горькая, трава — *20 г*
  Вахта трехлистная, листья — *30 г*
  Ива белая, кора — *30 г*
  Липовый цвет — *30 г*

Столовую ложку сбора залить стаканом кипятка, настаивать 30 минут, процедить. Пить по 2 стакана настоя в день.

• *Корень солодки* — *40 г*
  Липовый цвет — *60 г*

Столовую ложку сбора залить стаканом кипятка, настаивать 30 минут, процедить. Пить 2 стакана настоя в день.

Склероз

• Порошок коры ивы принимать по 1 г 3 раза в день до еды. Это наилучший вариант лечения склероза. Курс лечения — 2 недели. После недельного перерыва вновь повторить курс лечения. Провести 3–5 курсов.

Сразу после курса лечения порошком коры ивы поголодать 7–10 дней для вывода из организма излишков салициловой кислоты.

В процессе лечения контролируйте самочувствие. Если возникают побочные явления, то снижайте дозу порошка или прекращайте его прием полностью.

• Керосин (очищенный) обладает дезинфицирующими свойствами, подавляет жизнедеятельность различных микроорганизмов в желудочно-кишечном тракте, желчных протоках, а главное — в крови. Поэтому его также можно использовать для лечения склероза.

Пить натощак ½–1 чайную ложку керосина. Курс лечения — 2 недели. После недельного перерыва лечение повторить. Провести 3–5 курсов, после чего поголодать от 3 до 7 суток для выведения излишков керосина из организма (обычно он сам легко выходит).

Обычный очищенный (осветленный) керосин продается в бутылках и предназначен для освещения. Можно использовать и авиационный керосин. Керосин, применяемый в качестве растворителя, использовать не рекомендуется.

• Никотиновая настойка также применяется для лечения склероза. В качестве «источника» никотина обычно используют табак из одной пачки папирос. Табак необходимо поместить в чистую банку емкостью 200 мл, залить спиртом (или водкой) до самого верха, плотно закрыть крышкой и выдержать в холодильнике две недели, ежедневно встряхивая. Полученную настойку процедить через марлю, сложенную в несколько слоев. Обычно получается около 150 мл готовой к использованию (в противораковых, противопаразитарных целях) прозрачной настойки табака коричневато-зеленоватого цвета. Хранить ее желательно в холодильнике.

При лечении склероза (для уничтожения микропаразитов) надо ежедневно утром натощак за один час до еды пить спиртовую настойку табака со 100 мл кипяченой воды комнатной температуры. При этом очень важно соблюдать схему приема препарата. В течение 42 дней дозу постепенно увеличивают от 1 до 13 капель в день, пьют шесть дней по 13 капель, затем в обратной последовательности снижают дозу, доведя до первоначальной.

Схема приема препарата:

1, 2, 3-й дни	— 1 капля
4, 5, 6-й дни	— 2 капли
7, 8, 9-й дни	— 3 капли
10, 11, 12-й дни	— 4 капли
13, 14, 15-й дни	— 5 капель
16, 17, 18-й дни	— 6 капель
19, 20, 21-й дни	— 7 капель
22, 23, 24-й дни	— 8 капель
25, 26, 27-й дни	— 9 капель

28, 29, 30-й дни	— 10 капель
31, 32, 33-й дни	— 11 капель
34, 35, 36-й дни	— 12 капель
37, 38, 39, 40, 41, 42-й дни	— 13 капель

Затем дозу постепенно снижать — по одной капле каждые три дня.

Предостережение: настойка табака — это сильный яд. Передозировка недопустима. Наклейте на флакон этикетку с надписью «Яд».

Во время лечения настойкой никотина нельзя принимать другие препараты и настойки.

Стоматит

• Верхушки и листья свежей травы просвирника обыкновенного (примерно горсть) положить в пол-литровый термос и залить кипятком из протиевой воды. Настаивать 6–8 часов. Процедить и полоскать рот несколько раз в день.

Обычно боль проходит к вечеру первого дня лечения. Полное выздоровление наступает через 2–3 дня.

При отсутствии свежей травы можно воспользоваться сушеной. В этом случае необходимо брать одну столовую ложку травы на один стакан воды.

• Можно лечить стоматит свежим медом (особенно у маленьких детей). Для этого следует обмакнуть палец в мед и хорошенько смазать им всю ротовую полость.

Как известно, мед подавляет размножение грибков и бактерий, которые вызывают стоматит.

• Детям с афтозным стоматитом дают сосать пеленки, мокрые после ночного сна. Детям постарше рекомендуют полоскать полость рта уриной.

Тонзиллит

• В 200 г свекольного сока растворить столовую ложку уксуса (но не уксусной кислоты). Полученным раствором полоскать горло 5–6 раз в день.

• Пол-литровую банку заполнить до половины листьями столетника, засыпать сахарным песком. Обвязать горлышко банки марлей и настаивать 3 дня. Затем долить водку и настаивать еще 3 дня. Процедить, отжать. Принимать по 1 столовой ложке три раза в день до еды. Детям — по 1 чайной ложке три раза в день до еды.

• Полоскать горло свежевыпущенной уриной несколько раз в день. Урину можно заменить лимонным соком.

Хотя для лучшего очищения подойдет смесь, состоящая из 90–60% свежей и 10–40% старой (4–7-дневной), либо упаренная или замороженная урина.

Урину во время полоскания рекомендуется держать во рту как можно дольше — 10–20 минут.

• Лечебный коктейль: 2 столовые ложки сока красной свеклы, 250 мл кефира, 1 чайная ложка сиропа шиповника, сок ½ лимона.

Трахома

• Для лечения необходимы лимон, вата и деревянная палочка или спичка. Ватой обмотать конец спички, на котором нет серы, срезать верхушку лимона и в рюмочку выдавить около двадцати капель сока. Вату пропитывают соком и смазывают им веки. Вначале смазывают только снаружи, один раз в день. На третий день осторожно отгибают веки и смазывают также внутреннюю часть. Для лучшей смазки внутренней части века необходимо поморгать.

Обычно достаточно недели, чтобы полностью излечиться.

• Три раза в день обливать голову крепким настоем из листьев и молодых побегов черной смородины (настой должен быть тепло-горячим). Этот же настой пить как чай несколько раз в день: чем чаще, тем лучше. Практика показывает, что излечиваются почти ослепшие от этой болезни люди.

Трещины на ногах

• В мыльной воде попарить ноги, обмыть их в теплой воде и, не вытирая, намочить ноги в подогретой «мертвой» воде. Растирая участки с наростами, удалить отмершую кожу, промыть ноги в подогретой воде, насухо вытереть.

• Компрессы на ноги из упаренной урины. Для этого требуется 200 г упаренной до ¼ первоначального объема урины.

Хлопчатобумажные салфетки сложить вдвое, намочить в урине, слегка отжать, наложить на пятку так, чтобы была открыта вся стопа до голеностопного сустава. Сверху одеть полиэтиленовый пакет, а затем носки. Компресс оставляют на всю ночь.

Утром «уриновые носочки» снимают, ноги моют в теплой воде. Кожу на ступнях можно слегка потереть пемзой.

Тромбофлебит

• Конский каштан излечивает даже тяжелые формы тромбофлебита. Для лечения используют желто-зеленую оболочку плода конского каштана. Чтобы легко снять ее, необходимо подержать сухие плоды в холодной воде 12 часов.

В эмалированную кастрюлю налить 200 мл холодной протиевой воды, положить 2 г оболочек плодов каштана (приблизительно два средних каштана), довести до кипения и кипятить 10 минут на медленном огне. Настаивать около 6 часов.

Принимать внутрь по 1 столовой ложке 3 раза в день за 30 минут до еды. Курс — 12 дней.

При необходимости после 10-дневного перерыва курс лечения повторить.

Для профилактики тромбофлебита курсы лечения проводят один раз в квартал. Это особенно рекомендуется пожилым людям.

При лечении отваром оболочки конского каштана боль проходит в течение первых 12 часов. Через 2–3 дня на воспаленных венах спадает опухоль, а затем вообще исчезает.

• Применяют для лечения тромбофлебита и гриб мухомор, из которого делают водочную настойку.

3–4 мухомора измельчают и заливают ½ л водки или спирта. Настаивают в темном месте три дня и хранят в бутылке из темного стекла. Принимают водочную настойку мухомора по 1 чайной ложке 3 раза в день перед едой.

Знатоки утверждают, что через 2–3 недели лечения настойкой мухомора тромбофлебит излечивается.

Для профилактики тромбофлебита рекомендуется принимать настойку каждый месяц по 2–3 дня.

• Урина помогает убирать и «гроздья» вен на ногах. Для этого необходимо делать уриновые компрессы на пораженные участки ног. Думаю, что лучше всего подойдет старая — 4–7-дневная, но надо опробовать и другие виды урины.

Компрессы делают на ночь до полного выздоровления, можно курсами по нескольку дней. Утром смывают теплой водой. Во время лечения возможно раздражение кожи от урины — смазать облепиховым маслом. Можно временно сделать перерыв или старую урину заменить на свежую, упаренную, чтобы щелочное раздражение нейтрализовать кислым.

Туберкулез

• Для закисления среды организма ежедневно пить свежую урину — по 50–100 г 3 раза в день.

• Втирание урины в кожу и голодание наряду с приемом урины — надежное средство для общего закисления организма и прекращения любого патологического процесса, в том числе туберкулезного.

• Можно приготовить соли на основе урины (Амриткалаш) и употреблять их в качестве минеральной подкормки организма.

Чтобы приготовить мощное оздоровительное средство, урину надо собирать ночью — с 22 часов и до восхода солнца. Питание должно быть в основном растительным. Когда будете мочиться, повернитесь лицом на Восток, чтобы струя урины пересекала магнитное поле земли.

Начните собирать урину в начале лунного цикла и закончите в конце его. Храните урину в стеклянной посуде. На сбор урины у вас уйдет 30 дней. После этого собранную урину налейте в широкую посуду (эмалированную чашку) и поставьте на солнце до полного испарения. На это у вас уйдет около месяца.

Полученную таким образом соль собирают и используют. 1 г этой соли разводят с 100 мл кипяченой воды. Раствор можно пить, можно им натираться. Употреблять во время болезней или для профилактики. Можно смешивать с медом.

Угри

• Регулярно умываться своей утренней теплой уриной. Она лучше, чем вода, смывает грязь, жир, остатки пота и ороговевший слой кожи, кроме того, насыщает кожу минеральными веществами. Урина должна впитаться в кожу, после чего ополосните лицо прохладной водой.

• Если появились *черные угри*, то рекомендуется мыть лицо мягкой губкой или ватным тампоном, обильно пропитав их мыльной пеной, затем необходимо протереть кожу упаренной уриной.

• Уринотерапия на фоне голодания, вызывая сильную расшлаковку и стимуляцию угасших сил, способствует обновлению организма и избавляет от угрей. Ведь угри — признак того, что кровь загрязнена и шлаки выходят наружу через кожу.

• Многие читатели сообщают мне о том, что избавились от *красных угрей* после ежедневных умываний свежей теплой уриной.

• Красные угри нередко свидетельствуют о том, что кожа потеряла свои защитные свойства, произошел сдвиг в сторону гнилостной среды. Урина нормализует защитную функцию кожи, повышает ее кислотность, и этого бывает достаточно для излечения.

Холецистит

• Корень аира, цветки бессмертника песчаного, трава золототысячника — по 2 г каждого. Смесь залить 2 стаканами воды, настоять ночь. Утром прокипятить 5 минут, процедить. Принимать по ½ стакана 3–4 раза в день через час после еды.

• Трава зверобоя, корень одуванчика — по 40 г, цветки бессмертника — 15 г, трава лапчатки гусиной, трава вахты трехлистной, цветки ромашки аптечной, трава золототысячника — по 10 г. 1 чайную ложку смеси залить стаканом кипятка, настоять 1 час. Принимать утром и вечером по 200 мл перед едой.

• Пить урину по 50–100 г 2–4 раза в день.

• На ночь на область печени делать компресс из шерстяной ткани, смоченной в мочегоне (из всех видов урины подберите наиболее приемлемый для вас).

• Пить в большом количестве крепкий отвар шиповника, если шиповника нет, то просто теплую кипяченую воду.

• ¼ стакана хорошего прованского масла смешать с ¼ стакана сока грейпфрута. Выпить на ночь, не раньше чем через 2 часа после еды, предварительно сделав клизму, чтобы очистить кишечник. Потом лечь в постель на правый бок. Утром повторить клизму. В случае надобности можно повторить лечение через 4—5 дней.

• Смешать полстакана капустного рассола с таким же количеством сока из свежих помидоров, пить 3 раза в день после еды. Можно принимать параллельно с настоями лекарственных трав.

Цирроз печени

• Хвощ полевой, трава; зверобой продырявленный, цветки; пижма обыкновенная; тысячелистник обыкновенный, трава; ромашка аптечная, цветки; лопух большой, корень; шиповник коричный, плоды; шалфей лекарственный, трава; девясил высокий, корень; горец птичий, трава; лопух большой, собранный в мае, листья; репешок обыкновенный, трава — взять каждого по 10 г.

4 столовые ложки сбора залить 1 л кипятка, настаивать в закрытой посуде 2–3 часа, принимать по ⅓ стакана 2 раза в день за 30 минут до еды.

• На ночь на область печени накладывать компресс из шерстяной ткани, смоченной в мочегоне.

• Массаж и растирание тела упаренной до ¼ первоначального объема уриной.

Цистит

• Для вымывания патогенных бактерий из мочевого пузыря выпивайте ежедневно 4–6 стаканов свежевыжатого морковного сока.

• Не принимайте пенные ванны, не пользуйтесь мылом с большим количеством ароматических добавок. Они сушат кожу, снижают кислотность влагалища и могут раздражать выход мочеиспускательного канала; половые органы и мочеиспускательный канал женщины становятся беззащитными перед инфекцией.

• Для уменьшения жжения в мочеиспускательном канале в период обострения цистита два раза в день пейте по 300 г свежевыжатого морковного сока (можно и яблочно-свекольного). Летом ешьте арбузы в неограниченном количестве.

Шпоры пяточные

• На ночь на пятки накладывать компрессы из урины (способствуют окислительным процессам, разрушающим шпоры).
• В 200 г обычного керосина положить 10 г жгучего красного перца. Настоять две недели. Смочить в полученной настойке шерстяную тряпочку размером 10×10 см, слегка отжать и приложить к пятке. Сверху надеть целлофановый мешочек, а поверх него — носок.

Продолжительность процедуры — по самочувствию. Начните с 20–30 минут, постепенно увеличивайте время. После процедуры необходимо вымыть стопу теплой водой с мылом и втереть в пятку немного меда.

Керосин играет роль растворителя, а жгучий перец увеличивает его активность. Благодаря этому керосин легко проникает в область шпоры и быстро растворяет соли.

Этот рецепт зарекомендовал себя как высокоэффективный. В зависимости от чувствительности кожи количество перца можно увеличивать или уменьшать.

• Сварить неочищенный картофель среднего размера, растолочь его в горячем виде и смешать с 1 чайной ложкой керосина. Без промедления выложить на полиэтиленовую пленку и прибинтовать к пятке на область шпоры. Сверху надеть носок. (Керосин действует как прекрасный органический растворитель. Картофель служит для разогрева, размягчения и впитывания растворенных солей.)

Процедуру лучше всего делать на ночь. Утром вымыть ногу теплой водой.

Компрессы делать до тех пор, пока шпора не рассосется. Обычно требуется 3–10 процедур.

Остерегайтесь попадания «керосинового пюре» на нежную кожу — может быть ожог.

СОДЕРЖАНИЕ

ОТ АВТОРА ... 3
ЗДОРОВЬЕ И БОЛЕЗНЬ ... 6
Основные признаки развития большинства заболеваний ... 6
Параметры здорового человека ... 8
Параметры нездорового человека ... 8
Как укреплять иммунитет ... 9
Профилактические рекомендации для устранения приобретенного иммунодефицита ... 13
ОЧИЩЕНИЕ ОРГАНИЗМА ... 18
Биоритмологические факторы, влияющие на очистительный процесс физического тела ... 18
Правильная последовательность выполнения очистительных процедур ... 22
Очищение полевой формы жизни ... 24
Смягчение организма перед очищением ... 31
Очищение толстого кишечника ... 34
Очищение организма от паразитов ... 51
«Жест раковины» — Шанк Пракшалана ... 61
Очищение жидкостных сред организма ... 67
Очищение печени ... 73
Очищение почек ... 84
Очищение организма от шлаков и солей ... 88
Очищение от солей с помощью лаврового листа ... 91
Очищение лобных и гайморовых пазух от слизи ... 94
Очищение организма с помощью сосания растительного масла ... 96
Очищение капиллярного русла ... 97
Календарь чисток ... 99
УРИНОТЕРАПИЯ ... 104
Практика уринотерапии ... 116
ГОЛОДАНИЕ ... 127
Виды голодания и их отличительные особенности ... 127
Особенности проведения голодания в зависимости от биологических ритмов, индивидуальной конституции и возраста человека ... 134
Практика голодания ... 138
ОЗДОРОВИТЕЛЬНЫЕ СИСТЕМЫ И ПРАКТИКИ ... 152
ТРАВОЛЕЧЕНИЕ ... 174
Способы использования лекарственных растений ... 174
Практика траволечения ... 185
РЕЦЕПТЫ ЛЕЧЕНИЯ РАСПРОСТРАНЕННЫХ ЗАБОЛЕВАНИЙ ... 225

Популярное издание

Малахов Геннадий Петрович

**ОБЩЕДОСТУПНЫЕ СПОСОБЫ
ЛЕЧЕНИЯ БОЛЕЗНЕЙ**

Редактор *Т.В. Протасовицкая*
Художественный редактор *И.Ю. Селютин*
Оформление обложки *В.И. Гринько*
Технический редактор *А.В. Полтьев*
Верстка *Л.В. Спичковой*

Общероссийский классификатор продукции
ОК-005-93, том 2; 953004 — научная и производственная литература

Издание осуществлено при техническом участии
ООО «Издательство АСТ»

Издательство «Сталкер»
83114, Украина, г. Донецк, ул. Щорса, 108а

Издано при участии ООО «Харвест».
Лицензия № 02330/0056935 от 30.04.04.
РБ, 220013, Минск, ул. Кульман,
д. 1, корп. 3, эт. 4, к. 42.

Открытое акционерное общество
«Полиграфкомбинат им. Я. Коласа».
220600, Минск, ул. Красная, 23.

6000